普胸外科手术精解

Fine Solution of General Thoracic Surgery

编　著　张文峰
编写秘书　阚　闳

人民卫生出版社

图书在版编目（CIP）数据

普胸外科手术精解/张文峰编著. —北京：人民卫生出版社，
2017

ISBN 978-7-117-24317-9

Ⅰ.①普… Ⅱ.①张… Ⅲ.①胸部外科手术 Ⅳ.①R655

中国版本图书馆 CIP 数据核字（2017）第 064000 号

人卫智网	www. ipmph. com	医学教育、学术、考试、健康、
		购书智慧智能综合服务平台
人卫官网	www. pmph. com	人卫官方资讯发布平台

普胸外科手术精解

编　　著：张文峰
出版发行：人民卫生出版社（中继线 010-59780011）
地　　址：北京市朝阳区潘家园南里 19 号
邮　　编：100021
E - mail：pmph @ pmph. com
购书热线：010-59787592　010-59787584　010-65264830
印　　刷：北京盛通印刷股份有限公司
经　　销：新华书店
开　　本：889×1194　1/16　　印张：16
字　　数：507 千字
版　　次：2017 年 7 月第 1 版　2017 年 7 月第 1 版第 1 次印刷
标准书号：ISBN 978-7-117-24317-9/R · 24318
定　　价：106. 00 元

打击盗版举报电话：**010-59787491　E-mail：WQ @ pmph. com**
（凡属印装质量问题请与本社市场营销中心联系退换）

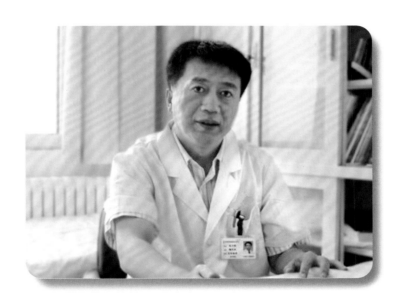

　　张文峰，1969 年生人，医学博士，主任医师，教授，毕业于中国医科大学临床医学系，从师于我国著名的胸外科专家李玉教授及著名的心脏外科专家谷天祥教授，先后获胸外科硕士学位及心脏外科博士学位。

　　从医 20 余年来一直从事胸心外科工作，秉持"注重生命细节、适合就是最好"的诊疗理念。擅长胸部局部晚期肿瘤的手术治疗（如肺癌二次手术，单袖式、双袖式及三袖式的自体肺移植治疗巨大肺肿瘤，胃大弯返折替代全胃切除治疗巨大食管贲门肿瘤，胸腺肿瘤扩大切除术，临界低肺功能肺切除术等），微创胸腔镜下治疗胸外科疾病；心脏外科擅长非体外/体外下冠状动脉搭桥术、心脏瓣膜置换/成形术、复杂先天性心脏病矫治术等。其中自发性食管破裂改良术式、胃大弯返折替代全胃切除治疗巨大食管贲门肿瘤、肺脏层胸膜肺动脉成形术等均为首创，并取得了很好的临床疗效，明显提高患者术后的生活质量并改善了预后。

　　现任青岛大学附属第三临床学院胸心外科教授，青岛市市立医院胸心外科副主任，青岛大学医学院胸心外科硕士研究生导师，山东省胸心血管外科分会委员，山东省胸外科分会委员，中国医师协会山东省胸外科分会委员，青岛市胸心血管外科分会副主任委员。以第一作者或通讯作者发表国家级及 SCI 论文 30 余篇。

序 一 ▪▪▪

　　胸外科医师的培养是一个周期最长、涉及其他专业知识最多的专业之一。要求具备胸外科坚实的理论基础和手术技能，方可独立担负起胸外科临床工作。每个手术病例均有其细微的不同，往往这些差别会影响手术过程中的决策，同时也影响着术后的治疗效果。张文峰教授根据其廿余年从事胸外科及心脏血管外科的临床经验，从不同的角度、不同的高度去结合临床，着重强调了与手术密切相关的应用解剖知识，以便胸外科医师在学习中能够融会贯通，达到缩短学习曲线的目的。书中的插图是作者为使阐述更加清楚明白而悉心手绘，也是其作为一个外科医师基本素质的体现。

　　目前胸外科腔镜微创技术的发展，使得很多胸外科医师可能逐于潮流，甚至一些年轻的胸外科医师直接起步于腔镜微创技术，当遇到疑难、高风险的胸外科手术时，可能会束手无策。并非危言地讲，很可能一些高难度、高风险的手术，年轻医师只能在历史书中见到，更谈不上自己能够独立完成手术操作并发扬光大了。如此，对于我国胸外科是发展的喜悦抑或是潜在的危机？故胸外科医师在掌握微创技术的同时，也要注重基本技能、手术技巧、悟性的培养。

　　本书的编著实现了我多年的愿望，也印证了我对胸外科临床医师培养的设想和胸外科今后发展的重新思考——胸外科医师如果能够具备一定的心脏血管外科知识，对其今后的发展具有非凡的助推作用，将使其在胸外科领域走得更远更高，在胸外科手术操作中能够做到胆大心细，可以为本应从手术中获益的局部晚期胸部肿瘤的患者提供福祉；同时也从不同方向推动我国胸外科的发展。另外，作为一名外科医师，多一项手绘技能，对自己学习理解人体解剖和提高手术技能有相当的帮助，有望成为新一代临床医师的必修课程。

　　纵览本书，不仅对年轻胸外科医师在成长过程中手术功底的夯实起着至关重要的作用，同时对资深胸外科医师不失为一本使其手术技术更上层次的值得细品之作，也是承递胸外科历史和前沿的典范之作。在本书即将付梓出版之际，我向作者表示祝贺。

中国医科大学附属第一医院胸外科

2017 年 6 月

···■ 序 二

　　蒙张文峰教授之约，为本书作序，浏览此书之初便不忍释手，有琼浆止渴之感，赞叹作者对胸外科手术技术理解的深度和角度，书中手绘的精美插图已然说明作者对本书的付出和汗水。同时，对作者传承胸外科知识的精神和责任感也倍感欣慰。

　　随着科学的发展，临床医学也迎来了转化医学、精准医学、大数据医学等学科的长足发展；外科也步入了机器人手术、3D 诊疗时代等；但外科手术作为现代医学治疗手段的重要地位始终没有动摇。胸外科专业已普及各级医院，常规胸外科手术均已普遍开展，但我国作为发展中国家，是人口大国，胸外科又为高风险专业，在胸外科普及之余，如何整体提高手术质量、提高患者的预后及生活质量是当务之急的重要任务。

　　纵观外科手术的发展历史，其发展方向不乏两个方面：一者为较流行的腔镜微创手术；二者为高难度、高风险的开放手术；两者均为一名医师的手术境界和所在医院水平的量衡。书中内容简洁、新颖、实战性极强，让读者很容易找到自己想要的"为什么"，详实地讲解了每个手术操作的关键点，给人以顿开茅塞之感。

　　本书是针对胸外科临床手术实践中存在的问题，或易被忽视但却很重要的问题做了图文并茂的描绘；书中深入浅出的解析，充分彰显了作者本人在手术操作中对各种胸外科手术的理解，对每一位胸外科医师尽快提高自己的综合技能、提升手术技术和走入境界皆大有裨益，并有助于提高我国胸外科的整体水平。

　　期盼本书的问世，并推荐给从事胸外科工作的同道们。

李　玉

中国医科大学附属第一医院胸外科

2017 年 6 月

前　言　■■■■

"普胸外科手术精解"，顾名思义，即从精细的角度解读胸外科手术。《普胸外科手术精解》的理念是追求手术技法精细化、术野解剖图谱化、淋巴结清扫神经血管骨骼化；把手术做大——即手术难度加大，把手术做小——即手术创伤小。

从事胸外科专业的医师大约需要十年的时间方可担当或胜任临床工作，近十年我国胸外科快速发展，刚刚入行的年轻医师往往疲于追赶发展的脚步却又无从下手，在临床工作中也总是感觉力不从心；而较高年资的医师总是在程序化的状态中手术、再手术，无暇总结，更无暇带教。编写本书的目的就是让年轻医师在临床技能方面尽快成熟起来，资深医师能够更加注重细节、更好地为患者服务；不仅是知识的传承，也是历史的传承。

外科手术技术是一门手工艺术，完美的手术操作是患者成功获益的关键，手术医师的每一针、每一线可能影响或决定患者预后乃至术后一生的生活质量。胸外科专业是涉及知识面最广、培养周期最长、手术风险最高的临床学科之一。故本书编写省却了疾病的病因、临床表现、病理生理学等内容，着重强调实战性，围绕目前胸外科手术难点、手术技巧，讲究精细手术方法，从手术细节着手，由浅入深、循序渐进地介绍胸外科手术；着重讲解了胸外科颈胸交界疾病、局部晚期涉及重要器官组织的高风险、高难度手术步骤及风险规避措施；并对重要的手术步骤做详细的解读，使得临床医师对手术能够充分理解，达到易记易学的目的，为今后的深入学习打好基础，最终达到运用自如、医法自然的手术境界。本书还收录了作者在临床工作中对现有术式进行改良、并取得良好疗效的手术方法，体现了在创新中求发展的诊疗思维。书中精细手术方法也体现了作者"注重生命细节、适合就是最好"的治疗理念。所有插图均是作者本人根据手术讲解需求，为尽可能详细地描述而绘制。

本书是根据作者在学习和实践中自己对手术的理解、学习手术的历程和难易程度掌握的过程进行编排，以使和作者有共同临床经历的同道产生最大限度的共鸣，最大限度地缩小学习曲线。无论现在的胸外科发展有多快，打好基础才是最关键，而 2D 腔镜、3D 腔镜、机器人手术等只是手术操作的工具变化而已。

本书编撰最初为手写稿，后期由我的夫人阚闳女士录入、校对并整理，非常感谢她为本书的付出和汗水，感谢她廿余年对我工作和生活的支持和体贴。

本书得到了我国著名的胸外科开拓者李厚文教授的欣然作序，同时也得到了中国医科大学附属第一医院胸外科李玉教授的充分肯定并作序，是他们严谨的治学态度和对理想不懈追求的精神一直鼓励、鞭策着我不断探索。作者由于理论基础知识、临床经验、绘画水平等因素所限，书中存在的谬误和不足之处，希望业内同仁和各位读者不吝指正。

张文峰

青岛大学附属第三临床学院

青岛市市立医院

2017 年 6 月

目 录

第一章

剖胸手术切口

1

第一节　后外侧剖胸切口

›› 一、胸壁切口的解剖基础

肺膨胀时斜裂的体表投影大致沿着第 5 肋骨走行，后端可靠近第 3 肋间，前端近于第 6 肋骨平面，也可理解为斜裂走行上至第 4 肋骨上缘，其间经过第 5 肋骨，向下达第 6 肋骨上缘。

水平裂大约在第 4 肋骨前部水平，由侧方向前走行，向后与斜裂交接。

熟谙此投影可正确判断手术切口的选择。术前根据手术病人的具体情况，如是否伴有肺气肿、肺不张、肺纤维化、胸膜粘连、病变的位置等，术前胸部 CT 扫描或（和）胸部 X 线检查等，综合判定并选择合适的胸部切口。

›› 二、切口选择

后外侧剖胸切口理论上可从第 3～10 肋间入胸，但临床一般从第 4～7 肋间入胸，通常从第 3 肋间入胸很难撑开肋骨。

1. 肺尖手术选择在第 3 肋间。
2. 上叶肺切除、胸膜剥脱术、上纵隔病变选择第 4 肋间。
3. 下叶肺切除或全肺切除选择第 5 肋间。
4. 食管裂孔疝选择第 6 肋间。
5. 经左胸食管癌切除可选择第 6～8 肋间入胸，行颈部及胸顶吻合。
6. 经右胸食管癌切除选择第 4～6 肋间，行颈部及胸内吻合。
7. 如胸腔切口过高或过低，行肺叶切除、食管切除等复杂手术操作困难且极具安全隐患，可选择同一皮肤切口、另一肋间切口。
8. 如复杂操作相距较远，如肺上沟瘤（Pancoast 瘤）可选择两个皮肤切口、两个肋间切口进行手术操作。

›› 三、手术关键点

1. 病人取侧卧位，健侧上肢向前伸直或前臂略弯曲处于功能位固定，患侧上肢一定要平行向前、略弯曲功能位固定于手架上，该体位使得患侧胸壁肌肉处于放松状态，肩胛骨下角放松也容易牵开、便于术区暴露。如将患侧上肢向上抬起固定于手架上，肩胛骨下角处于紧张状态，牵开困难、妨碍术野显露（图 1-1-1，图 1-1-2）。

2. 后外侧切口尽可能选择在胸大肌与背阔肌之间，10～15cm 即可，均可完成肺及食管手术。

（1）如切口需要向后背侧延长，特别注意切开宜距离交感神经链 1.5cm 以上，切勿损伤（图 1-1-3）。

（2）如切开过程中损伤后外侧的竖脊肌出现出血，宜采取缝扎止血（图 1-1-3）。

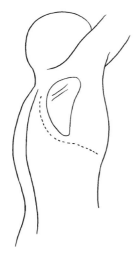

图 1-1-1　胸部后外侧切口
适合于大部分胸部疾病的手术，患侧上肢勿抬过高使肩胛骨下角紧张，导致肩胛骨牵开困难并妨碍术野显露

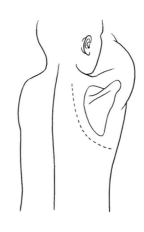

图 1-1-2　高位胸部后外侧切口
切口先行腋前线第 4 或第 5 肋间入胸，或在肿瘤下 2 个肋间入胸探查；再向后上延伸至 C₇ 水平；适合于后位型肺上沟瘤、肺癌侵及肋骨后部需要切除、肺癌侵及椎体需要椎体部分或全部切除、后胸壁肿瘤、同时向胸腔内及椎管内生长的后纵隔神经源性肿瘤

图 1-1-3　切开肋间肌要充分，否则可能由于肋间肌和开胸器的反向牵拉导致肋骨骨折；切开肋间肌距交感干 1.5cm 则止、切勿损伤；竖脊肌极容易出血且止血困难，尽可能不要损伤

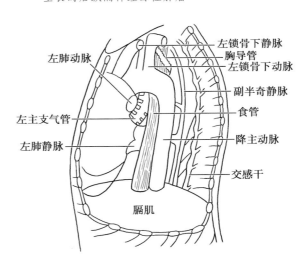

3. 电刀切开皮下脂肪时速度宜快，以减少脂肪液化，避免切口延迟愈合。

电凝切口肌肉时，宜缓慢匀速，以便止血，一次性全层切断每块肌肉或同时切断全部胸部肌肉。

4. 入胸切口的后端可沿肋骨上缘，近前端应在肋间走行，如此神经血管损伤减至最小，另外，后胸壁肌肉厚实，即使关胸时出现缺损也无大碍，相反前胸壁肌肉稀薄，关胸时易出现缺损，如在肋间切断肋间肌可缝合肋间肌以修补肋间缺损。

5. 如遇到胸内粘连，可游离切口上、下各 1～2 个肋间，再放入开胸器；如二次手术胸内广泛严重粘连，可切断切口上、下各 1 根肋骨后端，稍做游离后再置入开胸器。

6. 开胸后开始可置入小型号开胸器，手柄每次旋拧 1.5 圈，稍待片刻后，逐渐撑开肋骨；如需要可更换中型号或大型号开胸器。

此过程术者应感知肋间肌紧张度，如需要可向前及向后继续切开肋间肌，避免肋骨骨折的发生，因开胸时肋骨骨折常发生于肋间肌附着于肋骨的部位（图1-1-3）。

7. 胸内片状粘连可电刀切断，疏松粘连可钝性剥离，胼胝样粘连可做胸膜外剥离。

一般胸顶、纵隔面、膈面、后胸壁粘连较重。如胸顶粘连较重时，为避免误伤头臂血管，牺牲少许肺尖组织也是值得的，然后再行肺尖修补；如胸顶为束状粘连，务必用钛夹夹闭或缝扎后方可切断。肺与心包间常为疏松粘连，侧支循环较少，如粘连广泛时可从心包面游离较为方便。

另外，建议只要是入胸手术，病侧下肺韧带一律切断，以利于肺复张。

8. 根据切口长度，关胸时跨肋间1-0可吸收线"8"字缝合2~4道，可避免术后顽固性肋间痛。

跨肋间缝线走行一定要与身体长轴平行，同时肋骨合拢器中轴杆也一定与身体长轴平行，如此缝合方法可使得胸壁缝合后平整美观；如与切口或肋骨垂直缝合，则切口前端下部肋骨凸出，严重影响美观。

也可在肋间切口两侧的肋骨钻孔通过缝线关闭胸膜腔以减少术后疼痛；每头侧-足侧对应的钻孔连接线与身体的纵轴平行，如此操作使得关胸后胸壁平整美观（图1-1-4）。

图1-1-4 在肋间切口两侧的肋骨钻孔通过缝线关闭胸膜腔，可以减少术后疼痛；每头侧-足侧对应的钻孔连接线与身体的纵轴平行，如此操作使得关胸后胸壁平整美观

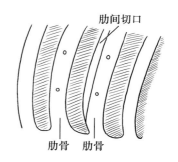

9. 3-0可吸收线分层连续缝合胸壁肌肉，本着"明线横，暗线斜"的原则；同理可吸收线连续缝合皮下组织时，也是本着"明线横，暗线斜"的原则，可减少感染机会。

4-0可吸收线或滑线连续缝合皮肤，进出针点在真皮与皮下组织交界处，如此可避免产生缝线反应，每针的跨度为针弦的2/3，对侧皮缘应重叠本侧跨度的1/3，跨度的纵深点应位于皮下组织，缝线的弓弦平面与切口平面呈70°~80°角，如此缝合时，皮肤对合平整、牢固，避免缝线反应及减少感染的概率，并可减轻切口疼痛（因真皮层有丰富的感觉神经乳头存在）。

10. 关闭胸部切口时，布比卡因注射肋间神经止痛可给术后护理带来便捷，最大剂量为3mg/kg，与肾上腺素（1:100 000）配伍可延长麻醉时间。

注意：布比卡因注射液切勿注入血管，以免发生心、脑副作用，如意识丧失、癫痫、头痛、耳鸣、低血压，乃至室颤。

为避免术后切口疼痛，关胸时采取肋间神经冷冻方法也可达到良好效果。

11. 理论上，拔出胸腔引流管时嘱病人深呼气后屏气，再拔管可减少出现气胸的概率。此时较传统的吸气末屏气拔管时的胸内负压降低，肺弹性回缩力降低。

建议拔出胸腔引流管时病人无需刻意深呼气或深吸气，只要保持病人舒适状态即

可，拔除胸腔引流管时动作宜快而有序。

第二节　前外侧剖胸切口

　　前外侧剖胸切口适应于前纵隔、心包、中叶肺切除、肺段切除、右侧剖胸食管切除、心脏大血管手术等。

　　切口一般位于胸骨旁线至腋中线，选择在第4肋间或第5肋间入胸；如向上经第3肋间入胸则不易撑开肋间，向下经第6肋间入胸易损伤肋弓（图1-2-1）。女性可采取绕经乳房下缘切口（图1-2-2）。

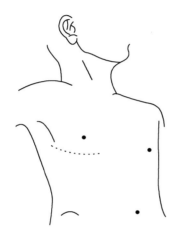

图1-2-1　胸部前外侧切口
胸骨旁线至腋中线、第4或第5肋间，
适合于中叶肺切除、前胸壁利器损伤

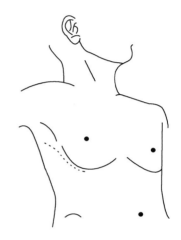

图1-2-2　女性胸部前外侧切口
女性绕经乳房下缘切口

　　如术野显露不满意，可于乳内血管（胸廓内血管）外侧切断切口上缘或下缘的一根或两根肋软骨；如再不满意也可横断胸骨，尤其是急症剖胸手术。

第三节　胸部正中切口

▶ 一、胸部正中切口选择

　　胸部正中剖胸切口适用于心脏直视手术、心包、纵隔手术、双肺减容术、某些气管肿瘤及气管狭窄的手术（图1-3-1）。

　　女性美容切口可行女性双乳房下切口，其中点凸突最高点达胸骨中下1/3以上，长度到双侧腋前线即可；切口上下部软组织沿胸大肌筋膜外剥离，到达胸骨上切迹与剑突下，两侧达双侧腋前线，再纵向锯开胸骨（图1-3-2）。

　　有些前纵隔手术无需劈开胸骨全长，如前上正中切口可止于第3或第4肋间水平，无需刻意横断胸骨，如偏于一侧手术，则胸骨切口下部患侧胸骨片应略窄于健侧，自然撑断即可，该切口须经过胸骨角，如此修复固定时胸廓稳定并可减轻疼痛（图1-3-3）。

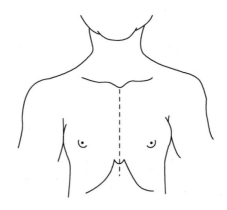

图 1-3-1 胸部正中切口

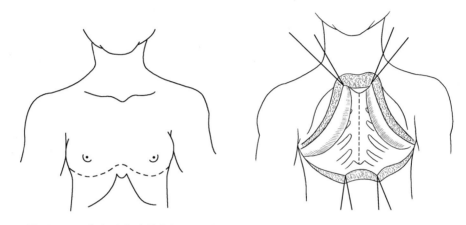

图 1-3-2 乳房下皮肤美容切口，将皮瓣上翻后正中劈开胸骨

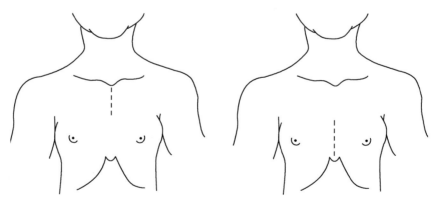

图 1-3-3 前胸正中部分切口

▶二、关闭胸骨的注意事项

正中胸骨劈开在关胸时一定要检查胸骨内面钢丝穿过孔，如出血则术后不易自行止血，用 3-0 可吸收线绕针孔 "8" 字缝合即可，此方法效果好，尤其在行体外循环或凝血功能差的病人更重要。

关闭胸骨瓣需轻柔上提钢丝两头，边旋拧边适度下送，2～3 个循环，如此不易折断钢丝且松紧适宜；剪断并断端保留 0.8～1cm，自中部弯折 30°～45°角，顺应旋拧方向将钢丝残端头向下压埋入胸骨前筋膜组织。

第四节　二次剖胸切口

▶一、二次侧胸部剖胸切口

　　通常二次剖胸切口选择在原皮肤切口，大部分胸腔内有广泛粘连，且原肋间隙切口与肺的粘连更加紧密，原肋间隙切口上下的肋骨固定，通常即使切开肋间肌也无法牵开肋骨，这种情况下，可切断切口上、下肋骨的后端，即可轻易地牵开肋骨，于胸膜外剥离或胸膜内游离，大的出血可电凝止血，小的出血可用干纱布垫压迫止血，待胸腔内手术操作完毕后，出血基本可以自行止血。

　　因二次剖胸手术中分离胸内组织粘连时平均失血 2000ml 左右，故术前宜备 10U 红细胞及 1000ml 血浆。

▶二、二次正中剖胸切口

　　再次正中胸骨劈开时，心脏右心室及无名静脉损伤较为常见，一旦损伤出血，宜立即压迫出血部位，尽快扩大切口，迅速劈开余下胸骨，迅速找到出血部位、予以修补；必要时尽快建立体外循环后再予修补；最好劈胸骨之前建立股动静脉体外循环以确保手术安全。

　　正中胸骨劈开时拉钩上抬胸骨、向上提拉钢丝加大胸骨后组织间隙，以免锯刃损伤心脏大血管，牵开一侧胸骨，小心分离其下粘连（图 1-4-1，图 1-4-2）。

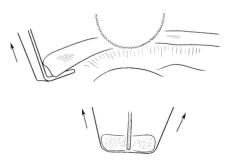

图 1-4-1　拉钩上抬胸骨、向上提拉钢丝，加大胸骨后组织间隙，以免锯刃损伤心脏大血管

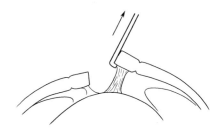

图 1-4-2　牵开一侧胸骨，小心分离其下粘连

第五节　横断胸骨双侧前胸切口

　　适于双肺移植、某些心脏手术、双侧肺减容术。取仰卧位，背垫高，双侧上肢外展；双乳房下缘弧形切口，两端达腋中线，男性距离乳晕 5cm，女性在乳房下缘，切断胸大肌、胸小肌、部分前锯肌；经双侧第 3 或第 4 肋间隙入胸，横断胸骨后用两个肋骨撑开器扩张肋间两侧切口（图 1-5-1）。

　　关胸时胸骨上下断端用两根钢丝贯穿缝合固定，并注意胸骨内侧钢丝针眼出血情况。

1

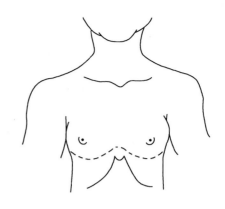

图 1-5-1 乳房下皮肤切口，
横断胸骨双侧前胸切口
经双侧第 3 或第 4 肋间隙入
胸，横断胸骨后用两个肋骨
撑开器扩张肋间两侧切口

第六节　胸腹联合切口

▶ 一、胸腹联合切口

适用于复杂外伤手术，尤其是更适宜于左侧复杂外伤手术，复杂的下段食管及贲门肿瘤手术，食管空肠吻合手术。

取 45°右侧卧位，术侧臀部垫枕固定，术侧肩部略后仰，上肢上举或前伸，悬于头架之上。

可经第 7 或第 8 肋间切口入胸，如需开腹后再向下延口达腹中线或左侧腹直肌处（图 1-6-1）；如先探查腹腔病变，可先做左上腹经腹直肌切口或上腹正中切口，如需要再向上延口进入胸腔，胸部切口经第 7 或第 8 肋间向后达腋前线或腋中线即可（图 1-6-1）；也可行胸部及腹部分别切口（图 1-6-2）；如手术需要，也可采取胸腹部联合横斜切口（图 1-6-3）。

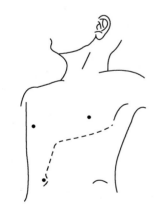

图 1-6-1　胸腹联合切口
第 7 或第 8 肋间切口与腹部正中切口相延续

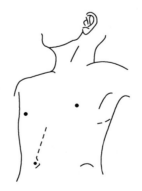

图 1-6-2　腹部正中切口 + 胸部后外侧第 6 或第 7 肋间切口

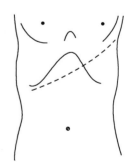

图 1-6-3　胸腹联合横斜切口
第 6 或第 7 肋间切口切断肋弓，向右下斜行达右肋弓下 1横指

▶ 二、横断肋弓的关胸注意事项

　　为免关胸时肋弓缘对合困难，可同时切除开胸肋间的肋弓软骨以达到肋弓对合完好，肋弓切除角度为上切除缘斜向内上、下切除缘横行，保持两个肋软骨断面尽可能一致，用"0"号可吸收线缝扎固定肋软骨弓的两肋弓切端，如此缝线拉力强度满意，也可减少肋软骨感染机会（图 1-6-4）。

图 1-6-4　胸腹联合切口切断肋弓沿两肋之间切开肋间肌，关胸时放射状切除上下两肋之间的肋弓以达关胸平整

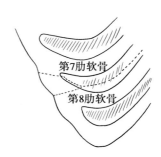

第7肋软骨
第8肋软骨

　　如不切除开胸部分肋弓，关胸时会出现肋弓变形及其内侧肋间部的胸壁缺损，甚至肺疝，因为肋弓内侧的肋间部分只有肋间外膜和薄的肋间内肌组成，一旦切开该部肋间，肋间内肌厚度薄且收缩，会出现胸壁缺损。

第七节　颈胸联合切口

　　适用于颈胸交界区域的病变切除，如前位型 Pancoast 肿瘤、肿瘤侵及破坏肋骨/锁骨下动静脉但无椎体侵及、巨大胸骨后甲状腺肿的手术。

　　1. 颈胸 L 形切口

　　（1）病人取仰卧位，颈后伸，头偏向健侧，患侧肩背垫高，沿胸锁乳突肌前缘及第 2 肋间锁骨下水平做 L 形切口，向外可达胸三角肌沟（图 1-7-1），此切口可在必要时切除锁骨下动脉和静脉，再行相应的血管旁路移植手术。

　　（2）分离胸锁乳突肌及胸大肌，牵开肌瓣显露胸廓入口的前区，分离肩胛舌骨肌，切除斜角肌区域的脂肪垫及其内的淋巴结，肿瘤确定可以切除后，将部分肌肉自锁骨和第 1 肋骨附着处切断，切除部分锁骨或离断胸锁关节，向侧面反转锁骨，显露静脉回流区，可结扎颈内静脉以充分暴露视野，如锁骨下静脉被侵及可一并切除，左侧注意结扎胸导管。于第 1 肋上缘分离前斜角肌，显露肿瘤上缘，注意保护走行于前斜角肌表面的膈神经，此时锁骨下动脉可显露清楚，若锁骨下动脉受侵及也可一并切除。胸壁切除完毕后予 Prolene 线缝合重建血管。

　　（3）为显露 C_8 及 T_1 神经根需分离中、后斜角肌，T_1 神经根在椎间孔后侧发出，尽可能保护 C_8 神经根，如此经锁骨入路，由前到后、由上到下切除胸壁。

　　可以在肋骨肋软骨交界处分离开第 1 肋骨与胸骨，切除受肿瘤累及的第 2 肋骨，如病情需要，也可切除至第 3 或第 4 肋骨，后可达肋椎角；后部肋骨同样从上缘开始切除，即从椎体连接处离断第 1、第 2 乃至第 3 肋骨，注意保护神经根。

　　（4）从这一入路完成肺门游离及肺叶切除难度很大，可缝合关闭前部切口，重新选择后外侧切口入胸完成肺门游离、肺叶切除及淋巴结清除。

　　2. 颈胸倒 L 形切口　自锁骨中外 1/3 份经锁骨上窝达胸骨正中，转向下达第 3 肋间水平（图 1-7-2）；必要时可行颈根部弧形切口＋胸部正中切口的 T 字形切口（图 1-7-3）。

图 1-7-1　颈胸 L 形切口
自舌骨水平胸锁乳突肌前缘向下、经胸骨的静脉切迹，向下转向锁骨下窝、第 1 或第 2 肋间隙，向后可达腋前线或胸三角肌沟；切除锁骨内 1/2、第 1 或第 2 肋软骨进胸

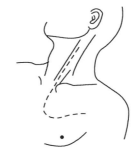

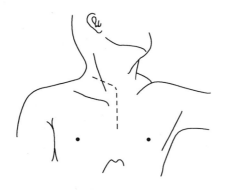

图 1-7-2　颈胸倒 L 形切口
自锁骨中外 1/3 份经锁骨上窝达胸骨正中，转向下达第 3 肋间水平

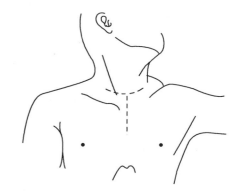

图 1-7-3　颈胸 T 字形切口

第八节　颈胸半蛤壳切口

　　胸骨上半正中切口达第 4 肋间、转向前外侧切口，切除锁骨内侧份以充分暴露锁骨下动静脉及臂丛神经，必要时肋骨也可一并切除。

　　通常先行患侧第 4 肋间切口入胸探查，再向上胸骨正中切开、颈部切开在胸锁乳突肌前缘达舌骨水平或行锁骨上切口（图 1-8-1）。

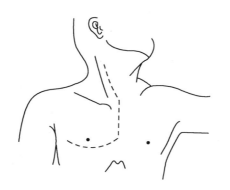
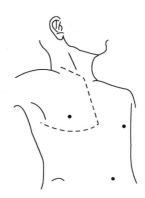

图 1-8-1　半蛤壳切口
颈、前正中、右前第 4 肋间切口

三、具体方法

（一）急性脓胸渗出期胸腔内持续冲洗引流术

脓胸急性渗出期行胸腔内持续冲洗引流术的标志是胸腔积液的产生，为反应性或非脓性胸腔积液，pH 正常，LDH 水平 <1000IU/L。

一般为全脓胸，可行上、下胸腔引流进行冲洗，每日冲洗量约为 4000~6000ml。

（二）亚急性纤维脓性期脓胸分房廓清引流术

如急性渗出期炎症得不到有效控制，胸腔积液转为感染性，脓胸则进展成为亚急性纤维脓性期，胸腔内积聚大量的白细胞及细菌，胸腔积液葡萄糖降低（↓）、pH 降低（↓）、LDH 升高（↑）。

一旦以上方法效果不佳，因病原菌致纤维素的能力差异、脓液黏稠度的差异、引流冲洗是否充分的差异，可能导致脓胸局限、分房，如经尿激酶、胰蛋白酶、组织纤溶酶原激活物（tPA）等纤维素溶解剂治疗数天，每天胸腔内注入纤维蛋白溶剂后夹闭胸腔引流管 6~8 小时，仍收效不佳且病程超过 2~3 周，或一旦发现分房，应果断行剖胸手术。

有的学者主张在症状出现后的 12 天内进行手术，廓清脓腔及分房，松解肺纤维素粘连，上、下胸腔充分冲洗引流；更积极的办法是，如有持续高热，经 1 周正规抗炎治疗不得控制者也应积极开胸手术。关胸前，行上、下胸腔引流、进行冲洗，每日冲洗量约为 4000~6000ml。

（三）慢性机化期脓胸胸膜内胸廓成形术（改良 Schede 术）

此期须等到纤维板成熟、即病程 6~8 周后按照常规慢性脓胸处理方法治疗。

脓胸切除是整块切除脓腔和腔壁，而非切开脓腔处理。

由于胸膜外胸廓成形术不切除壁层胸膜纤维板，效果不佳，已废弃。

改良 Schede 手术流程及关键点

1. 胸膜内胸廓成形术（改良 Schede 术），如术前设计需用带蒂肌瓣填塞胸内空腔，则在切开皮肤皮下时即游离皮瓣，并于其下游离拟填充的肌肉瓣，切断蒂的远端并保护好血管蒂，待关胸时填入残腔，以免胸内操作后游离肌瓣会导致的感染。胸背部肌皮瓣的神经血管选择见表 3-2-2。

2. 切除壁层厚的胸膜纤维板，保留肋间神经血管、肋间肌及肋骨膜；一般保留第 1 肋骨，以加强胸廓稳定性，减少并发症。

3. 肋骨切除范围上自脓腔顶 1~2 根，下至脓腔底部或脓腔下 1~2 根肋骨，至少距脓胸腔 2~3cm 处切除肋骨，如此脓腔对应的胸壁软组织可充分塌陷以消除死腔。

4. 体弱者需分期手术，间隔期需 3 周以上，第一次切除第 2~6 肋，第二次切除第 7~10 肋。

肋骨切除须遵循先上后下的原则；下胸部脓胸一般用肌瓣填塞，胸廓成形术效果不佳，术后畸形严重；肋骨后端切除应彻底，尤其是脊柱旁沟残留的脓腔。

5. 术后胸腔引流管留置 2 周以上，完全没有渗液时拔出，加压包扎 5 周以上，否则胸壁浮起。

表 3-2-2　胸背部肌皮瓣的神经血管选择

肌皮瓣解剖基础	起点	止点	肌肉大小	神经支配	肌皮瓣名称	肌皮瓣血管束选择	肌皮瓣神经血管蒂大小	支配区域	适用修复部位
斜方肌	上项线、枕外粗隆、项韧带、全部胸椎棘突	锁骨外1/3、肩峰、肩胛冈	斜方肌肩峰处宽15.2cm、厚12.6mm，分为上中下部	副神经	斜方肌（皮）瓣	颈横动脉（在肩胛提肌外侧缘分为深浅2支）	颈横动脉浅支或枕动脉作为血管蒂	通常选取上中部斜方肌作为肌皮瓣	临床应用较少
背阔肌	下6个胸椎棘突、全部腰椎棘突、髂嵴	肱骨小结节嵴	上缘长18.5cm，厚4mm，前缘长31.4cm，厚3mm	胸背神经（C6~8）	背阔肌（皮）瓣	胸背动脉，以胸背动脉及胸背神经作为蒂	胸背动脉蒂长8.1cm，外径2.4mm	全部背阔肌或以胸背动脉分布的内外侧行部分肌皮瓣移植	填充脓胸及胸壁缺损的修补
胸大肌	锁骨内侧半、胸骨、第1~6肋软骨	肱骨大结节嵴	肌腹长12.3cm，起点宽5.9cm、厚8mm，止点宽4.8cm、厚7mm	臂丛神经外侧束	胸大肌（皮）瓣-锁骨部	胸肩峰动脉的锁骨支供应锁骨部的内侧半。胸肩峰动脉的三角肌支供应锁骨部的外侧半。同名静脉伴行汇入腋静脉	锁骨支蒂长1.35cm，外径1.2mm，三角肌支蒂长3.43cm，外径2.1mm	可选择任何一支作为血管蒂	填充脓胸及胸壁缺损的修补
			胸肋部上缘长15.2cm，厚5mm	同上	胸大肌（皮）瓣-胸肋部	胸肩峰动脉的胸肌支。同名静脉伴行汇入腋静脉	血管蒂长3.73cm，起始处外径1.7mm	胸肩峰动脉的胸肌支	同上
			胸大肌下缘长21.2cm，厚6mm	胸前内侧神经	胸大肌（皮）瓣-腹部	外侧胸肌支（源于胸外侧动脉或胸肩峰动脉或腋动脉）。同名静脉伴行汇入腋静脉		外侧胸肌支	较少应用
				胸外侧神经（C5~T1）、胸内侧神经（C7~T1）	胸前内侧皮瓣	胸廓内动脉自第2~5肋间胸骨旁1.5cm处发出的4个穿支，其中以第2穿支为主，其次为第1穿支。同名静脉伴行	第2穿支出现率78%，血管蒂长23.2cm，外径1.1mm	36.0cm²	头面、口底、舌再造、颈部
				胸前外侧皮瓣		胸外侧动脉（源于腋动脉或肱动脉的出现率96.7%，源于两者交界处的出现率62.1%）。以腹壁浅静脉汇入腋静脉	血管蒂长8cm，起始处外径0.8mm	62.5cm²	喉及颈段食管手术，供区可直接缝合
前锯肌	第1~8肋骨或9肋骨	肩胛骨内侧缘及下角		胸长神经（C5~7）	前锯肌（皮）瓣	上部（胸最上动脉）、中部（胸外侧动脉）、下部（胸背动脉）。常用第5~8肌齿作为肌皮瓣，保留上中部、术后不出现功能障碍	胸背动脉在第3、4肋间处分为前锯肌支（1~2支）及背阔肌支	胸背动脉或肩胛下动脉及胸长神经作为血管蒂	填充脓胸

第三节 乳糜胸胸导管结扎术

▶ 一、概述

　　胸导管长 30 ~ 40cm，直径约 3mm，腔内均可出现瓣膜，以左静脉角处最为恒定。胸导管通常以单干型多见，少部分可有双干型、分叉型和左右位胸导管。胸导管通过 6 条淋巴干和某些散在的淋巴管收集两下肢、盆部、腹部、左肺、左半心、左半胸壁、左上肢和头颈左半部的淋巴，占全身淋巴液的 3/4。

▶ 二、胸导管局部解剖

　　胸导管起于第 1 腰椎前方膨大的乳糜池，由左、右腰干和肠干汇成，向上穿过膈肌的主动脉裂孔进入胸腔，在食管后方、脊柱的前方、主动脉与奇静脉之间上行，至第 5 胸椎附近向左侧偏斜进入左侧纵隔，从食管后方转向左侧向前上出胸廓上口，至颈根部呈弓状平第 6 ~ 7 颈椎高度、绕左锁骨下动脉的后上方弯向左侧注入左静脉角（图 3-3-1）。

▶ 三、胸导管应用解剖

　　1. 胸导管在右侧下胸部、膈上 5cm 以内的部位较固定，易寻及（图 3-3-2，图 3-3-3）。

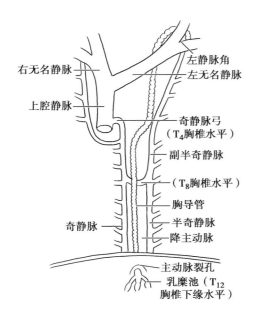

图 3-3-1 胸导管走行和应用解剖

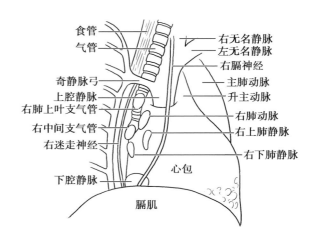

图 3-3-2 右侧纵隔观

胸导管在右侧下胸部、膈上 5cm 以内的部位较固定，于降主动脉-奇静脉之间上行

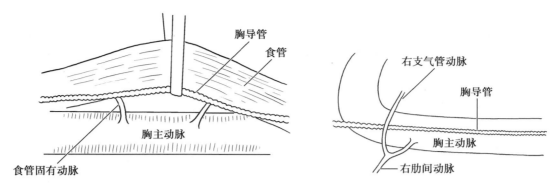

图 3-3-3 胸导管右纵隔观

胸导管毗邻降主动脉，在降主动脉-奇静脉之间上行；右支气管动脉发自主动脉行经胸导管-奇静脉之间

2. 胸导管在左胸的主动脉弓上方，食管上三角区域，左锁骨下动脉后侧，食管左侧，纵隔胸膜右侧，走行进入颈部，在颈根部越过颈动脉鞘后，弓向前，汇入静脉角（图 3-3-4，图 3-3-5）。

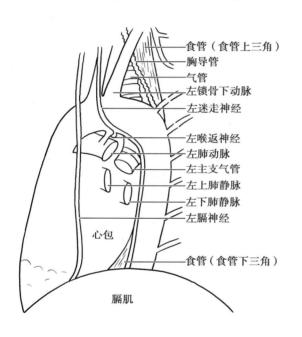

图 3-3-4 经左侧胸部手术显露胸导管在主动脉弓上方的食管上三角区域

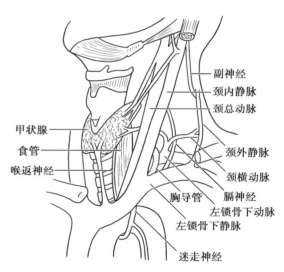

图 3-3-5 颈部胸导管走行

在颈根部越过颈动脉鞘后方弓向前，绕左锁骨下动脉的上方汇入静脉角

3. 根据胸导管走行，隆突以下胸导管损伤会造成右侧胸腔积液；隆突以上部位胸导管损伤会造成左侧胸腔积液。根据哪一侧的胸腔积液判断胸导管损伤的部位，有目的地进行处理。

4. 因乳糜液为碱性，不适宜细菌生长或有着抗菌作用，故乳糜胸绝大多数无胸腔内感染。

▶ 四、乳糜胸的治疗关键点

1. 如确定胸导管漏，保守的方法应禁食，早期肠外营养，给予生长抑素连续静脉滴注 1 周。

2. 如每日引流 >1000ml，持续 1 周以上，或每日引流 >500ml 持续 2 周以上，应行手术处理。有学者统计，估计每日乳糜样胸液≥13.6ml/kg 体重，保守治愈的可能性少；反之如每日胸液量 <13.6ml/kg 体重，保守治疗一般均可自愈。

3. 如拟行胸导管探查手术，可于术前 2~3 小时口服或经胃管注入高脂饮食如牛奶或亚甲蓝染色的高脂饮食 100~200ml，便于术中发现胸导管损伤部位，可在膈肌上5cm 处结扎胸导管，此处胸导管比较固定。

4. 对分离或切断可能存在胸导管的组织，可以使用超声刀，因超声刀可较好地封闭淋巴管，可有效地防止淋巴管瘘的发生。

食管手术游离食管时，乳糜漏常发生于胸导管纵隔右侧向左侧横过的隆突部位，此处游离食管时切记要紧贴食管游离，也不要过度牵拉食管以免损伤胸导管。

如肺手术出现胸导管漏，手术时可将膈上食管悬吊游离，便于寻找胸导管。可在膈上奇静脉与主动脉之间、食管后方，用小直角钳翻转将所有组织结扎或缝扎 2~3 道。

如果找到破口，在破口两端缝扎更好。缝扎后观察胸导管有否继续外漏，如确切缝扎后仍有外漏，可能存在异常胸导管侧支，可在食管床内喷少许医用胶水等粘连剂以促进粘连及破口的闭合。

5. 胸导管结扎术后 7 天内给予低脂饮食。胸导管结扎术后少数病人可有呼吸障碍综合征及双下肢水肿，多为一过性，可逐渐自行恢复。

6. 对于肝功能不佳的病人，最好不要结扎胸导管，因结扎后本应该回流至胸导管的约 2500ml/d 左右的乳糜液经过门静脉回流入肝，增加肝脏负担，尤其对于门静脉高压、食管静脉曲张的病人害处更大。

7. 有的乳糜液漏可以使用介入放射技术栓塞漏口。

第四节 胸 腔 积 液

▶ 一、胸腔积液分类

1. **渗出液** 渗出液中约 43% 为恶性胸腔积液。其他包括感染、肺栓塞、胶原血管疾病（类风湿关节炎、系统性红斑狼疮）、胃肠疾病（胰腺炎、胰腺假性囊肿、食管破裂、膈下脓肿）、外伤（血胸、乳糜胸）、放疗后、心肌梗死。

2. **漏出液** 漏出液中 83% 为充血性心力衰竭。其他包括肝硬化、肾病综合征、黏液水肿、腹膜透析、低蛋白血症、Meigs 综合征（一种少见的妇科合并症，为卵巢良性实体肿瘤合并腹腔积液或胸腔积液。当肿瘤被切除后，胸腹腔积液迅速消失）、肉瘤样病。

▶ 二、判定渗出性胸腔积液的 Light 标准

1. 胸腔积液 LDH 水平较正常血清 LDH 上限高出 2/3 以上。
2. 胸腔积液 LDH 水平/血清 LDH >0.6。
3. 胸腔积液蛋白/血清蛋白 >0.5。

▶ 三、胸腔积液其他辅助诊断

以下宜综合分析：

1. WBC 计数 $> 10 \times 10^9$/L（10 000/mm^3）：脓胸。
2. RBC 计数 $> 0.1 \times 10^{12}$/L（100 000/mm^3）：外伤、恶性肿瘤、肺栓塞。
3. pH < 7.2：细菌污染。
4. 胰淀粉酶↑：食管破裂、急性胰腺炎、胰腺假性囊肿破裂。
5. 乳糜试验（+）：乳糜胸。
6. 胸腔积液葡萄糖 < 血清葡萄糖：恶性肿瘤、结核、脓胸、类风湿关节炎。

▷ 四、胸膜固定术

（一）目前使用硬化剂的优缺点
1. **博来霉素**　价格昂贵、血白细胞降低（↓）。
2. **碘化滑石粉**　成功率达 96%，可造成严重的胸膜炎、包裹性积液、滑石粉栓子、肺炎、急性呼吸窘迫综合征。
3. **多西环素（强力霉素）**　为四环素的衍生物，成功率达 80%。
4. **自体血**　如术后发生肺泡胸膜漏时，可输注病人自体血促进胸膜腔粘连，不失为可取的办法。

（二）胸腔内注入硬化剂的注意事项
1. 行胸腔闭式引流术前予静脉注射地塞米松 5mg，预防复张性肺水肿的发生。
2. 建议尽快排尽胸腔积液（2～3 天内），以免植入胸腔内的胸腔引流管（硅胶管）引起刺激性反应和炎症、产生自发性胸膜固定，引起包裹性积液，给后续治疗带来麻烦。
3. 硬化剂与生理盐水混匀加入 1% 利多卡因可有效止痛，切忌加入糖皮质激素类以免导致胸膜固定术失败。
4. 注入硬化剂期间，一定要密切观察病情变化，尤其是滑石粉导致的急性呼吸窘迫综合征的发生，及时发现及时治疗。
5. 胸腔内注入硬化剂后夹闭胸腔引流管，4～6 小时后开放，20cmH$_2$O 负压吸引，引流量 < 50～100ml 时拔出胸腔引流管。

第五节　胸膜间皮瘤

胸膜间皮瘤与转移性腺癌和肉瘤在形态学较难鉴别，可以应用免疫组化诊断方法进行鉴别（表 3-5-1）。

表 3-5-1　胸膜间皮瘤、转移性腺癌和肉瘤免疫组化鉴别

	胸膜间皮瘤	腺癌	肉瘤
细胞角蛋白	+	+	－
CEA	－	+	－
黏蛋白胭脂红染色	－	+	－

病变局限者可行手术切除；弥漫性病变可行胸膜、肺、心包、膈肌的切除，但生活质量差，且易复发，故局部放疗或全身化疗（单药培美曲塞）也不失为明智的选择。

第六节　胸膜纤维瘤

▷一、概述

　　胸膜纤维瘤大部分来源于脏层胸膜，小部分来源于壁层胸膜。近一半胸膜纤维瘤有较细的血管蒂与胸膜相连，有完整、光滑的胸膜包裹，多为椭圆形或球形，随呼吸运动起伏，多为单发，大小不一，多 >5cm，在胸膜腔内缓慢生长，极少侵及肺组织。

　　一般来源于脏层胸膜的胸膜纤维瘤为良性，来源于壁层胸膜的胸膜纤维瘤为恶性。

▷二、诊断治疗关键点

　　1. 胸膜纤维瘤多无症状，通常在体检时发现，临床症状与肿瘤大小、肺压缩程度、肿瘤良恶性有关，如呼吸困难、胸痛、咳嗽等；可合并有副肿瘤综合征，如肺性骨增生症、低血糖等，且较肺癌更容易出现杵状指/趾。

　　2. 因其为胸膜腔内、孤立的良性肿瘤，X 线检查时、肿瘤的位置随着体位变化而改变，是胸膜纤维瘤特有的表现。

　　3. 病理学检查发现胸膜纤维瘤来源于间皮组织并可能有恶性表现，主要来源于胸膜间皮下结缔组织，而非胸膜本身，无石棉接触史，故命名为局限性纤维瘤更为合理；与之相比，弥漫性胸膜纤维瘤表现为恶性间皮瘤并有石棉接触史，可能的恶性表现有胸腔积液、来源于壁层胸膜、肿瘤外侵（胸壁、膈肌、纵隔）。

　　4. 由于胸膜纤维瘤位于胸腔内，支气管镜检查无意义，可在 CT 下穿刺活检明确诊断；但对于有经验的临床医师一般不需要穿刺活检、直接剖胸手术切除即可。

　　5. 手术采取患侧剖胸切口，简单的方法是于基底部结扎切断连接脏层胸膜的供血管蒂，切除肿瘤即可。

　　最稳妥的方法是距脏层胸膜血管蒂根部 1cm 切除部分肺组织、以追求可能的根治或避免复发。

普胸外科手术精解

Fine Solution of General Thoracic Surgery

第四章

肺 疾 病

4

一、肺丛

　　肺丛位于肺根的前、后方，丛内有小的神经节，肺丛由迷走神经的支气管支和胸交感干的 2~5 节的分支组成，肺丛分支随支气管和肺血管的分支进入肺。内脏神经丛也称自主神经丛或植物神经丛，但是颅内动脉丛、锁骨下动脉丛、椎动脉丛没有副交感神经加入；而肺丛是内脏神经丛的一部分，内脏神经丛包括交感神经、副交感神经和内脏感觉神经，分布于肺组织中，互相交织共同组成。这也是肺肿瘤在没有侵及大的肺门血管、气管时也能出现憋气痰多等症状的原因，术后往往可以恢复，也可能是手术切断了肺丛的缘故。在支气管成形术、肺移植术中切除或切断肺丛神经，肺动脉支气管平滑肌及支气管腺体无明显失神经表现，但失神经支配的咳嗽反射的消失却为临床很大的危险。

　　对于肺叶切除治疗肺肿瘤，在清除淋巴结的过程中，如何保护好支配健康肺的肺丛神经，一直是临床思考的问题，因为临床上有的病人术后出现痰多、支气管敏感性增强甚至哮喘等问题，除手术支气管残端处理情况、围术期药物使用外，是否与健肺肺丛神经的不平衡损伤有关？目前还未见相关报道。

二、隆突

　　隆突位于第 5 胸椎上缘水平，隆突的左前侧为升主动脉，右前侧为上腔静脉，前下侧为右肺动脉的心包段，故隆突手术可通过正中劈胸骨切口，于升主动脉、上腔静脉、右肺动脉之间暴露；隆突部位对各种刺激最为敏感，且具有气体射流作用，当吸气时使得气体均匀地分散到两侧肺泡内，如肺癌或食管癌隆突淋巴结肿大，使得隆突变形，则影响通气功能。主动脉弓及奇静脉弓是固定隆突的结构，肺动脉在肺内通过直接细小的吻合支与支气管动脉相通。

三、肺动脉

　　肺动脉主干自右心室发出约 4~5cm 长，位于升主动脉左缘，于左主支气管前方近侧约 1/3 处分成左右两个肺动脉，左-右肺动脉分叉处主肺动脉直径 <30mm，左肺动脉直径 18~24mm，右肺动脉 16~21mm，左肺动脉直径略大于右肺动脉。进入左右两侧肺门，右肺动脉较长，在心包内越过隆突下后在心包外走行于左心房上方、升主动脉与上腔静脉后方、右主支气管前方进入肺门。故左侧中心型肺癌常侵及主肺动脉，手术难度大于右侧中心型肺癌。

　　一般肺动脉在支气管前外侧伴随，右肺上叶的后升支动脉与中叶动脉及下叶背段动脉非常接近，有的甚至发自下叶背段动脉；上叶后段静脉一般在肺内形成，在肺动脉的后下侧行走，只是近肺门处前行与尖前支会合成上肺静脉的上支，位于肺动脉或肺门前侧。

　　左肺动脉在心包内走行，出心包的标志为动脉韧带，心包内部分较短，如切开心包处理左肺动脉时可包括部分心包结扎或缝合切断。左肺动脉是绕行左上叶支气管的上后侧，其间发出左上叶的固有血管，再走行于左下叶支气管的外侧。左肺动脉位于左主支气管及左上肺静脉的前方、主动脉弓及喉返神经下方，前外侧为纵隔胸膜遮盖、并有尖后段静脉在其上方与之交叉，后内侧支与左主支气管后上方交叉并跨过左上叶支气管上方进入叶间裂（图4-1-1）。游离处理血管时宜轻柔小心，切勿损伤大血管周围重要的组织结构。

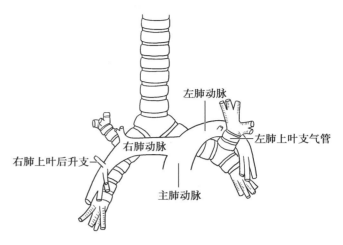

图4-1-1 肺动脉正面观
左肺动脉出心包处可见动脉韧带，绕经左肺上叶支气管的上外方走行于左肺下叶支气管的外侧；右肺动脉较长，在右中间干动脉的外后方发出后升支动脉（进入右肺上叶后段）

▷ 四、支气管动脉

支气管动脉起源于主动脉或高位肋间动脉（图4-1-2，图4-1-3），从隆突下方蜂窝组织开始，到达左右主支气管的第1分支时与支气管贴近，故清除隆突下淋巴结时应该注意，在支气管前缘常有营养支血管进入淋巴结，如非必须，宜离左右支气管稍远可避免支气管动脉损伤，如损伤可电灼之，一般均可止血，如电凝止血不奏效，可找到出血的支气管动脉并结扎；如有慢性炎症病变如支气管扩张时，支气管动脉必须结扎止血，电凝止血无效。

经支气管动脉输注肺脏的血液大多经支气管静脉返回到右侧奇静脉或左侧半奇静脉。

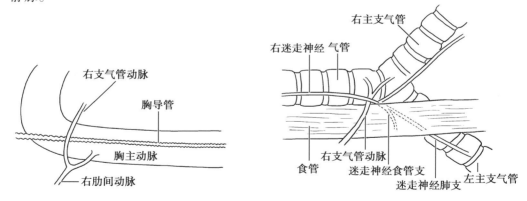

图4-1-2 右纵隔观
右支气管动脉自主动脉或肋间动脉发出，绕经食管后方，行经胸导管-奇静脉之间，向前分支抵达右主支气管及食管

▷ 五、肺段

每个肺段具有独特的段支气管、动脉、静脉作为第三肺门，两肺段之间借疏松结缔组织互相连接，在段间无小支气管及肺小动脉穿过。结扎段支气管后会显示肺段区域不张，可作为手术分离的标志。

图 4-1-3 右纵隔观
左支气管动脉发自主动脉支
配左主支气管

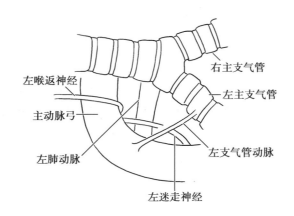

每个肺段具有段静脉、段间静脉和胸膜下静脉，并且在肺叶之间或肺段之间都有交通支穿过，右上肺静脉的下支接受中叶静脉血，在右上叶与中叶之间的胸膜下也可以看到交通支，可作为分离中叶时的解剖标志。

肺内支气管无典型的膜部和 C 型透明软骨，管壁由不规则透明软骨组成，呈铺路石样，故肺段支气管切断之前结扎即可。

▶ 六、肺淋巴引流特点及临床意义

左下肺淋巴引流可经隆突到对侧上纵隔气管旁淋巴结，是唯一的交叉引流，故左肺下叶肿瘤如病期较晚，可行右上纵隔预防性放疗。

肺肿瘤治疗后无瘤生存 2 年以上出现的新发现病灶，无论是原位癌还是与原发肿瘤位于不同肺叶的病灶，如果与原发肿瘤无共同淋巴引流路径，同时无肺外转移，即使是组织学类型相同，也可诊断为第二个原发肺癌。

▶ 七、纵隔镜或纤维支气管镜检查

如术前纵隔镜或纤维支气管镜检查证实 1 处淋巴结转移仍可手术治疗；如证实为 2 处及以上淋巴结转移、手术与否并无明显优越性，采取化疗和/或放疗；但有的作者主张，虽然可能有多处纵隔淋巴结转移，术前检查强烈支持可完全切除，还应该手术治疗，术后采取纵隔放疗及全身化疗；也有的作者主张，如可能有多处纵隔淋巴结转移，术前检查提示手术切除困难或即使勉强切除仍有残余，则行术前新辅助化疗 2 个疗程降期治疗，化疗结束 3 周后再重新评价，如可行手术则手术，否则采取化疗和/或放疗。

纵隔镜操作常见的并发症包括声带麻痹、气胸、出血。静脉出血一般可通过器械压迫止血或明胶海绵填塞压迫止血；支气管动脉及肺动脉出血一般不能自止，故宜在纱布压迫止血后立即行患侧开胸探查术止血。

纤维支气管镜检查的直接肉眼所见与肺癌的病理类型有一定的关系。不同病理类型的肺癌在纤维支气管镜下的表现如下：

1. **鳞状细胞癌** 肿瘤呈结节型或菜花型，表面有脓性分泌物，呈现污秽感；结节型的鳞状细胞癌表面被覆白膜，肿瘤周围的支气管黏膜正常。

2. **腺癌** 多为周边型，少部分中心型的腺癌表现为结节型或管腔狭窄；结节型肿瘤表面有光泽，基底部较宽，活动度差，管腔狭窄的黏膜肿胀，看不到瘤体。

3. **小细胞肺癌** 浸润性生长，黏膜低平或隆起，表面血管怒张，极易出血；也有少部分呈现结节型；周围支气管黏膜广泛充血、水肿，肿瘤界限不清；通常伴有支气管嵴增宽。

▷ 八、PET-CT 在胸外科中的价值

PET-CT 在成像过程中，放射性示踪剂在代谢增高的组织内累积并释放正电子，在显示屏上显示。PET-CT 的假阳性可能因炎症或感染病变、创伤引起，另外，由于脑组织代谢活跃，PET-CT 扫描常有强烈浓聚，故 PET-CT 扫描不能评估脑转移病变；假阴性可能是肺病灶 <1cm、类癌、细支气管肺泡癌等低代谢引起。PET-CT 对于发现远处转移病灶的准确性明显优于骨扫描。

▷ 九、肺切除操作顺序

行肺叶切除时，在尽可能减少靶部位搬动的情况下，先处理肺血管，再处理切断肺裂，最后处理支气管，如此省时，出血少，解剖层次清晰。一般不采用逆行切除方法，其原因是一旦切断支气管后发现肺血管无法处理，可能酿成不可挽回的局面。另外，切断支气管后处理肺血管，可能会因为在肺血管上面反复操作导致肿瘤转移。

▷ 十、肺切除心包内操作

1. 做袖式肺叶切除时，如吻合张力过大，可行心包切开减张，沿上肺静脉前面及下肺静脉下缘 "U" 形切开心包 8~10cm，可增加远侧支气管上提 1.5~2.0cm 左右。

2. 全肺切除术时游离上肺静脉远端直到肺内第一分支显现为止，近端直至心包返折隐约可见为止。

心包内处理血管主要是处理肺上、下静脉，肿瘤一般沿着肺静脉向静脉腔内及左房内生长，是由于肺静脉血流逆向回流所致；另外，心包外纤维膜不与肺静脉相延续，该薄弱处为肿瘤的侵及创造了先天条件，该血管-心包连接的薄弱处也是恶性心包积液及心包积气的便利通道；而肺动脉血流是顺向远端肿瘤，心包纤维膜与主动脉及肺动脉相延续，故肿瘤无可乘之隙，一般不向动脉血管系浸润，多是肿瘤或淋巴结的直接外压。

心包内处理肺静脉如遇到疑有癌栓侵入时，可用无损伤血管钳夹闭左房后切断肺静脉，再缝合关闭残端，以保证残端无癌及防止瘤栓脱落，但心房切除不宜超过左房容积的 1/4，相当于肺静脉根部向左心房内推进 1cm 的范围，否则会出现严重后果。

3. 左肺动脉在心包内较短，心包内切断左肺动脉时，可先切断动脉韧带，注意保护喉返神经，直角钳可从左肺动脉左下端伸入，轻柔地游离并穿过左肺动脉后上侧的心包壁，可附带部分心包壁切断结扎或缝闭左肺动脉断端；右肺动脉在心包内越过隆突下即出心包，多在心包外走行，故处理起来相对简单。

4. 心包切开小于 2cm 时通常不会引起心包疝，心包切开在 7~8cm 时即使心脏疝出也不会发生心脏嵌顿，故介于以上两者之间的切开长度时需要缝合关闭心包。

5. 二次余肺切除或放疗后全肺切除时由于肺门粘连较重，应果断打开心包游离肺动静脉。值得一提的是，即使切开心包，也可能存在心包内血管粘连的状况，即肺静脉与心包壁、肺动脉与心包壁、肺静脉肺动脉血管之间紧密粘连，此时不得强行分离，可将粘连的心包壁作为血管壁的一部分一并切除，最后处理支气管并切断之。

▷ 十一、肺切除支气管处理

肺切除时残端承载的射流冲击力由大到小的顺序为右肺中下叶切除、右肺下叶切除、左肺下叶切除、右全肺切除、左全肺切除、右肺上叶切除、左肺上叶切除，故为

便于最大程度化解残端的冲击力，可采取直线切割支气管断端后，于缝合钉下、凹面向支气管腔内弧形加固调整缝合，调整缝合后的断端正好与剩余的健康支气管壁保持一致或低于健康平面 2mm，使得断面黏膜平整，既不留残腔也利于支气管黏膜愈合，即使愈合后有瘢痕形成也不至于出现狭窄。

▶十二、全肺切除术意外处理及预防

1. **肺动脉主干损伤**　右全肺切除时，先将尖前段动脉结扎切断，便于右主支气管上缘与右肺动脉分离，以免损伤右肺动脉，也可使得右肺动脉足够长。先结扎切断尖前支静脉（即上肺静脉的最上支），便于认清上肺后段静脉的上后壁与右肺动脉下壁的关系，也可避免损伤右肺动脉。

一旦右肺动脉主干损伤，不可盲目钳夹，正确的处理方法是术者用手环捏整个肺门，拇指压迫于主肺动脉，缓慢移撤拇指寻找破裂处，如前壁破口较小可用 5-0 无损伤血管缝线 "8" 字缝合即可止血；如为后壁出血，破口找不到、或前壁破口较大无法缝合血管时，可游离上腔静脉并套带，将其拉向前方，寻找右肺动脉主干并阻断之；如仍不奏效，则迅速切开心包前壁，于上腔静脉及主动脉之间切开心包横窦的上侧壁，寻找右肺动脉主干，注意此操作勿损伤左房顶，其次勿损伤上腔静脉、主肺动脉及主动脉。剪开上腔静脉的心包折返，将其向前牵开可争取到右肺动脉额外的 0.5cm 长度，若再剪开右肺动脉根部的心包返折可争取 1～1.5cm 的长度，意外的大出血一般都在此控制出血。

左全肺切除时，肺动脉游离时宜远离第一分支，近心端达主动脉弓下即可。

2. **肺静脉所致的大出血**　临床上处理肺静脉时，大出血控制不当导致死亡的教训不少，尤其是处理下肺静脉时，正确的处理方法可安全避免之，故在处理肺静脉时宜仔细探查肿瘤。如估计近切端太短、不易缝合关闭或很可能回缩至心包内无法控制出血时，可在肺静脉心包返折处上下各缝 2 支悬吊缝线，以防止断端回缩心包内。一旦出现大出血，术者可迅即将左手示指尖插入血管腔止血，再从容处理之，在手指周围全层荷包缝合左房壁，荷包缝线的明线跨度 > 暗线跨度可避免打结后出现漏血，再加固缝合；也可将上下 2 针缝线交叉以减少出血，于缝线下钳夹左房壁，缝合创口。另外，最保险的方法是如果估计近切端处理可能出现麻烦的病例，在处理肺静脉之前即切开心包处理。

无论肺及食管术中或胸内其他手术及经食管裂孔游离食管时导致肺静脉损伤破裂，需立即采取头低位，防止空气栓塞，直到破裂修补完成。

3. **纵隔淋巴结清扫**　清扫淋巴结时，近大血管及神经的淋巴结一定要用剪刀紧贴淋巴结表面游离以减少损伤，近神经处勿轻易使用电凝止血，尤其是近喉返神经处的淋巴结，如第 5 组及第 6 组淋巴结的清扫宜剪刀紧贴淋巴结表面解剖，对主动脉弓下区域的脂肪组织不要随意钳夹，出血点也不要轻易电凝止血。

如右肺门前被肺门淋巴结包围，剥离困难，理论上可先切断右主支气管，然后处理肺动脉，即在右主支气管预切点先将支气管与肺动脉尽量分开，先切开支气管后壁，再小心切开前壁，一旦切开右主支气管前壁，肺动脉后壁即可暴露，由此间隙分开肺动脉全周。但临床实践中宁可先切开心包处理肺动脉，也尽量不逆行切肺——即先切断支气管，如逆行方法处理支气管及肺动脉后，肺门前淋巴结粘连剥离时风险仍较大，仍易损伤主肺动脉近残端。另外，如果右主支气管与右肺动脉能分开，说明肺门淋巴结一般粘连不严重，通常也无需逆行肺切除。

尤其是左全肺切除采取逆行切除难度更大，更易发生意外。

清扫第 7 组淋巴结时，在隆突下、左右支气管前面或前外侧有供应第 7 组淋巴结的血管；即第 7 组淋巴结关键的 3 个出血点：左右支气管下缘分别与同侧上肺静脉上缘水平相交处、气管隆突（即气管隆嵴）下的支气管前面分别有 3 个出血点。宜提前电灼或结扎，以防退缩后处理困难。如存在长期慢性炎症时，支气管动脉粗大且壁薄，一定要缝扎或结扎后切断，以免引起大出血，而且止血非常困难；此情况一旦出现粗大的支气管动脉出血，首先注意防护支气管断端勿使血液灌入，血液灌入支气管比出血的后果更严重，须仔细暴露术野，直视下进行处理较为稳妥。

▶ 十三、全肺切除术后护理

全肺切除术常规放置胸腔引流管，但关闭胸膜腔后宜夹闭，用来调节胸膜腔内压和观察有无活动性出血，以病人无不适、气管略偏患侧为宜。

全肺切除后，3 日内禁止猛烈变动体位及剧烈咳嗽，禁止健侧卧位，以免引起纵隔移动及心脏受压，手术后一周内禁止下床，轻轻拍背以协助排痰，必要时可纤维支气管镜吸痰。术后控制液体量及单位液体量输注，不超过 2000ml/24h，如高龄及存在心功能不全风险，不超过 1500ml/24h，输液速度在 45 滴/分更为安全，如高龄及心功能不全风险极大者不超过 40 滴/分。

▶ 十四、肺切除术后心肺功能恢复

肺功能检查中一氧化碳弥散量（DL_{CO}）是肺部并发症的最好预测；术后 FEV_1 在 800ml 及其占预计值的 35% 作为术后肺功能的最低限度；最大氧气消耗量 > 15ml/（kg·min）可导致术后心律失常、肺炎、肺不张等并发症明显增高，且死亡率也增高。

肺功能检查可评估手术的安全性和风险，与病人的依从性、技巧、神经肌肉疾病等因素有关，故又不能完全依靠它。

心胸外科术后或创伤后的病人的心肺功能恢复是有一定规律的，即早期 1~2 天用来偿还氧债和纠正紊乱；中期 3~14 天休息并等待恢复，一般心肌缺血恢复需要 3~5 天，肺功能恢复需要 7~14 天；晚期的 1~2 天病情渐趋平稳。

尽管短期的生活质量由于肺切除的影响明显下降，但生活质量会在术后 3~6 个月内回到基线水平。肺切除术后多数可以维持正常的肺功能，即使在那些肺功能储备有限的病人也是如此。

运动功能在肺叶切除时可丧失 10%，全肺切除术后可导致 20%~25% 的运动功能丧失。目前还没有研究探讨探查性手术后的生活质量。与其他研究所区别的是，探查性手术通常会引起一个显著的心理负担，更没有探查手术后行根治性同步放化疗的相关数据研究。另外，根治性放疗同样会引起显著肺功能下降，如 1 秒通气量下降 10%，一氧化碳弥散量（DL_{CO}）下降 10%~30%，不过可以通过现代放疗技术及监护技术的改进得以缓解。

▶ 十五、胸腔镜下操作

胸腔镜手术中，如术侧肺萎陷不佳时，可向胸腔注入二氧化碳及通过检查孔进行器械挤压；也可采取术侧支气管腔内抽气，使术侧肺尽可能萎陷，便于探查及手术操作。

胸腔镜切口时，操作孔越靠近前胸壁越佳，因前胸壁肋间隙宽度 > 侧胸壁肋间隙 > 后胸壁肋间隙。以两操作孔为底边，腔镜观察孔及目标操作区则分别为等腰三角形的两个反向顶点。其相邻两孔距离最好为术者两示指伸入胸腔内的长度之和以便于会师游离胸腔内粘连。胸腔镜下能见到最高后肋为第 2 后肋，可以此作为胸内标记。

胸腔镜下操作，团队的配合非常关键，腔镜器械都很长，为了尽可能少地不让术者的视线离开监视器或显示屏，器械护士应把腔镜器械的头端朝向术野的方向递给术者，术者轻柔灵活地把持手柄，由作为扶镜者的助手用空闲的左手扶持并引导，将腔镜器械的头端插入 Trocar 口，在最初开展腔镜技术及成员变更频度较大的团队中，熟练的彼此配合尤为重要，术前要确定彼此分工。

应用胸腔镜操作时，要在助手不改变把持钳位置时，尽可能在该视野的范围内把需要操作的动作做完，以节省手术时间。

胸腔镜下操作出现血管破裂出血时，不宜慌乱，在破裂口的高位，助手用抓持钳夹住的花生米轻压控制出血；在破裂口的低位，助手用吸引器头端、侧孔朝上轻压控制出血并及时吸净以便术野清晰，术者可以从容地缝合破裂口；如小的破裂口也可单独用吸引器头端、侧孔朝上轻压控制出血并及时吸净出血，以便提供给术者缝合时良好的术野；在特殊情况下，如破裂口太大、出血凶猛，在助手用抓持钳夹住的花生米压迫止血的同时，嘱麻醉师控制性降压，宜果断地中转开胸处理。

胸腔镜行胸膜活检或肺肿瘤切除，切记一定要在胸腔内将标本装入标本袋中再取出，否则可能发生胸壁种植转移。

第二节 肺楔形切除

▶ 一、手术流程

全身麻醉双腔气管插管成功后，取健侧卧位，经患侧第 4 或第 5 肋间胸外侧切口入胸，切除肿块，彻底止血后常规关胸。

▶ 二、手术关键点

1. 术前仔细研读胸部 CT，准确定位肿块所在的肺段或位置，以便术中寻找。

如肿块在 1cm 以下，术前至 2 天之内，局麻在介入或 CT 引导下行肿块内或附近注射亚甲蓝、植入 Look-wire 或金属圈等术前定位措施，以便术中寻找。

2. 原则上，1cm 肿块，距离其边缘 1cm 切除；1.5cm 肿块，距离其边缘 1.5cm 切除；2cm 肿块，距离其边缘 2cm 切除。

用两把止血钳距肿块一定距离夹闭肿块两侧并切除，断面褥式交锁缝合。

3. 肿块小于 1.5cm 时可用阑尾钳夹持后切除，此方法在胸腔镜肺楔形切除手术中尤为显效（图 4-2-1）。

图 4-2-1 近肺表面的小肿块可用阑尾钳轻轻夹持固定，于钳下行楔形切除

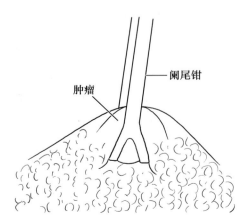

4. 如肿块距脏胸膜较近时，可用大功率电凝电刀切除，走刀速度宜缓。

如有直径 1mm 以上的血管及细支气管时均宜缝扎处理。

第三节　肺叶切除手术

▶ 一、肺叶切除术的应用解剖

上肺静脉在肺动脉及支气管前进入左房，下肺静脉在下叶支气管及肺动脉后进入左房。左肺上叶支气管极短，常不足 1cm，舌段支气管与上叶固有支（尖前后段支气管）间交角往往较大，该处术中操作须格外引起注意。偶尔左肺上叶静脉与下叶静脉汇成一支流入左房，更少见的情况发生在右侧。

右肺动脉较左肺动脉长很多，右全肺切除术后发生肺动脉残端导致的肺癌栓塞概率大，故行右全肺切除时，须尽可能切取肺动脉残端，以防止此并发症的发生。

右肺动脉主干处的组织较疏松，游离相对容易，阻断 30 分钟，空气或 40% 氧气进行通气时氧合正常，可行右全肺切除。

▶ 二、肺叶切除手术流程

全身麻醉双腔气管插管成功后，取健侧卧位；上肺叶及中肺叶经患侧第 4 肋间、下肺叶经第 5 肋间胸外侧切口入胸；分别游离目标肺叶的动静脉血管和支气管并闭合切断，切除目标肺叶；如为恶性肿瘤病例，行淋巴结清扫手术；彻底止血后常规关胸。

▶ 三、肺叶切除手术的注意事项

（一）肺叶切除顺序

如右肺上叶切除时尖前支动脉受肿瘤及淋巴结侵及难以处理时，可采取逆行切除方法，先对右肺上叶支气管与右肺动脉后壁适度分离，缝合切断右肺上叶支气管，提起支气管远侧残端，继续沿肺动脉后壁间隙分离，尖前分支动脉的后壁即可显露，结扎并切断之。但最好采用顺行切除，以免陷入进退维谷的境地。

虽然肿瘤及淋巴结一般侵及肺动脉的外膜，很少侵及肺动脉固有的血管壁，但临床上随着手术病例的增多，癌肿侵及肺动脉固有的血管壁也相对不少见，这也是尽可能采用顺行切肺而不采用逆切病肺的原因。另外，支气管剥离一般不困难，相比血管处理容易得多，一旦切断支气管后血管处理极其困难、危险或不能处理时，手术是放弃还是扩大？尤其对黏膜下潜行的肺腺癌病人，这也是主张顺切的另一主要原因。

全肺切除尽可能采取顺行切除，肺叶切除可采取逆切方法切除病肺。

（二）肺血管损伤

肺切除时，勿用任何器械抓持肺血管，尤其是肺动脉。如术中不慎出现支气管、血管损伤，处理支气管内血液灌入比处理出血更为紧急，宜迅速堵住支气管破损处，避免术野中液体大量灌注气管内，因灌注将给后续治疗带来很多不便，并及时嘱麻醉师尽可能吸净支气管内灌注液体，如污血较多时用盐水冲洗干净效果更佳。

肺手术时如出现肺动脉大出血，可压迫或阻断近端主肺动脉以减少出血，但因肺血管系统无瓣膜，肺静脉血可倒流入肺动脉系统，故同时阻断该部分肺静脉系统方可使术野更清晰，以便修补破裂的肺动脉。

　　如健康肺叶的 1 支细小动脉或 1 支细小的静脉损伤，无需处理，一般不会有严重后果，如右肺上叶的后升支动脉及中叶静脉的 1 支损伤后，因有支气管动脉供应损伤的肺段，不至于引起肺梗死；有附近的同一肺叶的肺段静脉代偿扩张以保证损伤肺段的静脉回流，但是最好不要损伤。预防方法是尽可能向肺实质内游离动静脉。

　　如行右肺中下叶切除时，由于肿块或淋巴结包绕中间动脉干时暴露困难，必要时可牺牲上叶后升支动脉，不失为有效的方法，使操作变得简单。

　　在分离肺裂寻找肺动脉时，尤其对于慢性肺炎症、支气管扩张症的病人，易出现肺动脉破裂大出血，如破口较小时可 5-0 无损伤线 "8" 字缝合破口。如破口较大，可及时行左手指按压阻断肺动脉破口；或者破口远、近两端用手指阻断，即拇、示指分开在破口上面两端，其余三指在肺下面起托举作用，切勿直接缝合血管破口，其原因是此时破口血管组织脆弱，易出现缝合豁口，以致缝合止血失败；另外，在慌乱中缝合也不规则，可导致血管缝合后狭窄，故主张采取用动脉血管鞘连同其周边的少许肺脏层胸膜，紧贴破口处的血管外壁用 5-0 无损线行管状连续缝合，进行血管隧道重建，可取得良好效果，值得推荐（图 4-3-1）。

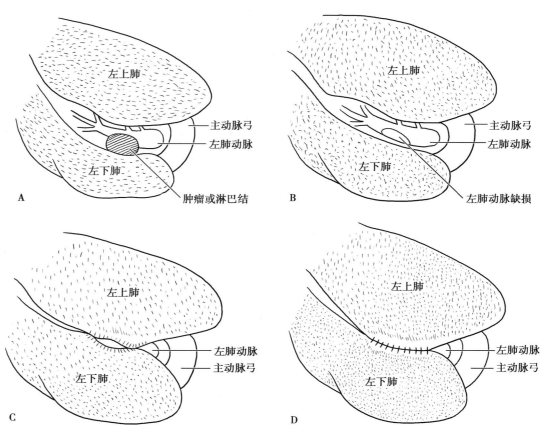

图 4-3-1　肿瘤或淋巴结侵及肺动脉，可切除部分肺动脉壁，可用肺脏层胸膜替代血管壁缝合修补、重建肺动脉壁，即人工隧道方法重建肺动脉

（三）支气管阻断试验

　　推荐一种支气管阻断试验方法，即用 "7" 号或双 "7" 号丝线绕行拟切断支气管的前面，向后牵拉，在该处的支气管膜部用钳夹的花生米向前用力、压陷闭塞支气管，嘱麻醉师吸痰胀肺，即可判断拟行切除病肺的准确无误，如此操作既简单又不损伤支气管。

（四）支气管残端处理

理论上切除右肺中下叶、左肺下叶及右肺下叶时，支气管残端应留有 3~5mm 余地，以减少残端张力及防止上叶支气管开口狭窄。残端采取环对环缝合，虽然缝合缘张力稍大，但可大大避免上叶支气管开口狭窄。

临床实践中常采取切缘稍倾斜与主支气管长轴呈 75°角、与上叶支气管长轴呈 15°角，闭合边缘达上叶支气管下缘延长线以远、达上叶支气管直径距离的远侧 3~5mm，再缝合矫正支气管断端，使残端圆润并利于残端愈合，一旦出现残端瘢痕形成也可有效避免狭窄，且利于排痰，免于积痰于气管残端或累及上叶支气管。如此可最小程度地减少气流对残端的气压冲击，最大程度地减少气道内气体紊流（湍流）的形成。

虽然气道截面狭窄到 75%（即直径减少到 50%）时才出现气体动力学改变，但一旦有痰栓或气管分泌物阻塞，可立即出现气道完全阻塞，导致肺不张；气道直径减少 25%、气道截面减少 50%，才会影响排痰，故无论采取任何措施都不要使气道直径减少 25%。然而，对于上肺叶和/或中叶肺切除术的上中叶支气管残端的长度要求似乎可以宽松一些，是由于其解剖特点、即上叶支气管开口向下不易积痰，也不影响气体射流的原因。

也可于上叶支气管平行距离边缘 5mm 处切断，再行远侧直角处弧形矫正缝合。

离断支气管时，可目测或用手感知支气管的纵径和横径，如环膜对缝，可距该处隆突远侧横截面半径 +2mm 处缝闭；如环环-膜膜对缝，可距该处隆突远侧纵截面半径 +2mm 处缝闭，如此可为后续的支气管残端黏膜增厚及瘢痕形成留有余地。

处理残端支气管时着重注意残端不要过度剥离，在切端无癌的前提下，一般只剥离至闭合器闭合根部或缝合出入针处即可，以保证足够血运。如果无支气管胸膜瘘出现，不主张支气管残端闭合处进行组织包埋，尽量减少组织创伤，同时也相对缩短手术时间。

（五）肺叶切除时粗糙面的处理

肺叶切除时粗糙面的肺表面"8"字缝合，针距和缘距勿大于 1cm。否则缝合打结后在肺膨胀时漏气，缝合效果不好；还可使肺表面积缩小，妨碍肺扩张，导致肺膨胀后针眼漏气。

如肺切除手术后出现肺泡胸膜瘘，可能为细小漏气处缝合不确切、缝合跨度大、胀肺时针眼漏气、麻醉师拔气管插管前胀肺压力过大等，尤其是对肺纤维化或老龄病肺更容易出现。建议术后病人平卧，胸引瓶接负压，因平卧时肺组织的气血梯度相对较小，肺血分布相对均匀，同时血供也是肺组织愈合的前提；平卧时膈肌上升，再加上负压，以利于切除肺后胸内残腔的填充；肺膨胀后，使得肺叶之间、肺与胸壁之间相互贴合，也有利于肺泡胸膜瘘的愈合；另外，该肺泡胸膜瘘的周边组织相互贴合，即使瘘口未愈合也不会出现更进一步的气胸等严重并发症。此处置方法可使病程明显缩短，一般在术后 2~3 天即可愈合，拔出胸腔引流管，否则按照常规半坐位等相关处理，病程一般在 1 周左右，如病程超过 1 周，可胸腔内注入胸膜粘连剂均可自愈。

（六）右肺中叶的处理

切除右肺下叶时，如斜裂前部分化非常完好，两个剩余肺叶完全分离者，宜在上叶及中叶前面肺边缘缝合 2 针，以免中叶肺扭转。

如右侧肺叶切除时误切断中叶支气管，建议行中叶切除，因为中叶支气管重新吻合并发症较多，如需吻合，建议用单股滑线或单股可吸收线"5-0"吻合，否则易形成瘢痕狭窄；将中叶支气管切端断面修剪成斜形、再与中间干支气管吻合，也可以相对减少吻合口狭窄的机会；另外，支气管切缘整齐、光滑、无毛刺也是避免瘢痕狭窄的有效预防方法。如术后痰栓阻塞或排痰不畅导致中叶肺不张，应及时行纤维支气管镜吸痰。

（七）喉返神经损伤

肺切除时迷走神经损伤，多数病人可耐受单侧喉返神经损伤，此类病人易发生肺感染甚至引发致命危险，一般不主张直接修复受损的喉返神经，但通过采取一些措施可以改善发音及减少肺部感染的发生率，如早期可找发音师参与，指导发音，也可减少肺部感染的发生率。暂时声带功能不全，可在声带注射某些药物增大其体积来纠正，但最终处理此并发症还需行甲状软骨成形术，由耳鼻喉科医师进行改良喉成形术治疗喉返神经损伤，包括声带注射、神经肌肉移位及声带移植等。

（八）膈神经损伤

膈神经可用做臂丛神经损伤后移植用，故术中切断也无大碍，但最好勿切断损伤；一侧膈神经损伤，如术后出现显著的肺功能不全，可腔镜或开胸行膈肌折叠术，即可取得很好疗效，肺功能改善可达 10 年以上；如双侧膈神经损伤，可行膈肌电刺激，另外，膈肌电刺激可改善截瘫依赖呼吸机生存的病人生活质量，单侧膈神经损伤无需使用。

（九）胸腔镜

胸腔镜肺切除之前，上台护士一定要备好花生米，以备血管损伤压迫之用；如小血管损伤后直接缝合处理；如显露困难，引起血流动力学改变者应果断开胸。

胸腔镜切除上叶时，左肺上叶的肺动脉分支达 4~7 支，且多有变异，建议先自下而上切断肺动脉分支，最后处理第 1 分支，较为容易、稳妥；第 1 分支位于左肺上叶支气管的上方，下方的胸腔镜很难清楚地观察，在切断第 1 分支之前，宜首先自后操作孔游离、切断上肺静脉；再将胸腔镜换位于后操作孔，缝切器换位于下面的胸腔镜观察孔切断处理肺动脉第 1 分支；最后处理支气管。

胸腔镜切除中叶时，胸腔镜自前操作孔置入以提供更好的视野，也是经下面的腔镜孔置入闭合切割器切断血管。

（十）解剖肺裂

解剖肺裂分为 3 种情况：

1. 肺裂发育良好 可直接切开斜裂-水平裂交汇处胸膜，处理肺动脉血管。

2. 斜裂-水平裂交汇处发育良好，但斜裂的前后部、水平裂的前部发育不良 叶间动脉干表面的淋巴结是辨识邻近血管及叶间裂的标志。首先处理切断目标肺动静脉血管，再打通隧道，用切割闭合器切断处理肺裂。

（1）斜裂前部的隧道：隧道前方为上、下肺静脉之间，隧道后方为中叶动脉/上叶舌段动脉和下叶基底段动脉之间的夹角（图 4-3-2 ~ 图 4-3-4）。

（2）斜裂后部的隧道：隧道前方为上肺叶回升支动脉/左肺动脉和下肺叶背段动脉之间的夹角，隧道后方为上肺叶支气管与中间支气管/下叶支气管之间的夹角（图 4-3-5 ~ 图 4-3-7）。

图 4-3-2 切断发育不全的斜裂前部及后部

左肺舌段动脉-基底段动脉、背段动脉-左肺动脉之间的夹角，分别为切断发育不全斜裂的前份、后份的贯通隧道口；左肺上下静脉之间、左上叶支气管-下叶支气管之间夹角，分别为发育不全斜裂的前份、后份的另一贯通隧道口

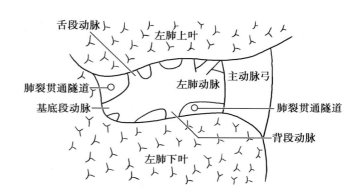

图 4-3-3 切断发育不全的斜裂前部

分开斜裂-水平裂交汇处显露肺血管，斜裂前部隧道口位于中叶动脉-基底段动脉之间的夹角，另一隧道口位于右肺上静脉-右肺下静脉之间，贯通隧道后切断发育不全的斜裂前部

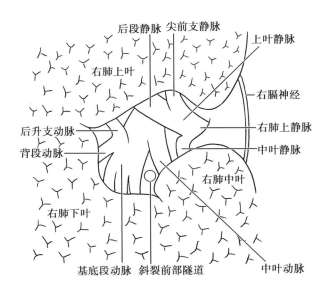

图 4-3-4 切断发育不全的斜裂前部

分开斜裂-水平裂的交汇处显露肺血管，斜裂前部隧道口位于右肺上静脉-右肺下静脉之间，另一隧道口位于中叶动脉-基底段动脉之间的夹角，贯通隧道后切断发育不全的斜裂前部

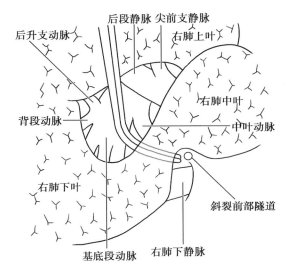

图 4-3-5 切断发育不全的斜裂后部

向后牵拉右肺，显露右侧各肺叶血管分支，贯通隧道分离发育不全的斜裂后半部，隧道口位于右肺上叶后升支动脉-右肺下叶背段动脉或基底段动脉之间的夹角

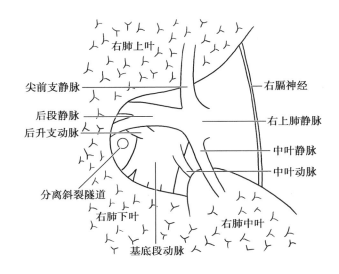

图 4-3-6 切断发育不全的斜裂后部

自后升支动脉-背段动脉之间的夹角进入，自右肺上叶支气管-中间支气管夹角贯通隧道，切断斜裂后半部

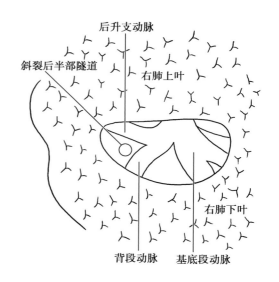

图 4-3-7 切断发育不全的斜裂后部

向前牵拉右肺显露右中间支气管、右肺上叶支气管、右主支气管，贯通隧道分离发育不全的斜裂后半部，后隧道口在右肺上叶支气管-右中间支气管之间的夹角

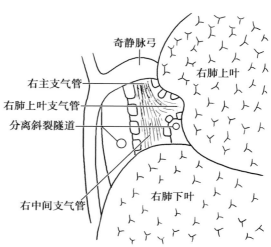

（3）水平裂的隧道：隧道前方为上肺叶后段静脉与中叶静脉之间的夹角向肺动脉干方向游离，隧道后方上肺叶下舌段动脉与中叶动脉之间的夹角或肺裂交汇处（图 4-3-8）。

图 4-3-8 切断发育不全的水平裂

向后牵拉右肺上叶及右肺中叶，于右膈神经后与右肺门之间切开纵隔胸膜，显露右上肺静脉各分支，上肺后段静脉-中叶静脉之间的夹角为水平裂隧道的前入口

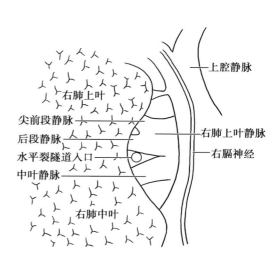

3. 斜裂-水平裂交汇处、斜裂的前后部、水平裂的前部均发育不良 首先打通隧道，用切割闭合器切断处理肺斜裂的前后部及水平裂；再沿着肺血管鞘表面向肺裂交汇处游离并穿出，打通隧道后，用切割闭合器切断处理肺裂交汇处的肺组织；最后处理切断目标肺动静脉血管。

（1）斜裂前部的隧道：隧道前方为上下肺静脉之间，并贴近上肺下静脉向肺深部组织轻柔游离，进入肺动静脉血管间隙，即可看到肺动脉血管，再于肺动脉血管的浅面向肺裂交汇处游离；隧道后方从肺裂交汇处的肺组织穿出。

（2）斜裂后部的隧道：隧道后方为上肺叶支气管与中间支气管/下叶支气管之间的夹角，如先切断目标支气管，则为上肺叶回升支动脉/左肺动脉和下肺叶背段动脉之间的夹角；隧道前方从肺裂交汇处的肺组织穿出（图4-3-9，图4-3-10）。

（3）水平裂的隧道：隧道前方为上肺叶后段静脉与中叶静脉之间的夹角，隧道后方从肺裂交汇处穿出（图4-3-11）。

（4）斜裂-水平裂交汇处的隧道：用切割闭合器切断处理肺斜裂的前后部及水平裂打通隧道，用血管钳沿着肺血管鞘表面向肺裂交汇处游离并穿出，打通隧道后，用切割闭合器切断处理肺裂交汇处的肺组织（图4-3-12，图4-3-13）。

（十一）顺行肺叶切除术

1. 右肺上叶切除术

（1）向后牵拉右肺上叶，在右膈神经后、右肺门前方切开纵隔胸膜，显露右上叶肺静脉（尖前支静脉、后段静脉），游离、结扎、切断（图4-3-14，图4-3-15）。

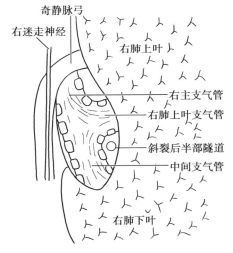

图 4-3-9 切断发育不全的斜裂后部
于右肺上叶支气管-中间支气管夹角轻柔进入，自斜裂或肺裂交汇处穿出以贯通隧道，切断斜裂后半部

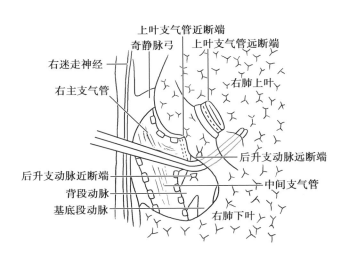

图 4-3-10 切断发育不全的斜裂后部
切断右肺上叶支气管显露后升支动脉（或切断后升支动脉），通过后升支动脉-背段动脉夹角处轻柔地游离进入肺组织，再穿出斜裂或肺裂交汇处以贯通隧道，切断斜裂后半部

4

图 4-3-11 切断发育不全的水平裂
向后牵拉右肺，自上叶静脉-中叶静脉之间进入，沿后段静脉下缘或其表面轻柔潜行，自肺裂交汇处穿出，贯通隧道并切断水平裂；肺静脉壁较肺动脉壁韧性好，在肺静脉表面潜行较为安全，勿损伤后段静脉深面的右肺动脉

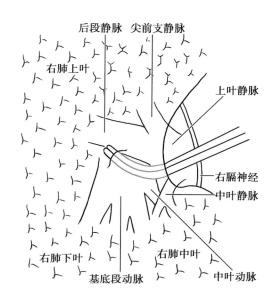

图 4-3-12 切开发育不全肺裂交汇处
肺裂交汇处肺组织较厚，切断右肺上叶静脉后翻转，显露尖前段动脉、中间动脉干。隧道沿上肺静脉下缘、中间干前面轻柔进入，自后升支-下叶背段动脉之间的夹角或肺裂交汇处穿出以贯通隧道，并切断发育不全肺裂

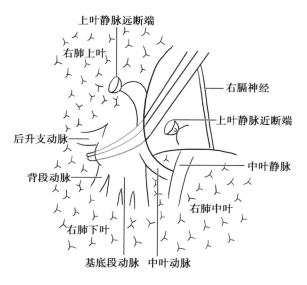

图 4-3-13 切开发育不全水平裂
隧道沿上肺静脉-中叶静脉之间，或后段静脉下缘或表面进入，自肺裂交汇处穿出

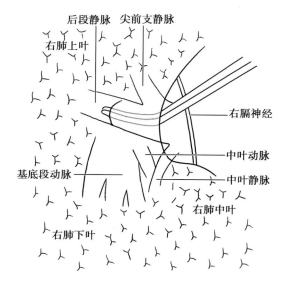

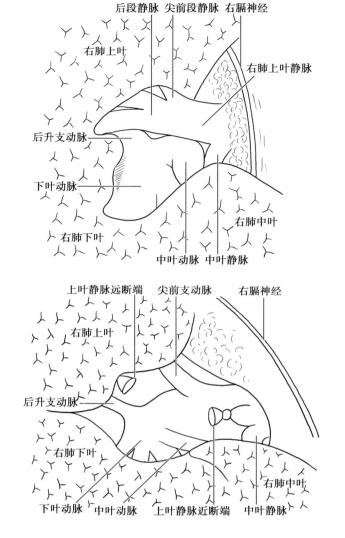

图 4-3-14　向后牵拉肺，自右肺上叶静脉-右肺中叶静脉之间游离进入肺实质，沿后段静脉下缘或其表面走行，于肺裂交汇处穿出以贯通隧道并切断，切开水平裂显露肺动脉各分支

图 4-3-15　切断右肺上叶静脉后显露尖前支动脉、后升支动脉

（2）于肺裂交汇处或斜裂的后 1/3 处切开胸膜，由下至上分别游离、结扎、切断右肺上叶的回升支动脉、1~2 支的尖前支动脉（图 4-3-16）。

图 4-3-16　切开肺裂后显露肺血管

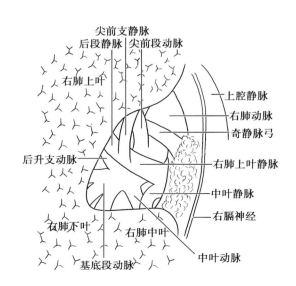

也可向下牵拉右肺上叶，切开右肺门上方的纵隔胸膜，显露右肺上叶 1 ~ 2 支的尖前支动脉，游离、结扎、切断；再于肺裂交汇处切开胸膜，游离、结扎、切断右肺上叶的回升支动脉。

或向后牵拉右上肺叶静脉的远断端，显露右肺上叶 1 ~ 2 支的尖前支动脉（图 4-3-17）。

（3）贯通肺裂隧道，切断水平裂前部、斜裂后半部。

（4）游离、切断右肺上叶支气管（图 4-3-17，图 4-3-18）。

（5）以上各手术步骤分别清扫相应部位的淋巴结。切断右下肺韧带。

（6）单向式右肺上叶切除术或右肺上叶逆向切除术，顺序结扎切断右肺上叶支气管、上叶动脉分支、右肺上静脉（图 4-3-19）。

2. 右肺中叶切除术

（1）向后牵拉右肺中叶，在右膈神经后、右肺门前方切开纵隔胸膜，显露中叶肺静脉，游离、结扎、切断（图 4-3-20 ~ 图 4-3-23）。

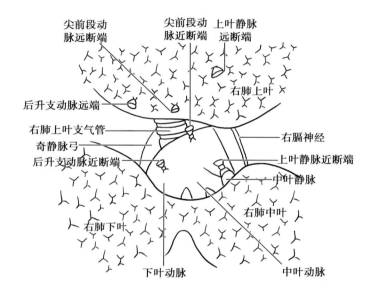

图 4-3-17 切断右肺上叶动、静脉显露上叶支气管

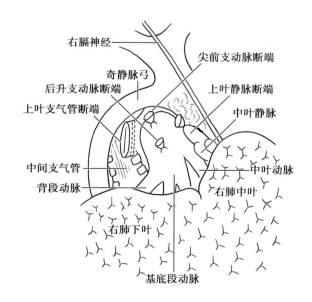

图 4-3-18 切除右肺上叶后显露右纵隔面，右肺下叶动脉越过中间支气管向外下走行

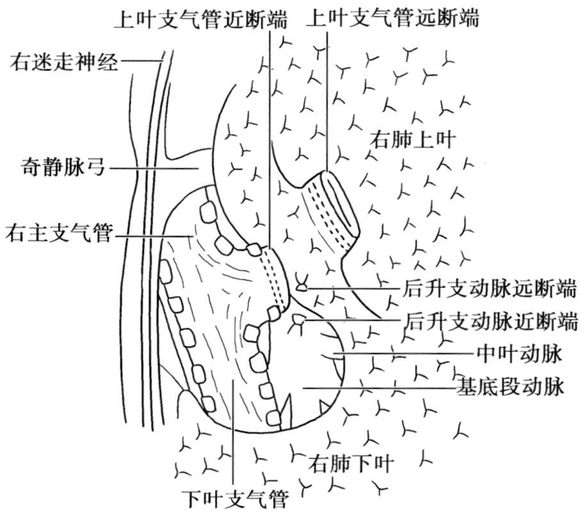

图 4-3-19　紧贴支气管游离并切断上叶支气管，远断端支气管向前翻转，牵拉显露并切断后升支动脉、尖前支动脉，最后切断右上肺静脉

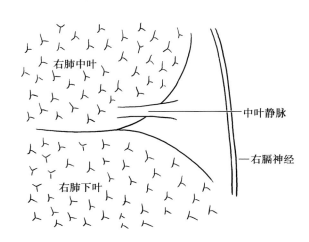

图 4-3-20　向后牵拉右肺中叶显露右肺中叶静脉

图 4-3-21　向上牵拉右肺上叶显露右肺中叶动脉、右肺中叶静脉

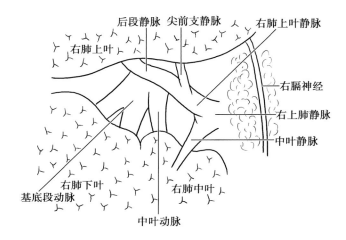

4

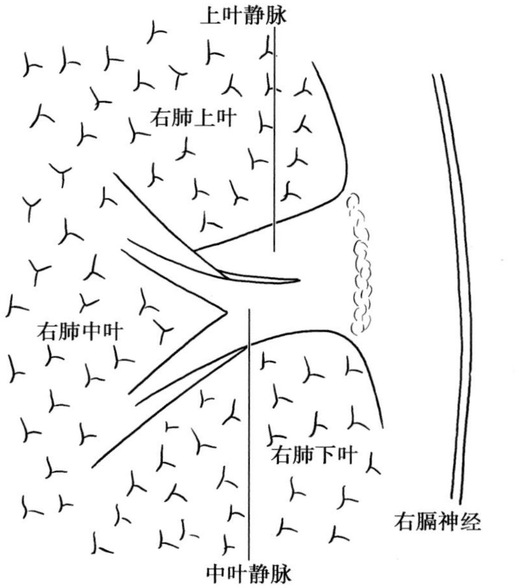

图 4-3-22 向后牵拉右肺显露中叶静脉

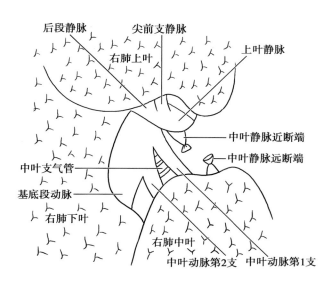

图 4-3-23 切断中叶静脉显露 2 支中叶动脉，其下为中叶支气管，中叶支气管开口位于中叶动脉起始部的足侧

（2）于肺裂交汇处或斜裂的前 1/3 处切开胸膜，游离、结扎、切断右肺中叶的 1~2 支的中叶舌段动脉（图 4-3-24 ~ 图 4-3-26）。

图 4-3-24 向上牵拉右肺中叶显露中叶动脉

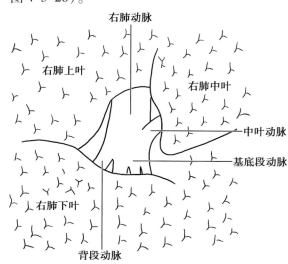

（3）贯通肺裂隧道，切断水平裂前部、斜裂前半部。

（4）游离、切断右肺中叶支气管（图4-3-27）。

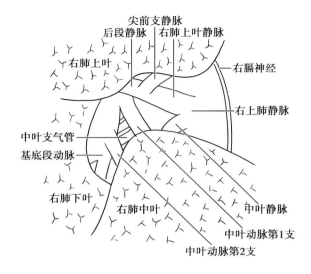

图4-3-25 向下牵拉右肺中叶显露中叶动脉，其下为中叶支气管

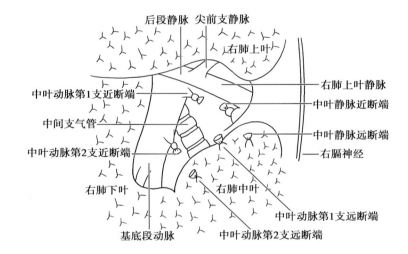

图4-3-26 中叶动静脉切断后显露中叶支气管

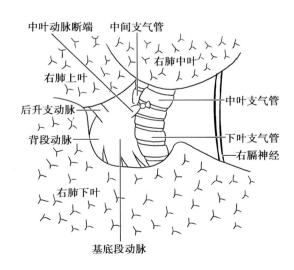

图4-3-27 切断中叶动脉后向上牵拉右肺中叶显露中叶支气管、下叶支气管、中间支气管，结扎切断中叶支气管

（5）以上各手术步骤分别清扫相应部位的淋巴结。切断右下肺韧带。

3. 右肺下叶切除术

（1）向上牵拉右肺下叶，切断右下肺韧带，游离、结扎、切断右下肺静脉。

（2）于斜裂的后 1/3 处切开胸膜，显露右上肺叶的回升支动脉、右肺下叶的背段动脉，游离、结扎、切断右肺下叶的背段动脉；于肺裂交汇处或斜裂的前 1/3 处切开胸膜，游离、结扎、切断 1~3 支基底段动脉（图 4-3-28，图 4-3-29）。

（3）贯通肺裂隧道，切断斜裂前半部、斜裂后半部。

（4）游离、切断右肺下叶支气管（图 4-3-30）。

（5）以上各手术步骤分别清扫相应部位的淋巴结。

（6）单向式右肺下叶切除术：依次结扎切断右肺下叶静脉、支气管、动脉。单向式右肺下叶切除术较适合于腔镜下操作（图 4-3-31 ~ 图 4-3-33）。

图 4-3-28　分开斜裂和水平裂显露
肺动脉分支

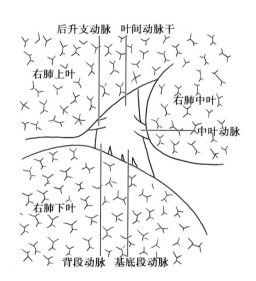

图 4-3-29　切断下叶动脉分支后向
下牵拉右肺下叶显露下叶支气管

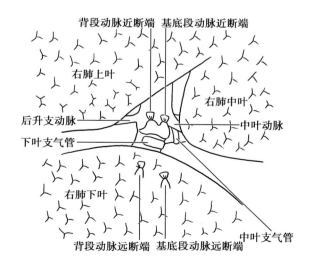

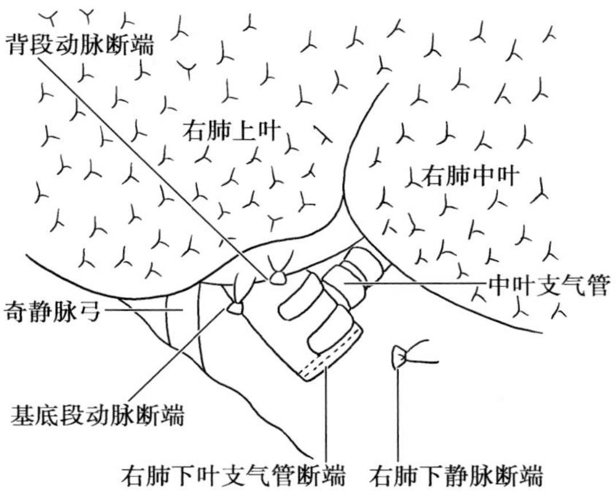

图 4-3-30 切除右肺下叶后向上牵拉余肺所见

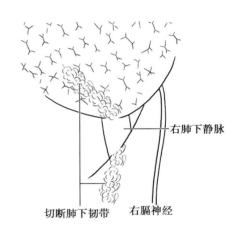

背段动脉断端

右肺上叶

右肺中叶

中叶支气管

奇静脉弓

基底段动脉断端

右肺下叶支气管断端　右肺下静脉断端

图 4-3-31 切断肺下韧带后向上牵拉右肺下叶显露右肺下静脉

右肺下静脉

切断肺下韧带　右膈神经

图 4-3-32 切断右肺下静脉后向上牵拉右肺下叶显露下叶支气管

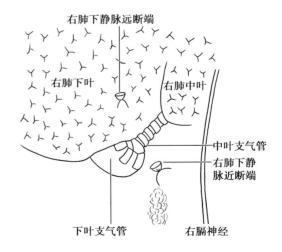

右肺下静脉远断端

右肺下叶

右肺中叶

中叶支气管

右肺下静脉近断端

下叶支气管　右膈神经

4

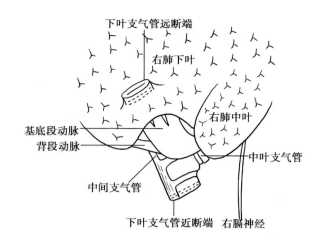

图 4-3-33 切断右肺下叶支气管后继续向上翻转牵拉远断端显露下叶肺动脉

4. 右肺中下叶切除术

（1）向上牵拉右肺下叶，切断右下肺韧带，游离、结扎、切断右下肺静脉。

（2）向后牵拉右肺中叶，在右膈神经后、右肺门前方切开纵隔胸膜，显露中叶肺静脉，游离、结扎、切断中叶肺静脉。

（3）于肺裂交汇处或斜裂的后 1/3 处切开胸膜，游离、显露上叶的回升支、下叶的背段动脉和基底段动脉、中叶的舌段动脉；分别结扎、切断背段动脉、基底段动脉、舌段动脉。

（4）贯通肺裂隧道，切断斜裂后半部、水平裂的前部。

（5）右肺中下叶切除的断端气流压力与右全肺切除相近，其出现的支气管瘘的概率与右全肺切除也相近。

游离、切断右肺中间支气管也应该如同右全肺切除时处理右主支气管一样重视，必要时行可吸收缝线加固缝合（图 4-3-34）。

（6）以上各手术步骤分别清扫相应部位的淋巴结。

5. 左肺上叶切除术
左肺动脉主干及上叶尖前支动脉位于左上肺静脉的上缘，上肺静脉的后方为左主支气管。

（1）向后牵拉左肺上叶，在左膈神经后、左肺门前方切开纵隔胸膜，显露左上肺静脉（尖前支静脉、后段静脉），游离、结扎、切断（图 4-3-35 ～ 图 4-3-37）。

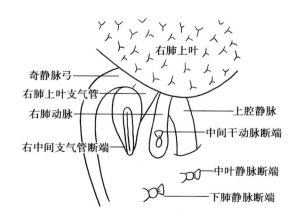

图 4-3-34 右肺中下叶切除后右纵隔面观

图 4-3-35 向后牵拉左上肺显露左肺动脉、左上肺静脉、喉返神经等；左肺动脉及尖前支下缘紧邻左上肺静脉

图 4-3-36 向下牵拉左肺上叶显露左肺动脉、尖前支、左主支气管

图 4-3-37 切断左上肺静脉后显露左肺上叶支气管和尖前支动脉

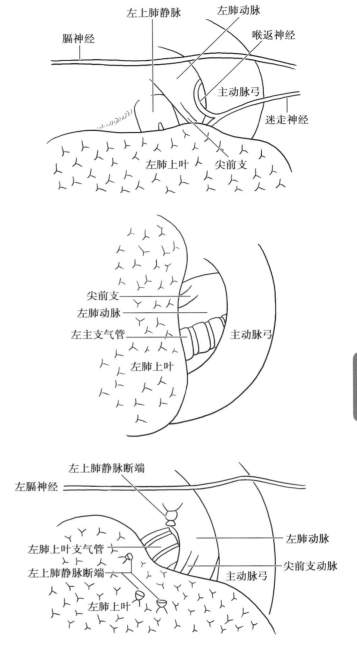

（2）切开斜裂胸膜，于后 1/3 处分别游离、结扎、切断 1～3 支的尖前支动脉；于前 1/3 处分别游离、结扎、切断 1～2 支的舌段动脉。

也可向前下或后下牵拉左肺上叶，切开左肺门上方的纵隔胸膜，显露左肺上叶 1～3 支的尖前支动脉，游离、结扎、切断；再切开斜裂胸膜，于前 1/3 处分别游离、结扎、切断 1～2 支的舌段动脉（图 4-3-38，图 4-3-39）。

或向后牵拉左上肺静脉的远断端，显露、游离、结扎、切断 1～3 支的尖前支动脉；再切开斜裂胸膜，于前 1/3 处分别游离、结扎、切断 1～2 支的舌段动脉。

（3）贯通肺裂隧道，切断斜裂前、后半部。

（4）向后牵拉左肺动脉，游离、切断左肺上叶支气管（图 4-3-40，图 4-3-41）。

（5）以上各手术步骤分别清扫相应部位的淋巴结。切断左下肺韧带。

图 4-3-38 向前下牵拉左肺上叶，切断左肺上叶静脉及动脉分支，显露左肺上叶支气管

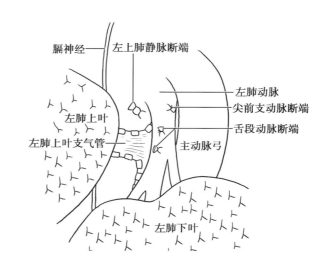

图 4-3-39 向后下牵拉左上肺显露尖前支动脉及左主支气管

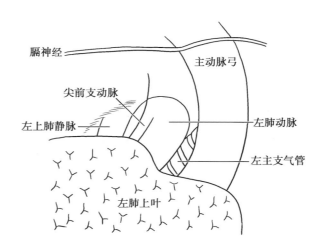

图 4-3-40 切断左肺上叶动静脉后，向下牵拉左肺上叶显露左肺上叶支气管

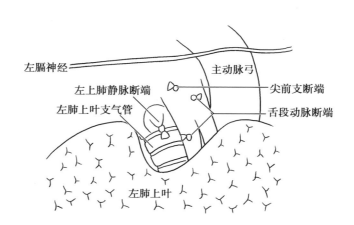

图 4-3-41 左肺上叶切除后观

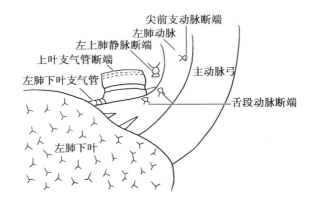

6. 左肺下叶切除术

（1）向上牵拉左肺下叶，切断左下肺韧带，游离、结扎、切断左下肺静脉；再向下后牵拉显露左肺下叶动脉及支气管（图 4-3-42，图 4-3-43）。

图 4-3-42 向上牵拉左肺下叶并切断左下肺韧带，显露并切断左下肺静脉；向下后牵拉左肺下叶显露左肺下叶动脉及支气管

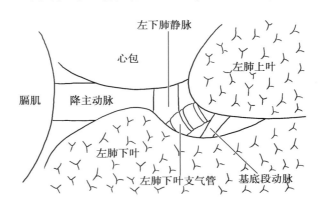

图 4-3-43 切断左下肺静脉，向下后牵拉左肺下叶显露左肺下叶支气管及左下肺动脉

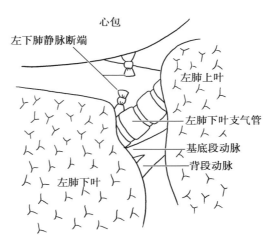

（2）于斜裂的后 1/3 处切开胸膜，游离、结扎、切断左肺下叶的背段动脉、1～3支基底段动脉（图 4-3-44 ～ 图 4-3-46）。

（3）贯通肺裂隧道，切断斜裂前半部、斜裂后半部。

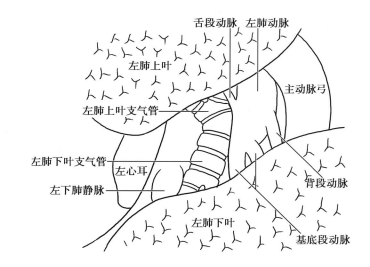

图 4-3-44　分开斜裂，向后下牵拉左肺下叶显露左肺下叶动、静脉及支气管

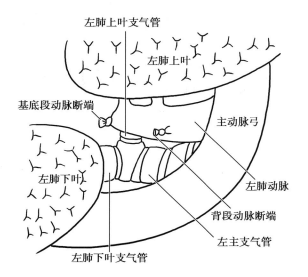

图 4-3-45　切断左肺下叶动、静脉，向后下牵拉左肺下叶显露左肺下叶支气管

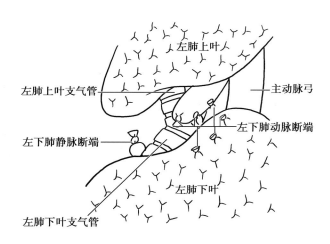

图 4-3-46　切断左肺下叶动、静脉，向后牵拉左肺下叶显露左肺下叶支气管

（4）游离、切断左肺下叶支气管。

（5）以上各手术步骤分别清扫相应部位的淋巴结。

（6）单向式左肺下叶切除术

依次结扎切断左肺下叶静脉、支气管、动脉。单向式左肺下叶切除术较适合于腔镜下操作（图 4-3-47 ~ 图 4-3-49）。

图 4-3-47 向上牵拉左肺下叶，切断左肺下韧带显露左下肺静脉

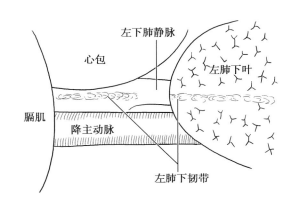

图 4-3-48 由下至上单向式左肺下叶切除术
顺序切断肺下韧带、左肺下静脉后继续向上牵拉左肺下叶显露左肺下叶支气管

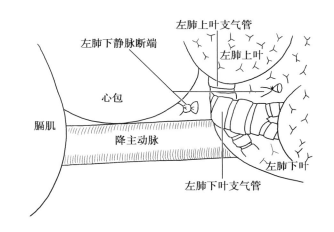

图 4-3-49 由下至上单向式左肺下叶切除术
顺序切断肺下韧带、左肺下静脉、左肺下叶支气管后，继续向上牵拉左肺下叶显露左肺下叶动脉

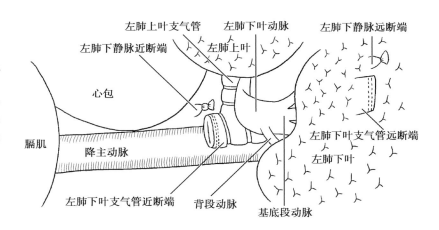

7. 右全肺切除术

（1）向后牵拉右肺，在右膈神经后、右肺门前方切开纵隔胸膜，显露右上肺静脉，游离、结扎、切断（图4-3-50）。

（2）向上牵拉右肺下叶，切断右下肺韧带，游离、结扎、切断右下肺静脉。

（3）右肺动脉主干处的组织较疏松，游离相对容易，阻断30分钟，空气或40%氧气通气时氧合正常，可行右全肺切除，此操作可在探查过程中进行。

向下牵拉右肺上叶，切开右肺门上方的纵隔胸膜，显露右肺动脉，予以游离、结扎、切断。为稳妥可先结扎切断尖前段动脉，后处理右主肺动脉（图4-3-51）。

（4）游离、切断右主支气管（图4-3-52）。

（5）以上各手术步骤分别清扫相应部位的淋巴结。

8. 左全肺切除术

（1）向后牵拉左肺，在左膈神经后、左肺门前方切开纵隔胸膜，显露左上肺静脉，游离、结扎、切断（图4-3-53）。

（2）向上牵拉左肺下叶，切断左下肺韧带，游离、结扎、切断左下肺静脉。

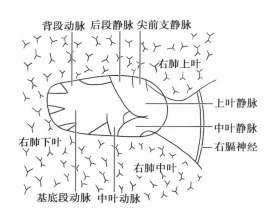

图 4-3-50 分别向上、下牵拉右肺上叶及右肺中叶显露各个动静脉血管分支

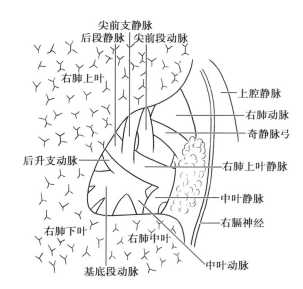

图 4-3-51 切开肺裂后显露肺血管

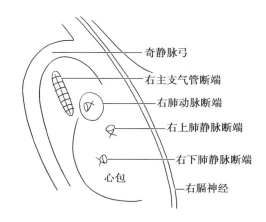

图 4-3-52　右全肺
切除术后纵隔观

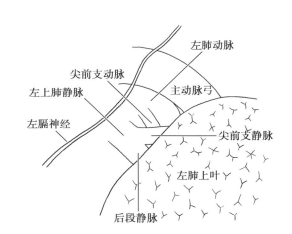

图 4-3-53　左全肺切除
时向后牵拉左肺上叶显露
左上肺静脉、左肺动脉

（3）向下牵拉左肺上叶，切开左肺门上方的纵隔胸膜，显露左肺动脉，予以游离、结扎、切断（图 4-3-54）。

（4）游离、切断左主支气管（图 4-3-55，图 4-3-56）。

（5）以上各手术步骤分别清扫相应部位的淋巴结。

图 4-3-54　左全肺切除
时向前下牵拉左肺上叶，
切断尖前支动脉显露左肺
动脉、左主支气管、左喉
返神经

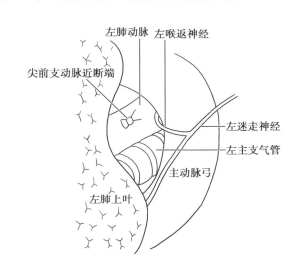

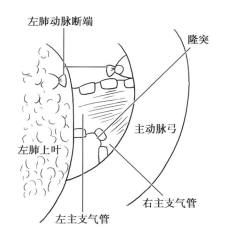

图 4-3-55 左全肺切除时切断左肺动脉，向下牵拉左肺上叶，显露左主支气管、右主支气管、隆突

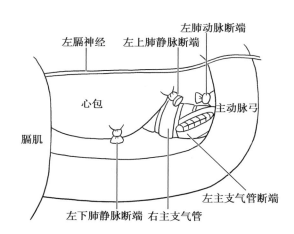

图 4-3-56 左全肺切除术后左侧纵隔观

（十二）肺叶切除、右侧纵隔淋巴结清扫范围（表4-3-1，图4-3-57~图4-3-60）

表 4-3-1 右侧纵隔淋巴结分组及命名

分组	淋巴结命名	具体部位
1R	最上纵隔	左无名静脉上缘水平以上；上腔静脉后；气管前、侧方
2R	上段气管旁	左无名静脉上缘水平-主动脉弓上缘水平之间；上腔静脉后；气管前、侧方
3A	血管前	上腔静脉前方
3P	气管后	气管后方、食管周围及后纵隔区域
4R	气管支气管	主动脉弓上缘水平-右肺上叶支气管开口之间的气管支气管周围
7	隆突下	隆突下
8R	食管旁	隆突下水平-膈肌水平之间的食管周围
9R	下肺韧带	下肺韧带内
10R	肺门	纵隔胸膜返折以外的肺门内

　　注：虽然第 10 组肺门淋巴结不属于纵隔淋巴结，但第 10 组肺门淋巴结随肺叶切除术或纵隔淋巴结清扫过程中一并清除，临床上通常将第 10 组肺门淋巴结作为纵隔淋巴结对待

图 4-3-57 向下牵拉右肺上叶显露右侧上纵隔淋巴结分布

1R 位于左无名静脉上缘水平之上；2R 位于左无名静脉上缘与主动脉弓上缘水平之间；3A 位于上腔静脉前缘区域；3P 位于气管后、食管周围区域；4R 位于主动脉弓上缘水平与右肺上叶支气管开口上缘之间区域

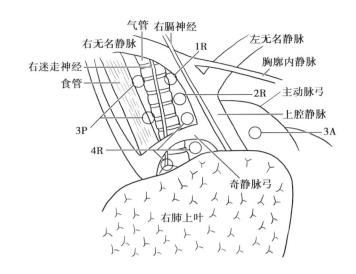

图 4-3-58 向前下牵拉右肺上、下叶显露右侧中纵隔淋巴结分布

N7 位于隆突下

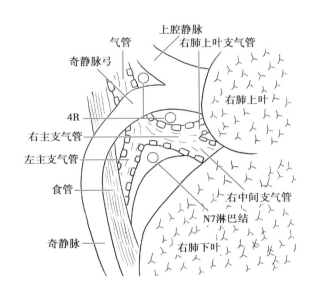

图 4-3-59 向前上牵拉右肺上叶、下叶显露下纵隔淋巴结

N8 位于隆突水平以下至膈肌水平之间的食管旁，N9 位于右下肺静脉水平以下的肺下韧带内

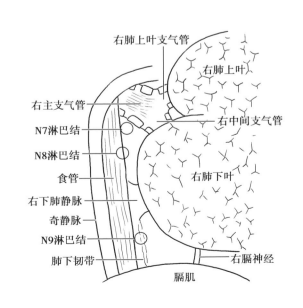

4

图 4-3-60 纵 隔 右 侧
面观
切断下肺韧带显露胸导管在
奇静脉与主动脉之间走行

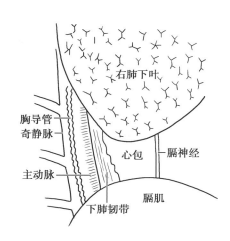

（十三）肺叶切除、左侧纵隔淋巴结清扫范围（表 4-3-2，图 4-3-61 ~ 图 4-3-66）

表 4-3-2　左侧纵隔淋巴结分组及命名

分组	淋巴结命名	具体部位
4L	气管支气管	气管-左主支气管之间的夹角区域
5	主-肺动脉窗	主-肺动脉窗、动脉韧带后侧-左肺动脉尖前支之间区域
6	升主动脉旁	主-肺动脉窗、动脉韧带前侧、升主动脉周围区域
7	隆突下	隆突下
8L	食管旁	隆突下水平-膈肌水平之间的食管周围
9L	下肺韧带	下肺韧带内
10L	肺门	纵隔胸膜返折以外的肺门内、左肺动脉尖前支以远区域

注：虽然第 10 组肺门淋巴结不属于纵隔淋巴结，但第 10 组肺门淋巴结随肺叶切除术或纵隔淋巴结清扫过程中一并清除，临床上通常将第 10 组肺门淋巴结作为纵隔淋巴结对待

图 4-3-61 向后牵拉左
上肺显露左肺动脉、左上
肺静脉、喉返神经等，其
后方为左主支气管；左肺
动脉及尖前支下缘紧邻左
上肺静脉

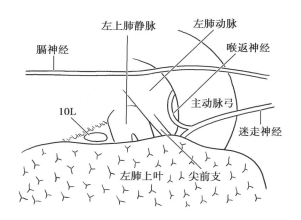

图 4-3-62 向下牵拉左肺上叶、向上牵拉主动脉弓显露 4L 淋巴结，4L 淋巴结位于气管-左主支气管夹角区域

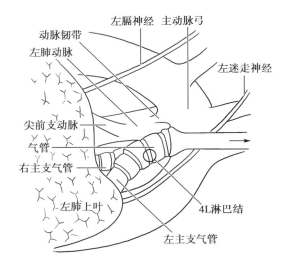

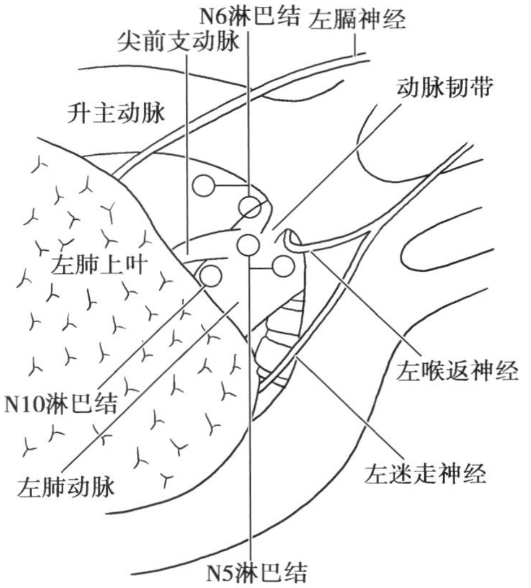

左膈神经　主动脉弓

动脉韧带

左肺动脉

左迷走神经

尖前支动脉

气管

右主支气管

左肺上叶

4L 淋巴结

左主支气管

图 4-3-63 向下牵拉左肺上叶显露左侧上纵隔淋巴结分布

N5 位于动脉韧带后侧、尖前支动脉近侧的主-肺动脉窗范围，N6 位于动脉韧带前侧、膈神经后的主动脉周围区域，N10 位于尖前支动脉以远、左肺上叶边缘之间。左喉返神经在动脉韧带的左后侧回返，清扫 N5 淋巴结勿损伤。

N6 淋巴结　左膈神经

尖前支动脉

升主动脉

动脉韧带

左肺上叶

左喉返神经

N10 淋巴结

左肺动脉

左迷走神经

N5 淋巴结

图 4-3-64 向前下牵拉左肺，向后牵拉主动脉显露隆突、左主支气管、右主支气管、N7 淋巴结

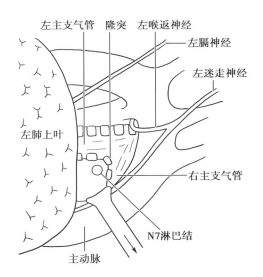

左主支气管　隆突　左喉返神经

左膈神经

左迷走神经

左肺上叶

右主支气管

N7 淋巴结

主动脉

图 4-3-65 向前牵拉左肺向后牵拉降主动脉，显露左中下纵隔淋巴结分布，N7 位于隆突下，N8 位于隆突下水平至膈肌水平之间的食管旁，N9 位于肺下韧带内

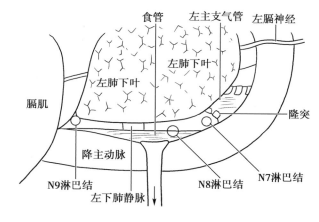

图 4-3-66 纵隔左侧面观
切断下肺韧带显露左下肺静脉

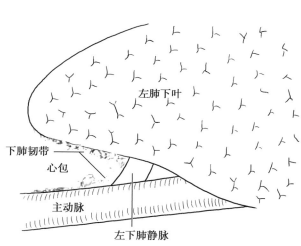

（十四）肺内淋巴结分布及命名

第 10 组肺门淋巴结：位于纵隔胸膜返折以外的肺门处，该组淋巴结最接近肺组织。

第 11 组肺门淋巴结：位于两肺叶之间的淋巴结，通常附着于肺叶动脉表面，即 11 组淋巴结位于肺叶动脉分叉处。

第 12 组肺门淋巴结：位于叶支气管远侧的淋巴结，即 12 组淋巴结位于 II 级隆突。在肺叶切除游离肺叶支气管时，需首先切除该组淋巴结方可充分显露肺叶支气管。

第 13 组肺门淋巴结：位于肺段支气管的淋巴结，通常随标本一并移除。

第 14 组肺门淋巴结：位于亚段支气管的淋巴结，通常随标本一并移除。

第四节　肺段切除术

通常施行的肺段切除为左肺上叶舌段切除、左肺上叶尖后段切除、右肺上叶前段切除、右肺上叶尖段切除、下叶背段切除、下叶前内基底段联合切除、后外基底段联合切除等。

1. 肺段切除首先解剖拟切除肺段所在肺叶的动静脉和支气管，清楚辨认拟切除肺段的肺段动静脉和肺段支气管。

2. 结扎切断肺段动静脉后，根据拟切除肺段所在肺叶的支气管向肺实质内游离，找到拟切除肺段支气管。

肺内支气管通常无典型的膜部和 C 型透明软骨，管壁由不规则透明软骨组成，呈铺路石样，故结扎肺段支气管后切断即可。

右肺上叶后段动脉位置较深，行右肺上叶后段切除时先切断后段支气管再切断后升支动脉较为方便；除此之外，其他肺段切除采取先处理肺段动脉后处理肺段支气管较为方便。

3. 夹闭拟切除肺段支气管后通气，确认夹闭支气管无误，电灼标记不张的肺段边界，最后切除病变肺段。

4. 肺段切除主张切断肺段静脉，不主张撕下肺段肺组织再逐渐切断止血肺静脉，否则，撕离肺段组织时再行肺段静脉的逐渐切断止血，会导致意想不到的出血。

▷ 附：左肺上叶舌段切除

向后牵拉左肺上叶，自左肺上叶静脉根部向肺实质解剖，显露并切断第 1 舌支静脉、第 2 舌支静脉，同时切断舌段动脉，向肺实质内游离显露并切断舌段支气管。鼓肺电灼标记拟切除的舌段肺界限，牵拉舌段支气管，逐渐剥离舌段肺叶，完整切除左肺上叶舌段肺叶（图 4-4-1 ～图 4-4-4）。

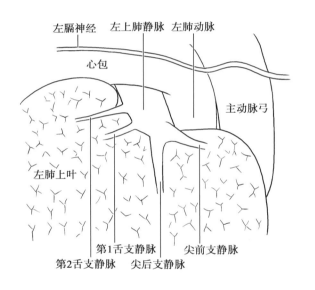

图 4-4-1 左肺上叶舌段切除

向后牵拉左肺上叶，自左肺上叶静脉根部向肺实质解剖，显露尖后支静脉、尖前支静脉、第 1 舌支静脉、第 2 舌支静脉

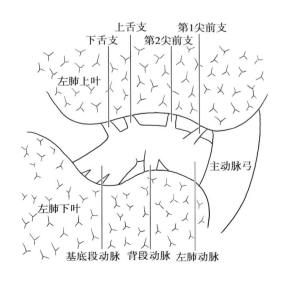

图 4-4-2 分开斜裂显露肺动脉分支

图 4-4-3 向前牵拉左肺上叶，切断舌段动脉，沿左肺上叶支气管向肺实质内游离显露舌段支气管

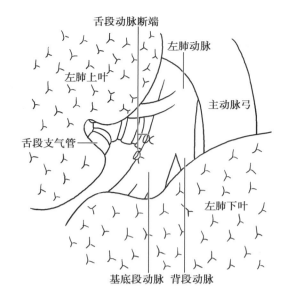

图 4-4-4 鼓肺电灼标记拟切除的舌段肺界限，轻柔牵拉舌段支气管，纱布球轻压保留端肺组织以保护创面，逐渐剥离舌段肺叶

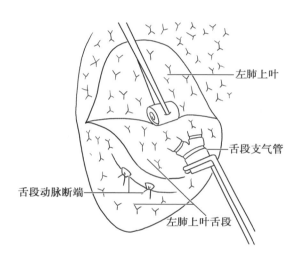

第五节 袖式肺叶切除术

▷ 一、概述

　　左肺上叶动脉的支数及位置变异最多，故技术上最为困难，袖式肺切除常用于左上叶及右上叶肺袖式切除，但由于肺动脉的位置，支气管血管联合袖式切除最常用于左肺，在夹闭主要肺动脉之前，静脉输肝素 30U/kg 以免发生血栓，但通常即使不输注肝素也不会发生血栓。

▷ 二、手术流程

　　全身麻醉双腔气管插管成功后，取健侧卧位，经患侧第 4 或第 5 肋间胸外侧切口入胸，处理切断目标肺叶的动静脉血管，再袖式切除目标肺叶支气管，行支气管两断端吻合，彻底止血后常规关胸。

（一）左肺下叶袖式切除术（图 4-5-1，图 4-5-2）

图 4-5-1 左肺下叶袖式切除
在拟切除部位以远的健康支气管和近保留端各缝置牵引线，移除标本后，连续缝合左主支气管及左肺上叶支气管

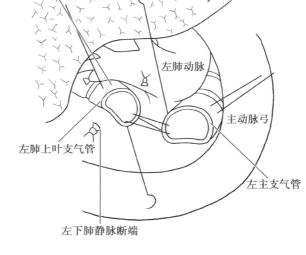

图 4-5-2 左肺下叶袖式切除
连续缝合左主支气管及左肺上叶支气管，端端吻合完成后，将 2 根牵引线打结加固以减少吻合口张力

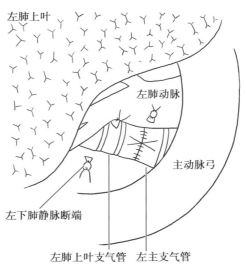

（二）左肺上叶切除、肺动脉袖式切除术（图 4-5-3，图 4-5-4）

图 4-5-3 左肺上叶切除、肺动脉袖式切除
夹闭拟切除肺动脉血管壁两侧的保留端，切除标本后连续缝合血管行端端吻合

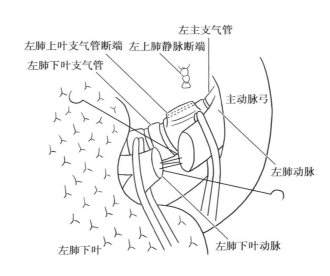

图 4-5-4 左肺上叶切除、肺动脉袖式切除

肺动脉血管吻合完成

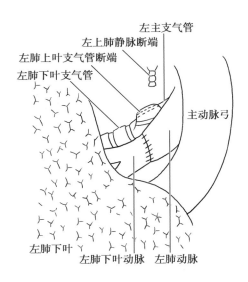

（三）右肺上叶袖式切除术（图 4-5-5 ~ 图 4-5-8）

4

图 4-5-5 右肺上叶袖式切除术

完成肺动静脉血管处理后，向下牵拉右肺上叶，游离右主支气管并于拟切断部位的近侧和远侧各缝置 3-0 牵引线

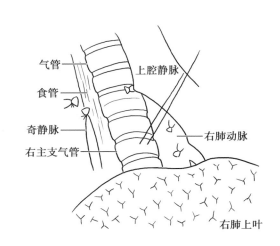

图 4-5-6 右肺上叶袖式切除术

向两侧牵拉右肺上叶及中下叶，游离右主支气管及中间支气管，于中间支气管拟切断部位（虚线）的远侧和近侧各缝置 3-0 牵引线，切除标本

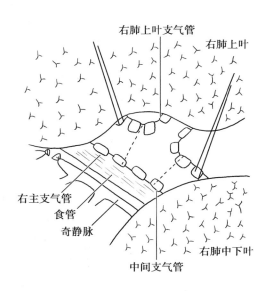

图 4-5-7　右肺上叶袖式切除术

在拟切除部位以远和近侧的健康支气管各缝置 3-0 牵引线，移除标本后，4-0 可吸收线连续缝合右主支气管及中间支气管

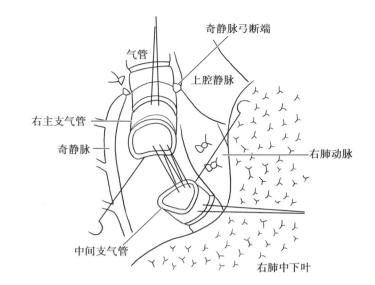

奇静脉弓断端

气管

上腔静脉

右主支气管

奇静脉

右肺动脉

中间支气管

右肺中下叶

图 4-5-8　右肺上叶袖式切除术

连续缝合右主支气管及中间支气管，端端吻合完成后，将 2 根牵引线打结加固以减少吻合口张力

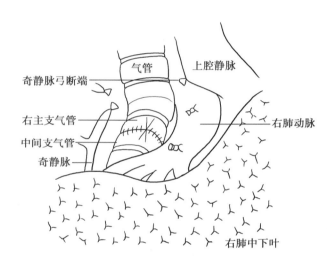

奇静脉弓断端

气管

上腔静脉

右主支气管

中间支气管

奇静脉

右肺动脉

右肺中下叶

（四）袖式全肺切除

1. **袖式全肺切除减张缝合**　如为袖式全肺切除，一定在健侧主支气管环部的深、前、浅三个方向各缝合 1 针悬吊线，以免在切除标本后健侧支气管断端回缩、暴露困难，从手术台上面插入无菌支气管插管时造成慌乱，同时在气管切端的相应部位缝合悬吊线或减张线，待缝合全周后，以上悬吊缝线分别对应打结，以减少吻合口张力，如此手法既可减少刺激性咳嗽的发生，也可减少瘘口的发生。

2. **袖式全肺切除气管支气管切除长度**　袖式右全肺切除手术时，气管切除长度不要超过 2cm。左主支气管切除长度勿超过 1cm；如具有相当经验后，切除两侧气管-支气管长度之和最好不要超过 4cm，否则会很麻烦。

袖式左全肺切除手术时，因右上叶支气管距隆突较近，气管、右主支气管切除长度更要保守。游离长度时既要考虑到减少吻合张力因素，也要考虑到吻合口血供的因素，应两者兼顾。

3. **袖式全肺切除吻合口愈合的影响因素**　支气管两断端剥离长度最好不要超过 0.5cm，使近切端有纵隔结缔组织包绕，远切端有肺组织包绕，吻合时多缝一些附近组织，既可保全血供，也可增加吻合口密闭性及持线强度，减小吻合口张

力。另外，在游离范围内，只做半周游离即气管-支气管的前面气管软骨环部分，也是两者兼顾的好办法。如支气管血供不佳，会影响吻合口愈合，近期出现支气管胸膜瘘、远期出现吻合口狭窄的概率会明显增加。尤其对术后吻合口区域放疗的病人，如吻合时支气管血供不良再加上术后吻合区域放疗，则吻合口狭窄的风险会更高。

术后采取颏胸位缝线固定 2~3 周，以减少吻合口张力，其目的是防止突然抬头造成吻合口的过度拉力。此期间病人咳嗽困难、术后早期吻合口水肿、排痰不利，必要时可行纤维支气管镜吸痰。另外，此期间病人除咳嗽外，进食、睡眠也极为困难或痛苦，术前一定向病人讲解并做相应指导。

4. 袖式全肺切除气管-支气管吻合过程　袖式全肺切除时待吻合气管-支气管至 2/3 周时，拔除手术台上无菌的支气管插管，将经口支气管插管越过吻合口远端送入健侧支气管以维持通气，待余下 1/3 部分吻合完毕后退到吻合口近端气管内正常位置。另外，吻合气管-支气管时切勿缝破气管-支气管插管的气囊。

5. 左、右袖式全肺切除的异同点

（1）相同之处：游离并切断健侧支气管行健肺通气。

（2）不同点：

1）袖式左全肺切除较袖式右全肺切除具有相当难度，手术操作空间小。

2）袖式左全肺切除较袖式右全肺切除更需要手术过程中与麻醉师的密切配合，更应注意血氧饱和度的改变。

3）右主支气管较左主支气管短，最短者只有1cm，故右主支气管绝不能一次性切除太多，否则难于补救。另外，台上右主支气管插管容易妨碍右肺上叶通气，所以估计可能出现此情况时，可使用带侧孔的支气管插管。

4）右侧袖式全肺切除时切断奇静脉弓；左侧袖式全肺切除时行主动脉弓向前翻转，切断上位3对肋间动脉，游离气管下段及隆突，并切断气管移除病肺。在右侧行气管支气管吻合时直接吻合；左侧在主动脉弓后或弓上区域吻合后壁约1/3周，主动脉归位，在弓下方再吻合1/3周，拔除台上支气管插管，经口支气管插管送入右主支气管进行吻合口远段通气，继续在弓下方完成剩余的1/3周吻合，退回插管至吻合口之上的气管处通气；或经主动脉弓上区域吻合后半周或深部后半周，其间不断调整右主支气管插管的位置、方向及角度，主动脉弓下区域吻合前半周或浅部前半周。

5）翻转主动脉弓之前为防止迷走神经反射或激惹导致心动缓慢的发生，可在主动脉弓周围注射或喷敷利多卡因，但一般不会发生。

6）右肺动脉较左肺动脉长很多，术后发生肺动脉残端栓塞概率大，故行右全肺袖式切除时，尽可能多地切取肺动脉残端以防止此并发症的发生。

（五）双袖式切除

1. 支气管、肺动脉双袖式切除重建吻合顺序　吻合顺序各有利弊，如先行肺动脉重建，再行支气管再植入术，可以减少肺动脉钳夹闭时间，但有时术野暴露不佳；肺动脉夹闭时间一般不会引起血栓形成，因肺血管本身就含有抗凝血因子，如果担心因肺动脉夹闭血栓形成，可全身或肺血管局部输注肝素水避免并发症的发生。

2. 支气管、肺动脉双袖式切除重建吻合平面　如需双袖式切除，即支气管、肺动脉双袖式切除时，尽可能使两处吻合口不在同一平面，以免互相摩擦导致肺动脉破裂或肺动脉-支气管瘘等严重并发症。如评估可能出现上述并发症，肺袖式切除手术支气管吻合完毕后，可用肋间肌瓣、胸膜或心包脂肪垫把支气管吻合口与肺动脉隔开，但须注意，用肋间肌瓣时，切不可环形覆盖支气管吻合口，只放在支气管吻合口与肺动脉之间分隔开肺动脉即可，因一旦出现肌肉骨化症后可导致支气管狭窄。最好在肋间撑开器放置前就把肋间肌瓣切割完成以免受损，心包及胸膜片可在心包或胸壁底部切取。

3. 支气管、血管吻合技巧

（1）根据管径大小选择适宜张力的缝线，如气管-主支气管缝合选择 3-0 缝线，叶支气管缝合选择 4-0 缝线或 5-0 缝线，段支气管选择 5-0 或 6-0 缝线；主肺动脉选择 4-0 缝线，叶间动脉选择 5-0 缝线。

（2）可以采取连续缝合，省时、省力、效果好。

（3）支气管断面一定要平整，以减少术后瘢痕形成及狭窄的概率，用锋利的刀片切断支气管；血管断面也要平整以减少血栓及狭窄的发生。

（4）支气管吻合时，根据两断端截面的差异调整两侧断端的针距，每端均匀分配缝线张力，否则张力会集中在少数几针上，导致线脚撕裂。不主张将膜部完全作为调整吻合口的径向应力的主力部分，否则会导致术后咳嗽、膜部撕裂、支气管胸膜瘘等。支气管缝合时尽可能保持黏膜对合平整。血管吻合相对简单，只要每端均匀分配缝线张力、保持内膜外翻即可。

（5）根据断面的大小、采用不同的针距和缘距，但缘距要永远大于针距，建议采用缘距：针距为 4∶3 或 3∶2 为宜。如此缝合以保证吻合后全无漏血或漏气。其原理为缘距大于针距的部分（即缘距减去针距之差）客观地起到了吻合口环周组织包盖的作用。如吻合两端的口径不一致，以口径小的针距、缘距为准，口径大的一端随之调整缝针数。

（6）如为三袖式切除（自体肺移植），切除病变后血管腔用肝素水冲洗，先吻合支气管，再吻合肺静脉，最后行肺动脉吻合，注意吻合支气管、血管勿扭曲，解除阻断时也按顺序即先解除肺静脉阻断、后解除肺动脉阻断，以利于排除血管内积气。

（7）袖式肺切除时，支气管两断端吻合不一定要环-环、膜-膜对位缝合，只要两断端处于自然状态，轴向无大的扭转即可。

（8）在双袖式肺切除手术中，可用自体心包制作管道血管，剪裁略大于靶血管周长及长度约 3~5mm 的心包片，用接近靶血管粗细或形状的手术器械做支撑，如吸引器内套管或外套管等，纵行缝合以最接近靶血管直径为宜。如过粗或过细皆可导致瘤样涡流或窄后湍流。另外，靶血管两断端可以拉伸或拉近，再者肺动脉与心包片的弹性较接近。吻合顺序可灵活掌握，如先吻合支气管，再吻合肺动脉，可减少肺动脉损伤的概率，但增加了肺动脉阻断时间，肺动脉暂时阻断 20 分钟，在不抗凝、不通气情况下，不会出现血栓及肺功能损害，故一般在 30 分钟左右重新开放肺动脉、不会引起血栓及肺功能损害。

（9）肺动脉重建术后 1~2 天内可能出现血管吻合口出血，可多达每日 800~1000ml，一般持续 1~2 天，无需抗凝也可能自行停止；但是，如果出血量大或速度快，宜考虑二次开胸止血。

（六）支气管开口与多个段支气管开口吻合

遇到叶支气管与几个段支气管同时聚集在切端开口、需要进行吻合时的处理方法有其特殊性。外观上，段支气管的段间嵴形态类似主动脉瓣环的交界处，即段间嵴及主动脉瓣交界处的直接厚度 > 段支气管厚度及主动脉瓣环的厚度。不同的是，段间嵴为支气管软骨组织，故吻合时，段间嵴两侧的针距≤环部的针距，或者说，段间嵴外侧面最凹处的 2 针距≤环部的针距。段间嵴对应的近端叶支气管针距不应做相应的调整，即不应减小针距，按常规针距缝合最好，至少不应少于常规针距，如此缝合会使近端叶支气管缝合后的形状最大程度地迎合段间嵴。具有该处黏膜愈合快、平整的特点，又符合气体流体力学原理，产生最大射流、最小紊流（图4-5-9，图4-5-10）。

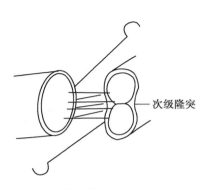

图4-5-9 支气管袖式切除
支气管与次级隆突连续缝合时，于次级隆突前后交界的缝合针距＜其他缝合部位的针距，即该处的缝线针距约为原来的1/2，缘距均不变，如此缝合可避免漏气

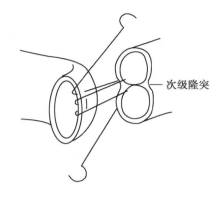

图4-5-10 支气管袖式切除
支气管与次级隆突连续缝合时，于非次级隆突侧的支气管采取内翻褥式缝合，也可有效防止次级隆突前后交界处的漏气

勿将缝线缝至段间嵴，正如主动脉瓣置换术勿将缝线缝置在瓣环交界处一样。原因是段间嵴为软骨、壁厚、缝合困难且易碎裂，提拉缝线时阻力大、容易引起管腔狭窄，缝线周围易生成肉芽组织，通过术后纤维支气管镜观察，在很多病例上证实了以上观点。

（七）右肺上叶、右主支气管及隆突联合袖式切除＋隆突重建术

切断支气管及气管之前，须对切除长度及各吻合口重建充分地评估和设计，宁可保守、不宜过度。如气管切除过长，则左主支气管切除须谨慎，反之亦然。一般两者切除长度之和不超过3cm；右中间支气管切除长度最好距离背段开口1cm以上，否则可能影响背段通气。

1. 手术操作顺序

（1）先切断右肺中间支气管，管口纱布暂时封盖。

（2）隆突下预定部位切断左主支气管并且插管通气，注意插管深度过深可影响左上叶肺通气。

（3）隆突上预定部位切断气管、移出标本。

（4）吻合气管左主支气管。

（5）吻合口下方1cm处（过近可能影响血运）于左主支气管内侧壁剜出一直径约1cm窗孔，窗孔宁大勿小，最好套入缝合以利于排痰，右中间支气管与左主支气管内侧壁窗孔做端侧吻合。

2. 支气管-支气管端侧吻合时的通气

（1）行隆突重建、支气管-支气管行"端""侧"吻合时，通气完全依赖经口插管为"侧"端支气管供氧，因"侧"端支气管已经开窗、气道密闭性已被破坏、通气量会骤降，常见的吻合方法是通气-吻合交替进行，以维持血氧饱和度。具体操作：先用花生米纱布球堵住窗口进行过度通气达到高氧储备，然后移去花生米纱球，迅速吻合2～3针，再以纱球堵住窗口，交替完成吻合。

（2）也可将不同型号、合适直径的胆管T型引流管头端剪成半圆形，头端长约

2cm，放入窗口内，拉紧尾端以封闭窗口，并通过气管插管随着呼吸频率供氧做辅助通气，待连续吻合剩余 1/4 周时拔出 T 管，收紧连续缝线如此可从容完成端侧吻合全周；更为保险的措施，可自 T 形引流管尾端和"端"侧支气管内增加一根细氧气管辅助通气（图 4-5-11）。

图 4-5-11 合适直径的胆道 T 形引流管头端剪成半圆形，置入窗口内，拉紧尾端以封闭窗口，从容完成端侧吻合全周

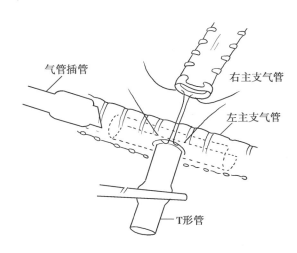

气管插管　右主支气管　左主支气管　T 形管

（八）支气管侧壁成形术

支气管侧壁成形术的理论基础提示，如支气管侧壁成形切除达管壁直径 1/2，则横截面减少 75%，方可出现通气障碍，但严重影响排痰。如切除直径或周径小于 1/4，则横截面减少 50%，且不影响排痰。

综上，通常气管、支气管开窗肿瘤摘除术的气管壁切除小于周径的 1/4，直接缝合切缘即可，不会造成吻合口狭窄；如切除侧壁 >1/4 周径，则采取横切纵缝，支气管横截面不会有太大影响，如缝合后角度 >45° 以上，则选择支气管袖式切除术（图 4-5-12 ～ 图 4-5-15）。

（九）肺动脉侧壁成形术

肿瘤侵及肺动脉部分侧壁时，在肿瘤上下分别套阻断带或侧壁钳夹闭后切除病变的血管侧壁（虚线），5-0 缝线缝闭血管；如切除侧壁 >1/2 肺动脉周径则不宜行侧壁成形术，改行肺动脉袖式切除（图 4-5-16，图 4-5-17）。

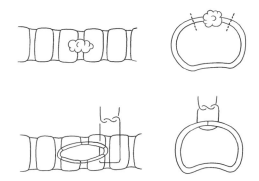

图 4-5-12 支气管侧壁成形术

如切除侧壁 <1/4 周径，纵切横缝，则保留支气管横截面 >50%，不会影响排痰，更不会影响通气

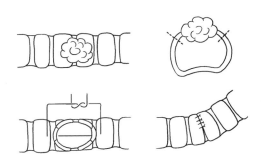

图 4-5-13 支气管侧壁成形术

如切除侧壁 >1/4 周径，横切纵缝，则支气管横截面不会有太大影响，但要留意支气管缝合后的成角问题，如角度 >45° 以上，则选择支气管袖式切除术

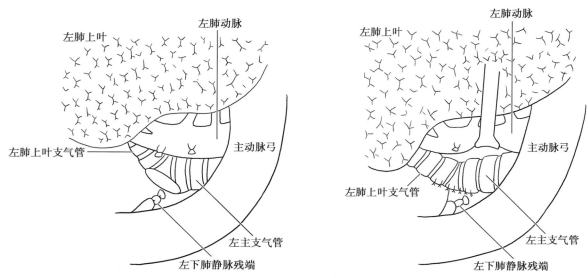

图 4-5-14 左肺下叶切除、支气管侧壁成形术

横径切除范围 < 支气管周径的 1/4，行纵切横缝方法不会引起狭窄

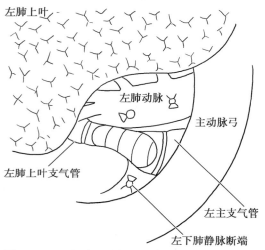
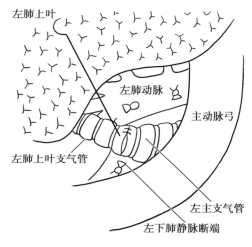

图 4-5-15 左肺下叶切除、支气管侧壁成形术

横径切除范围 > 支气管周径的 1/4，行横切纵缝，成角 < 45°

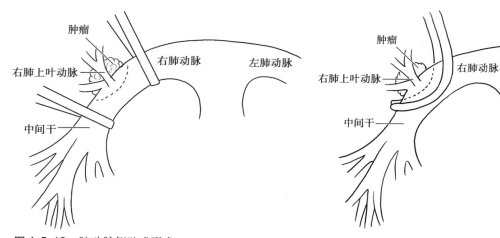

图 4-5-16 肺动脉侧壁成形术

切除病变的血管侧壁（虚线），5-0 缝线缝闭血管

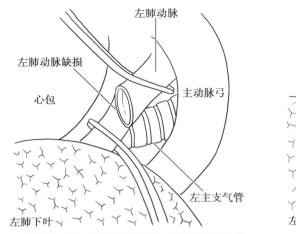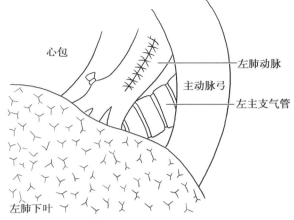

图 4-5-17　左肺上叶切除、肺动脉成形术

左肺动脉分支及左上肺静脉处理完成后，行受侵及的肺动脉侧壁切除，5-0 缝线连续往返缝合肺动脉切口，往与返的缝针宜交错均匀使得缝合平整

▶ 三、手术关键点

（一）肺袖式切除、淋巴结清扫术的先后顺序

先切断目标肺叶的动静脉血管、袖式切除目标肺叶支气管，再行淋巴结清扫；也可在处理血管的同时进行淋巴结清扫，最后行支气管/血管吻合，以减少吻合过程中重建器官的拉牵及损伤。

（二）减张缝合减少吻合口张力

袖式肺叶切除术时，在气管-支气管或支气管-支气管两断端气管环部的术野前侧和外侧、分别对应预缝 2 针减张线或牵引线（标记作用），缝针方向为垂直支气管长轴，注意避开环膜交界处，避免损伤支气管动脉，无需内侧壁缝线，因外侧壁张力最大。

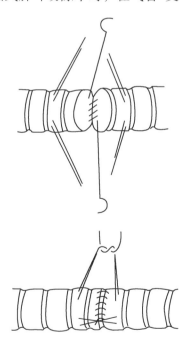

两断端采取 3-0 或 4-0 的可吸收线或滑线连续缝合，首先从术野对侧（深侧或内侧）缝合，待缝合 1/3 ~ 1/2 周超越环膜交界时收线以期断端对合完美，将术野前侧（环部）的 2 针预缝减张线打结，待缝合完毕断端全周后，再将术野侧（浅侧）的 2 针预缝减张线打结，以降低吻合口张力，并减少术后咳嗽及支气管瘘的发生（图4-5-18）。

（三）术后吻合口水肿

袖式肺叶切除因术后支气管吻合口暂时性水肿导致咳痰不畅，故一定想办法让病人排痰，如有必要应及时行纤维支气管镜吸痰。有作者主张围术期使用激素，但实际上吻合口水肿

图 4-5-18　肺叶袖式切除行支气管端端吻合时，与环部缝置 2 根 3-0 可吸收牵引线，待支气管 4-0 可吸收缝线端端吻合完成后，将 2 牵引线打结固定，以减小吻合口张力，预防吻合口瘘

可以自愈，故不用也可。如果袖式肺切除支气管吻合口水肿围术期使用激素，切记一定要在蛋白水平正常情况下，方可小剂量应用糖皮质激素，以免发生吻合口不愈合或吻合口瘘的严重并发症。

肺袖式切除术后持续出现分泌物及肺炎，常提示支气管吻合口扭转或扭断，可行纤维支气管吸痰，吻合口支架置入，如无效可再次行吻合重建术或全肺切除。

▷ 附：

上提远侧支气管的措施和袖式肺切除支气管切除长度见表4-5-1、表4-5-2。

表4-5-1 上提远侧支气管的措施

具体措施	上提距离
切断肺下韧带	1～1.5cm
U形切开心包8～10cm（上肺静脉前面、下肺静脉下缘）	1.5～2.0cm

表4-5-2 袖式肺切除支气管切除长度要求

袖式肺切除的术式	切除长度
右肺上叶袖式切除术	右主支气管及中间支气管各切除<0.5～1cm，中间支气管切线宜距离背段支气管开口0.3～0.5cm 切断下肺韧带即可
右主支气管＋右肺上叶袖式切除术	右主支气管与中间支气管切除总长度2.5～3cm，切断下肺韧带＋切开心包，以松解心包对下肺静脉的固定即可
右肺上叶＋下叶背段袖式切除术	右主支气管切除0.5～1cm＋中间支气管全长及下叶背段开口以下 切断下肺韧带＋切开心包
隆突＋右主支气管＋右上叶袖式切除术	左主支气管切除长度<1cm；右中间支气管切除长度<1cm；左主支气管＋气管切除<2.5cm；中间支气管断端距离中叶或背段支气管开口>1cm；左主支气管右侧壁暴露宜>2.5～3cm
右全肺袖式切除术	气管切除<2cm（<3个软骨环）；左主支气管切除<1.5cm（<2个软骨环）；两者累计<4cm
左肺上叶袖式切除术	左主支气管及左肺下叶支气管各切除<1cm
左主支气管＋左肺上叶袖式切除术	左主支气管较长5cm左右，对切除长度要求宽松；可采取主动脉弓下吻合或主动脉弓上吻合
隆突＋左主支气管＋左肺上叶袖式切除术	因为主动脉弓阻挡，使得手术在所有的袖式切除术中操作最为困难，只能在主动脉弓后进行操作。可先行右胸微创松解下肺韧带和/或心包切开松解，再处理患侧病变

第六节 肺 大 疱

▶ 一、概述

　　张力性气胸除临床症状及体征外，最重要的确认点是查体或胸部 X 线片中气管的位置，当然，双侧张力性气胸可使得气管居中，但是此情况太少发生。

　　气胸引流后第 2 次复发的概率为 20%，第 3 次为 50%。

　　肺大疱的壁由受损的结缔组织、肺组织、脏层胸膜组成，基底与支气管相通。肺大疱周边的肺组织比肺大疱的顺应性低，也就是说，肺大疱膨胀所需的气压低于邻近肺组织，故胸腔负压时，肺大疱很容易膨胀，而其邻近的肺组织回缩。<5mm 可称为肺小疱；>1cm 称为肺大疱；占据半侧胸腔的 1/2 则称为巨型肺大疱。

▶ 二、手术流程

　　全身麻醉双腔气管插管成功后，取健侧卧位，经患侧第 4 或第 5 肋间胸外侧切口入胸，切除肺大疱，彻底止血后常规关胸。

▶ 三、手术关键点

　　1. 一部分肺大疱病例胸膜顶有粘连，疏松粘连或带状粘连容易切断；如为广泛紧密粘连，分离困难且影响手术操作视野，因锁骨下动静脉走行于胸膜顶，故宁可牺牲少许肺组织、距离胸膜顶 1cm 左右切断粘连的肺组织，再修补肺创面。

　　2. 如为巨型肺大疱，则切开肺大疱壁，探及肺大疱底部，缝扎支气管，于肺大疱基底部切除；如肺大疱基底部较宽，为闭合严密，在宽泛的基底部间断缝合数针牵引线以确认切除界限，再行肺大疱基底部以下切除（图 4-6-1）。

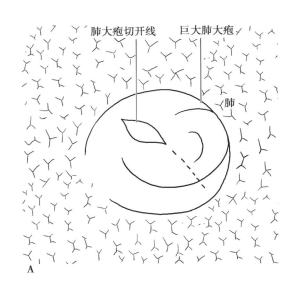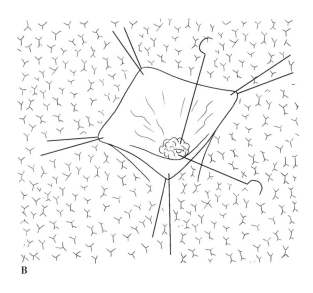

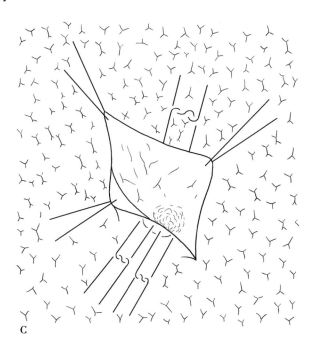

C

图 4-6-1 巨大肺大疱切除手术

切开巨大肺大疱壁（虚线），探查肺大疱基底部，8 字缝扎较大的细支气管或血管开口；于
肺大疱基底部正常肺组织交锁褥式缝合 3～5 针固定线或标志线，彻底切除肺大疱病变组织

第七节 广泛连续性肺大疱（肺气肿型肺大疱）切除术

▶ 一、手术流程

术前注意与病人及其家属沟通，与肺减容手术类似、术后 1～2 年有病变复发和
新发病变的可能。

全身麻醉双腔气管插管成功后，取健侧卧位，经患侧第 4 或第 5 肋间胸外侧切口
入胸，切除肺大疱，彻底止血后常规关胸。

▶ 二、手术关键点

1. **术野显露**　广泛连续性肺大疱或肺气肿型肺大疱多为成年或老年病人，手术麻
醉采取双腔气管插管，由于肺弹性差，入胸后单肺通气时病肺往往不能完全萎陷，可
嘱麻醉师进行患侧支气管负压吸引可容易地达到肺萎陷的目的。

2. **切除肺大疱**　为保证肺大疱切除完全，应切开多个连续肺大疱直至基底部，对
大的支气管及血管予缝扎。通过基底部置缝合线悬吊，在此悬吊线下置闭合器可彻底
切除肺大疱组织。

切除肺大疱时，最好使用长闭合器进行肺大疱基底部切闭，如 6cm 闭合器闭合
4cm 肺大疱，当压实肺组织时 4cm 的肺组织可延伸至 6cm，如此可最大限度地保证肺
膨胀时不受束缚。

宜保留残缘 5～8mm，残缘平铺后可一定程度地封闭钉合针眼；并促进或加快创
面粘连，进一步封闭钉合针眼；保留足够长度的肺组织、血管、细支气管束，以避免
过短导致其回缩，引起肺微血管出血倒灌及进行性漏气致继发性肺大疱或肺气肿；肺

复张后有此残缘可加快肺与胸壁粘连，起到胸膜固定术作用；但是残缘留置不宜过长，虽然不能引起坏死，但可增加感染风险。

开胸病人常规切断肺下韧带。

3. 术后护理 常规放置 2 根胸腔引流管，术后接负压-15cm 水柱以利肺复张，待胸腔引流管无漏气后 3 天方可拔除胸腔引流管。

术后 6~12 小时半卧位以排尽胸腔积液，待胸液排尽后嘱咐病人平卧位，并采取半卧位与平卧位交替。平卧时肺上移利于填充胸顶之残腔，以促进肺尖部与胸顶尽快贴合，小的针眼漏气因贴合而加快愈合；因肺气血梯度的存在，平卧时可最大限度地增加肺顶部或整个肺组织的血运，以加快因毁损的肺组织及小的漏气愈合。

第八节 先天性肺叶气肿

▶ 一、概述

先天性肺叶气肿为出生后肺组织过度膨胀，约一半的病例原因不明；其余多由于支气管肺发育不良、黏膜肥厚、黏液栓塞造成肺叶或肺段水平支气管的球瓣效应，导致远端的气流不畅引起肺组织过度膨胀；少数是由于先天性心脏病扩大的心腔或肺动脉及其分支造成支气管受压狭窄或软化，使得远端气体滞留产生肺过度膨胀。体积过大的病变肺压迫正常的肺实质，引起一系列肺血流-通气紊乱及血流动力学改变；还可导致健侧肺不张。病变多见于上叶、中叶肺受累，常局限一个肺叶。

大多数患儿在出生后 1~4 周内就诊，少部分在出生后 6 个月内就诊。诊断要与张力性气胸鉴别，如贸然行胸腔闭式引流术可造成持续漏气或支气管胸膜瘘；心脏超声检查明确是否存在先天性心脏病，往往随着心脏病的矫治完成，肺叶气肿也自然解决；一部分患儿因健侧或对侧肺不张就诊，需与肺炎鉴别，肺叶气肿可不伴有发热等症状；但诊断先天性肺叶气肿需谨慎，因其涉及后续的手术治疗。

▶ 二、手术流程

一旦先天性肺叶气肿诊断成立，取患侧切口、行病变肺组织切除。全身麻醉单腔气管插管成功后，取健侧卧位，经患侧第 4 或第 5 肋间胸外侧切口入胸，切除肺大疱，彻底止血后常规关胸。

▶ 三、手术关键点

1. 麻醉 新生儿对口腔的气管插管很敏感，气管插管置于中段气管，麻醉师宜将潮气量调到尽可能小，并相应提高呼吸频率，避免高压通气；经验丰富的麻醉师进行手控通气不失为很好的选择；如不理想，可进行高频通气。

2. 显露术野 病变的肺叶因过度膨胀，会出现灌注不良、质地相对脆弱，辨别一般无困难；如开胸后过度膨胀的肺组织疝出切口、阻碍操作，可先行部分病变肺组织切除，以充分暴露术野；切除病变肺叶后，一定要仔细吸痰，尤其是术前不张的肺叶。

3. 术后护理 因患儿依从性及血流动力学稳定性差等，建议患儿术后保留气管插管转入监护室，进行呼吸器辅助呼吸；待胸腔引流管拔出后再拔出气管插管，如此较为稳妥。

第九节 肺 膨 出

▶一、概述

肺膨出是儿童时期金黄色葡萄球菌（金黄色酿脓葡萄球菌）感染肺部-细菌性肺炎的后遗症发展而来，常发生于肺边缘，具有薄壁的空腔，一般与肺组织无明显交通，即称为肺膨出，可发生在每个肺叶，也可多处发病；肺膨出在实变期会迅速进展，导致腔壁进一步变薄，最终向胸膜腔破裂，会出现张力性脓气胸。

肺膨出病人绝大多数儿童期发病有典型的肺炎表现，如发热、咳嗽、呼吸困难等；肺膨出在青年期或成人时发病，需要与细菌性肺炎、肺脓肿、肺隔离症、囊性腺瘤样畸形、支气管囊肿等鉴别。

只有不到3%的儿童期细菌性肺炎会出现肺膨出；但是80%以上的金黄色葡萄球菌性肺炎会出现肺膨出。另外，Job综合征的病人发生肺膨出的概率很大，Job综合征又称为高免疫球蛋白E综合征，为常染色体显性遗传，表现为中性粒细胞及单核细胞趋化功能异常，导致感染反复发作，其主要致病菌为金黄色葡萄球菌和念珠菌，临床表现为多发的皮肤脓肿和反复发作的肺炎、伴有支气管胸膜瘘和囊肿形成；同时也可伴有死尸面容、限制性肺病、湿疹性皮炎、脊柱侧弯等。其他还有少部分细菌性肺炎会导致肺膨出，如肺炎链球菌、结核分枝杆菌、绿脓假单胞菌、A族链球菌、大肠埃希杆菌、流感嗜血杆菌、肺炎克雷伯杆菌、黏质沙雷菌等。

▶二、治疗方式选择

1. 肺膨出并非真正的肺脓肿，感染有效控制后，大多数的肺膨出会自愈或消失。
2. 如肺膨出的空洞未破裂进入胸膜腔且未出现脓胸，则采取保守治疗即可。
3. 如肺膨出发展成为张力性脓气胸，则行胸腔闭式引流术可挽救病人的生命。
4. 如诊断明确，肺膨出的囊性包块疑为感染性，且囊肿体积大、临床症状重则行剖胸病灶完整切除。对于先天性异常、反复肺感染，或肺容易感染的病人，宜尽可能多地保留肺组织。

▶三、手术流程及关键点

同巨大肺大疱切除手术。

第十节 支气管扩张症

▶一、术前检查

（一）增强CT扫描

支气管扩张症病人常伴有咯血、咳脓痰等病史，术前常规行胸部增强CT扫描可发现由于长期慢性炎症导致的迂曲增粗的侧支循环血管，也可发现肺隔离症的异常血管，做到术前心中有数。

（二） 纤维支气管镜

除大量咯血的病人，中小量咯血病人在住院后或门诊就诊但没有给予止血治疗之前，宜常规行纤维支气管镜检查，以进一步明确支气管出血部位。另外，如病人咳痰量较多，术前 1 天行纤维支气管镜检查可吸出大量脓痰，以防止术中操作、搬动或挤压肺脏时，脓痰涌入健肺支气管导致严重感染乃至窒息或污染术野导致的脓胸。为避免术中脓痰涌入健肺支气管，除麻醉师勤吸痰、术者轻柔操作外，还可先游离切断病肺支气管，同时吸净保留端支气管内分泌物、缝闭切除端支气管，并在气管插管拔出之前仔细吸痰。

▷ 二、术前评估

（一） 出血部位

大咯血紧急手术，因术前及术中无法判定出血部位时，可行全肺切除术。但是，一定要明确是哪一侧出血，可紧急行床边胸部 X 线检查或胸部 CT 检查。如术后肺功能较低，可呼吸机辅助呼吸进行过渡 3～7 天，一般均可顺利脱机。

（二） 切除范围

如术前评估及制定双侧病肺切除，先在严重的一侧进行手术切除，但在术中发现超出术前拟定切除计划范围，宜暂缓另一侧切除手术或重新慎重评估。

支气管扩张症手术可按照术前检查所见，行肺段切除，但还是主张尽可能行肺叶切除，以免遗漏已经出现病理改变、但肉眼正常的潜在病肺，导致术后复发。另外，在行肺段切除术时，注意手术仔细操作，勿有肺泡胸膜漏的隐患。

（三） 术前备血

长期慢性炎症导致的胸膜腔粘连，在分离过程中可能出现广泛出血，故术前宜常规大量备血及血浆（红细胞 6U，血浆 1000ml）。

▷ 三、手术关键点

（一） 分离粘连

通常胸顶、膈面、肺门、后胸壁等处的粘连较紧，这些也是最易形成侧支循环的部位，术中分离过程中出现广泛出血时，切勿慌乱，可使用大纱垫填覆于创面，可清晰术野又可达到止血的目的。通常在胸腔内操作（如肺切除）结束后即可自行止血。

1. 胸顶处粘连紧密、其下有大血管通过，存在大血管损伤的可能时，可牺牲 1cm 的肺组织缘，在肺组织残缘之上进行止血操作，可轻松解决分离的困难。

2. 后胸壁粘连较紧时，可在胸膜外剥离。

3. 纵隔面肺门粘连紧密较难分离时，可行切开心包、在心包内处理血管。

4. 膈面分离、牵拉肺组织剥离粘连时注意勿伤及膈肌，以避免不必要的麻烦。

5. 在分离无从下手时，可先从心包面入手，此处的肺与心包之间常常为疏松组织，加上心脏的搏动，形成的粘连较轻，侧支循环也较少，即可轻易得手。

6. 在关闭胸膜腔时亦要注意这些部位的止血。

7. 如为下叶或中下叶支气管扩张症肺叶切除术，胸膜腔广泛粘连时，在切除病肺后，可不必勉强分离上叶健肺，可通过膈肌抬高填充残腔，以免不必要的出血和手术时间的延长；当然，如游离不存在困难，最好彻底游离上叶肺。

8. 如为上叶病肺切除，则必须彻底游离下叶肺脏，下叶的游离手术风险不大，也可降低术后并发症。

（二） 病变肺叶切除处理血管支气管顺序

1. 支气管扩张症由于长期慢性炎症，肺血管粘连较紧密，处理起来较为困难，此时可先处理支气管，然后再处理血管较为容易。

2. 一般先处理肺动脉，再处理肺静脉，因为支气管扩张症手术较为麻烦，手术耗时长，如先处理肺静脉可导致肺动脉灌注，给手术带来更大的困难。

第十一节　肺错构瘤切除术

▶ **一、手术流程**

全身麻醉双腔气管插管成功后，取健侧卧位，经患侧第 4 或第 5 肋间胸外侧切口入胸，切除肿瘤，彻底止血后常规关胸。

▶ **二、手术关键点**

1. 入胸后寻及肿瘤，如瘤体较小，用手指或卵圆钳缓慢、递进将瘤体向肺表面轻轻挤压，到尽头后，切开肺表面取出肿瘤。

2. 如瘤体较大，用卵圆钳缓慢、递进将瘤体向肺表面轻轻挤压，到尽头后，于瘤体边缘的近侧或深部肺组织用小圆针褥式交叉缝合 3 针并固定打结，防止肿瘤向深部肺组织深入，在肺表面电切肺组织，将瘤体挤出，或嘱麻醉师加压鼓肺使得瘤体自行剥离，再缝合余下创面的肺组织（图 4-11-1）。

图 4-11-1　肺错构瘤切除术

用卵圆钳将错构瘤推向肺边缘；于卵圆钳下交锁褥式缝合 3 针固定以防止肿瘤切除后残腔进一步向深部肺组织深入；最后切开肺表面切除肿瘤缝闭残腔

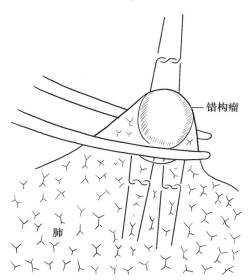

如无上述缓慢挤压动作及关键缝合 3 针，可造成瘤体切除后，其空洞因手术操作向肺门进一步加深，给处理带来麻烦；也可能出现术后肺内残腔积血或肺血肿。一旦发生深洞，可用切割闭合器在深洞两侧切开肺组织达底部，再从底部开始进行肺组织缝合修复。

第十二节　支气管结石

▶ **一、概述**

支气管结石病少见，呈非对称性存在，结石的主要成分为磷酸钙、碳酸钙，由支气管内分泌物中的一些化学物质凝固钙化而成，或由于淋巴结对正在愈合的肉芽肿性炎症的反应性钙盐沉积所致。与长期吸烟、慢性支气管炎病人支气管内分泌物增多有关；还与结核、硅沉着病（矽肺）、组织胞浆菌病有关。

▷ 二、治疗关键点

1. 对既往有咳出结石、结石充满支气管腔的病人可通过纤维支气管镜进行取石，切勿暴力取石以免发生血管破裂及气管穿孔。

2. 如经过肺增强 CT 扫描显示结石巨大、与肺血管关系密切、反复咯血、反复感染、阻塞性肺炎严重、顽固性咳嗽、食管气管瘘，可行肺切除或支气管袖式切除。

3. 由于长期慢性炎症致术区粘连和纤维化，手术的风险极高，故手术一定要注意保护好术区的肺动脉，如有必要可事先阻断肺动脉主干。

第十三节　肺 隔 离 症

▷ 一、概述

肺隔离症为先天性发育异常，指一部分相对发育正常的肺组织与支气管不相通即隔离肺，分为叶内型和叶外型。隔离肺的血供来自体循环，多为主动脉发出，静脉回流可通过体循环静脉系统或肺循环静脉系统。术前增强 CT 是必备的检查，以明确诊断隔离肺的供血管动脉的存在和位置。

▷ 二、叶内型隔离肺

叶内型隔离肺发生于肺实质内，无胸膜包裹，与支气管树不相通，叶内型占隔离肺的 70%~75%，男女发病率近似，98% 发生于下叶，60% 位于左侧。叶内型隔离肺的体循环供血动脉常较粗大，经由肺下韧带进入隔离肺，70% 来自于胸主动脉，30% 来自于腹主动脉，叶内型隔离肺静脉回流经由肺静脉回到左心房。约 12% 的叶内型隔离肺合并其他先天性畸形。15% 叶内型隔离肺无症状，50% 在 20 岁以后出现症状，如咳嗽、咳痰、血痰、反复肺内感染等。肺泡间孔的交通可造成感染扩散到邻近肺泡引起咳嗽甚至肺脓肿形成。

另外，反复感染、组织坏死可造成隔离肺组织与支气管树相通。

（一）手术流程

全身麻醉双腔气管插管成功后，取健侧卧位，经患侧第 5 肋间后外侧切口入胸，切除病变肺叶，彻底止血后常规关胸。

（二）手术关键点

1. 叶内型隔离肺手术大多合并较严重的感染，理论上切除病变肺段往往很困难，故常采取左/右后外侧切口、肺叶切除。

2. 游离肺下韧带时切记小心较粗大的供血动脉，尤其是发自于腹主动脉经由膈肌裂孔到达病变部位的隔离肺动脉，还需注意此动脉有时会穿出膈肌进入隔离肺，特别对于炎症所致的左肺下叶与膈肌粘连重、分离困难的病例要更加注意，对于病变区域存在的异常血管也要处理确切。无论采取何种措施处理异常血管，强调在处理血管之前必须使用至少 1 把无损伤血管钳夹闭，再行处理。如血管较粗且炎症较重，可用胸膜条替代毡条、褥式加往返缝合较为稳妥。

3. 一旦不小心隔离肺动脉缩回腹腔，要果断扩大主动脉膈肌裂孔或切开膈肌，开腹找到病变血管并妥善处理。

▷ 三、叶外型隔离肺

叶外型隔离肺位于正常肺组织外，有独立的胸膜包裹，占隔离肺的 25% ~30%，男性多见，80% ~90% 发生在左侧，多位于后肋膈角，体循环供血动脉多细小，静脉回流进入奇静脉或门静脉系统，在新生儿及婴幼儿出现临床症状，如呼吸困难、发绀、厌食等，60% 的叶外型隔离肺合并其他先天性畸形，如膈疝、先天性心脏病、心包囊肿、贲门失弛缓症、骨骼畸形等，可在妊娠期间常规胎检或儿童期体检时发现。

手术流程及关键点

叶外型隔离肺常不合并感染或感染不重，在处理其合并症的同时一并切除叶外型隔离肺，往往不需要切除正常的肺组织，处理起来较叶内型隔离肺容易得多。

第十四节　先天性囊性腺瘤样畸形

▷ 一、概述

先天性囊性腺瘤样畸形表现为肺囊性变和肺实变，成熟的肺泡组织消失，支气管黏膜上皮和软骨缺失，由纤毛柱状上皮夹杂着囊腔及无序的结缔组织基质替代。

▷ 二、分型

Ⅰ型：以囊性病变为主，在婴儿、儿童、成人发病，多合并反复发作的肺炎、咯血等临床症状，一般累及一个肺叶。儿童期的先天性囊性腺瘤样畸形可合并存在恶性病变。

尤其婴儿时期与先天性纵隔疝、先天性肺叶气肿鉴别。

Ⅱ型：新生儿发病，常合并囊性和实性改变，以呼吸窘迫为发病特点。

Ⅲ型：病变在胎儿期可出现死胎及孕妇羊水过多，婴儿期可合并致死性肺水肿、腹腔积液等。

▷ 三、手术方式的选择

不同阶段的先天性囊性腺瘤样畸形治疗也不相同。

1. 婴儿期通过手术切除病肺，以解除健肺所受压迫，改善呼吸窘迫的临床症状。

2. 儿童期先天性囊性腺瘤样畸形，在诊断明确后宜切除全部病变以免遗漏可能存在的恶性病变。

3. 年长儿童和成人先天性囊性腺瘤样畸形手术切除病肺以解决反复发作的肺炎。

▷ 四、术前准确评估

1. 术前准确评估术后保留或生活状态的肺功能。

2. 婴儿和小儿童注意除处理病肺之外，还要仔细检查是否合并其他先天性疾病。

3. 大儿童或成人由于病程长、炎症较重、术中粘连较重，手术可能广泛渗血或出血，故术前备血充足。

五、手术关键点

手术采取全身麻醉双腔气管插管，患侧剖胸切口。

1. 剖胸切开时嘱麻醉师单肺通气，如肺萎陷不理想，则行患侧气管插管负压吸引，如仍然不理想，可健侧肺呼吸末正压通气使得纵隔偏向患侧或使得纵隔居中，以利于手术操作。

2. 如肺突出至切口外影响操作，可先切除部分拟切除病肺，以方便显露视野。

3. 术中仔细结扎处理支气管动脉以免遗漏任何出血。

第十五节　肺包虫囊肿切除术

一、概述

肺棘球蚴病常见于右肺下叶，可以多发或双侧发病，包囊在儿童体内生长较快。肺内包囊以单房形式存在；肝内包囊以多房形式存在，常发生钙化。包囊每年增大5cm。

术前如通过X线、B超、包虫免疫实验检查，高度怀疑其为肺包虫病，绝对禁忌穿刺，嘱病人切勿急速变换体位，避免胸部外伤。

以下影像学表现进一步提示诊断

1. Notch 征　由于中央局部囊肿的压迫使支气管出现压痕。

2. Escudero-Nenerow 征　深吸气时圆形肿物变为椭圆型。

3. Moon 征、Crescent 征或肺新月（pulmonary meniscus）征　空气进入囊肿使得受压破裂的两层面之间出现月牙形阴影。

4. Double-domed arch 征　囊肿破裂后空气进入囊内产生的表现。

5. Water lily 征　内囊漂浮于囊液表层产生气液平面。

如果棘球蚴囊破裂，可以出现小的液气腔。

阿苯达唑片（复方苯丙咪唑）毒性小，36%～94%可达局部组织，对年轻、包囊壁薄者有效，但治疗失败率和复发率高，故除非病变分布广泛、部位隐蔽、有手术禁忌者，其余均需手术治疗，术后数周必须坚持服用阿苯达唑片。

二、手术流程及手术关键点

1. 全身麻醉双腔气管插管成功后取健侧卧位。麻醉摆放体位时动作宜轻柔，以免包虫内囊破裂导致窒息及过敏性休克。

2. 取患侧第5肋间胸部外侧切口入胸，探查并切除包囊，通常不需要肺叶切除手术；如包囊距离肺门较近，无法行肺外周切除包囊者，或多个包囊处于同一肺叶者，术前交代好并签字后可行肺叶切除术。

（1）术中用潮湿的高渗盐水纱布擦拭囊腔，禁忌用生理盐水冲洗囊腔，以免冲洗液进入支气管引起窒息及囊液扩散引起过敏反应。

（2）内囊摘除可直接切开外囊壁，长度略大于囊壁直径；或十字切开外囊壁；气管充气加压，内囊可自行完整地从外囊切口溢出，小心取出。也可先穿刺抽尽囊液，再取出内囊壁。用高渗盐水纱布反复擦拭残腔，缝闭囊腔底部所有的支气管开口，最后缝闭外囊壁。

（3）彻底冲洗胸膜腔，常规关胸。

第十六节　自体肺叶移植术

▶ 一、概述

自体肺移植术即三袖式肺切除（动脉、静脉、支气管），因肿瘤在体切除困难，需要行全肺切除后、在离体状态下修剪重植肺叶，再将健康肺叶重新植入胸腔内；该部分病人绝大多数肿瘤位于上叶支气管，绝大多数为鳞癌，且无明显纵隔淋巴结转移。以左肺上叶肿瘤切除行自体肺移植术居多。

▶ 二、自体肺叶移植的解剖基础

1. 其理论基础为上叶中心型肺癌通常为鳞癌，且不会侵犯中叶及下叶背段、基底段支气管，至少下肺叶基底段支气管健康。

2. 支气管袖式切除最大限度为 6cm，肺动脉袖式切除最大限度为 5cm，但是，即使行下肺韧带切断及下心包环形切开，下肺静脉由于牵拉也会出现回流受阻，故需要行自体肺移植术。

3. 下肺静脉的开口朝向腹侧，上肺静脉的开口朝向头侧，虽然上肺静脉与下肺静脉距离只有 1cm，但由于静脉开口朝向的解剖基础，也会大大减少静脉回流受阻的概率。

▶ 三、自体肺移植适应证

自体肺移植术多适合于上叶中心型肺癌切除，需要切除的病变支气管过长，或切除病变的肺动脉过长，而肺下静脉向上牵拉力过大者；冰冻纵隔；病变在体操作困难；下叶肺完好无侵犯；肺功能临界不能耐受行全肺切除的病人；如移植肺在充气状态下达到胸腔容积的 1/3 以上最为理想。

▶ 四、自体肺移植手术流程

全身麻醉双腔气管插管成功后，取健侧卧位，经患侧第 4 或第 5 肋间后外侧切口入胸，心包内处理血管，患侧全肺切除，清扫纵隔淋巴结，彻底止血。

手术台下修剪离体肺，切除病变肺叶。

健康肺叶重新回植入胸膜腔，顺序吻合肺静脉、支气管、肺动脉，彻底止血后常规关胸。

▶ 五、自体肺移植手术关键点

（一）切开心包、半肝素化

自体肺移植术皆需要心包内处理血管，在阻断肺血管之前 10 分钟予肝素 1.5mg/kg 体重的半肝素化。

（二）全肺切除的肺保护

游离处理血管时宜轻柔小心，切勿损伤大血管周围重要的组织结构。在切断肺动脉之前予缺血预适应，即肺动脉阻断 5 分钟、开放 5 分钟、阻断 5 分钟、开放 5 分钟后进行最终阻断并切断处理。

（三）全肺切除处理血管、支气管

1. 右肺动脉较长，在心包外走行于左心房上方、升主动脉与上腔静脉后方、右主支气管前方进入肺门。

2. 心包内切断左肺动脉时，可先切断动脉韧带，注意保护喉返神经，直角钳可从左肺动脉下方伸入，轻柔地游离并穿过左肺动脉后上侧的心包壁，可附带部分心包壁切断结扎或缝闭左肺动脉断端。

3. 心包内处理肺静脉时可用无损伤血管钳夹闭左房后切断肺静脉，再缝合关闭残端，以保证残端无癌及瘤栓脱落。

4. 自体肺移植术的血管吻合包括下肺动脉远断端-主肺动脉近断端、下肺静脉远断端-上肺静脉近断端之间的吻合，为避免血管吻合张力，故以上4处血管断端一定要在保证无癌的基础上尽可能保留长一些，如切断下肺静脉时包括左房袖，但切勿超过左房壁纵深1cm，相反，上肺静脉近端宜尽可能保留长一些。

5. 切断支气管要保证近切端无癌，且尽可能保留近端健康的支气管长度。

（四）全肺切除后处理

1. **淋巴结清扫**　全肺病变切下后，手术医师分为2组，一组继续进行淋巴结清扫。

2. **修剪拟移植肺叶**

（1）另一组医师在手术台下进行修剪拟移植肺叶，包括拟移植肺叶的支气管的灌洗、修剪，修剪下肺叶时剔除可疑病变的淋巴结，必须保证术中冰冻病理残端无癌，这也是自体肺移植根治彻底的保证。

（2）修剪移植肺的支气管、肺动脉、肺静脉开口宜使之呈椭圆形，以利于吻合口径匹配，且椭圆形开口可防止术后的管腔狭窄。

（3）保留端的动静脉及移植肺的动静脉要保留至少1cm的健康距离，用于阻断钳阻断和血管吻合，如血管吻合存在张力，宁可间置人工血管也不要盲目冒险。

（4）用含有12 500U肝素的冰盐水500ml进行肺动脉灌洗，再进行肺静脉灌洗。进行肺血管灌洗时压力切勿过大，以免损伤血管内皮造成后期的血栓形成。

（5）将拟移植肺叶置于肝素冰盐水溶液中保存，同时向该肺叶支气管内吹入纯氧，使得肺叶膨胀50%。移植肺离体时间在4小时之内、肺动脉阻断时间在5.5小时之内为最大安全极限，当然，离体时间越短越安全。

（五）自体肺叶移植操作

待第一组医师淋巴结清扫完毕后，行自体肺叶移植操作。

1. **顺序吻合肺静脉、支气管、肺动脉**

（1）吻合肺静脉操作用5-0 Prolene血管缝线连续吻合肺静脉，最后一针打结前排气，静脉吻合完成后松开阻断钳，使得血液倒流从移植肺的肺动脉端流出（肺静脉系统无静脉瓣，且颅内静脉、内眦静脉、门静脉、冠状静脉均无静脉瓣），以彻底排尽移植肺血管内气体，夹闭移植肺的肺动脉端以免过多失血。

（2）第二步4-0可吸收缝线吻合支气管。

（3）最后5-0血管缝线吻合肺动脉。

2. **注意吻合方向**　所有以上操作均注意远近端吻合的方向，切勿扭转。

（六）移植肺通气、完成自体肺移植

移植肺通气之前，宜行支气管吻合口试水试验，嘱麻醉师吸痰后胀肺，气道压力维持在40cmH$_2$O，以及时发现支气管吻合口及肺组织的小的漏气，并及时处理。

（七）术后护理

术后可呼吸机辅助呼吸，常规复查床头胸片，必要时可行纤维支气管镜吸痰，同时观察支气管吻合情况；术后 3 周行胸部 CT 检查，评价术后恢复情况并进行化疗；术后 7 周行辅助放疗。

第十七节 肺 移 植 术

▶ 一、概述

因目前开展同种异体肺移植的单位太少，且涉及移植方面的供体受体配型等相关基础知识及术后抗排异治疗等复杂内容，需要掌握心脏外科、体外循环、胸外科、移植专科等技术，故只做简单阐述。

（一）适应证

适合于预期寿命 1~2 年、活动能力明显受限的病人。

1. 单肺移植 COPD、间质性肺病。

2. 序贯式双肺移植 感染性疾病（支气管扩张症）、囊性肺纤维化、青年人肺气肿。

3. 心肺联合移植 终末期联合心肺疾病。

（二）禁忌证

1. 绝对禁忌证 急性感染、恶性肺病、不可逆的心肝肾及神经系统功能衰竭、精神疾患（药物依赖、无意识）。

2. 相对禁忌证 高龄、既往剖胸手术、呼吸机依赖。

（三）供体标准

年龄 <55 岁，供体胸片正常，供体肺必须行纤维支气管镜检查，气管内分泌物清亮无脓液；吸入 FiO_2 为 40%、吸入压力 <30cmH$_2$O 时，PaO_2 >100mmHg（1mmHg = 0.133kPa）；吸纯氧 + PEEP 5cmH$_2$O 时 PaO_2 >300mmHg；供体肺体积（周长、垂直和水平经线）与受体肺相比在 15%~20% 之内。

▶ 二、手术流程

（一）供体手术

1. 气管插管吸入纯氧进行机械通气、正中劈胸切口，游离气管及上腔静脉并分别绕带。

2. 在腹部小组游离完毕后，供体静脉注射 30 000U 肝素，肺动脉注射 500μg 前列腺素 E_1，因前列腺素 E_1 会导致血压下降，此时夹闭主动脉灌注心脏停搏液予心肌保护。

3. 肺动脉内注射 3L 冷肺保护液（Collins 液）。

4. 夹闭上腔静脉，切断下腔静脉，灌注液从膈肌水平的下腔静脉流出。

5. 胸腔内放入冰盐水和冰屑降温。

6. 夹闭切断无名动脉静脉以充分暴露气管，保持肺膨胀 2/3 时拔出气管插管，夹闭切断气管。

7. 切除心脏、保留足够的左房袖及肺静脉袖；在主肺动脉分叉处切断肺动脉；在肺门后方切开心包，上至气管、下至膈肌，切下供体肺并保存于放入冰盐水及冰屑的无菌袋中扎紧袋口，再套无菌袋，放入冰盐水袋中，送至受体手术地点。

8. 冷缺血时间从夹闭主动脉、肺动脉灌注开始计时，移植肺缺血时间宜 <6 小

时，临床可接受的缺血时间为 6 ~ 8 小时。

（二）受体手术

1. 术前准备

（1）术前三联免疫抑制剂治疗（类固醇、硫唑嘌呤、环孢素），预防性应用抗菌药物、抗真菌药物、抗病毒药物。

（2）术前常规放置食管心动超声，取仰卧位、腹股沟消毒以备体外循环插管操作。

2. 受体全肺切除

（1）供体肺到达手术室后，受体进行标准全肺切除术。

（2）主支气管距离上叶支气管开口 2 个软骨环处切断，膜部保留略长；肺动静脉保留端可略长，待吻合时再次修剪。

3. 受体移植重建

（1）吻合支气管：先 4-0 缝线吻合支气管，供体及受体拟吻合的气管断端切勿游离过多。

肺移植术后的早期，气管血供依靠肺部血流的逆行灌注，直到几周后气管周围出现再血管化。

（2）吻合肺静脉：再 4-0 缝线吻合肺静脉，夹闭包含上下肺静脉的心房壁，并切开肺静脉间隔使之成为心房袖，与供体肺左房袖吻合；也可分别吻合上、下肺静脉；总之肺静脉长度要适宜。

（3）吻合肺动脉：最后 5-0 缝线吻合肺动脉之前，予静脉注射 1g 甲泼尼龙，间断开放左房袖阻断钳，逆流血进行缺血预灌注，还可以排出肺动脉内的残存气体。

吻合两端肺动脉的阻闭钳分别短暂开放以冲去其内的组织碎片，待完全开放肺静脉阻断钳后再缝闭肺动脉吻合口的最后几针并打结，最后开放肺动脉阻断钳。

4. 术后处理

（1）控制输液量，尽早拔出气管插管以减少肺部感染机会，如需要机械通气，潮气量宜 <10ml/kg、PEEP <5cmH_2O，尽可能避免移植肺的气压损伤。

（2）术后常见的并发症是感染和排斥，两者的临床症状非常相似，建议术后常规甲泼尼龙 1g/次，连续 3 天，如需要可行纤维支气管镜吸痰。

第十八节　Pancoast 肿瘤切除术

▶ 一、概述

Pancoast 肿瘤约占肺癌近 5%，其中一半以上为鳞癌。

臂丛下部的神经根及星状神经节受侵，无论有无症状，术前放疗＋化疗已经成为常规并已被公认，术前放疗剂量 4000 ~ 5000cGy、同时以顺铂为基础的联合化疗，放疗结束后 4 周行手术治疗。完全切除及切缘阴性很重要，但约 1/3 的病人并未达到根治的标准，此部分与非手术病人的预后几无差别。

锁骨下血管受累并非手术禁忌证。

▶ 二、胸廓入口区域的应用解剖

胸廓入口分为 3 部分，前斜角肌之前的区域为前腔隙，内有颈内静脉、锁骨下静脉；前、中斜角肌之间为中腔隙，内有锁骨下动脉及臂丛神经；后腔隙为中斜角肌后面，内有背侧神经根、颈胸神经节（星状神经节）及椎骨（椎体）。

▶ 三、Pancoast 肿瘤手术切口的选择和切除范围

确定手术入路应充分考虑肿瘤的位置。经锁骨入路即前入路可处理受侵的血管病变，切除前部及中部肿瘤更方便，包括切除及重建。如椎体受累可行椎体切除，通常切除椎体的1/4不会影响脊柱的稳定性。T_1 神经根切除可很好耐受；但 C_8 神经根或臂丛神经下干切除可导致手部固有肌肉的功能障碍，故此部位受累宜放弃手术；后入路适合切除累及后部结构的肿瘤。

如 Pancoast 肿瘤侵及并破坏肋骨，除切除上肺叶及破坏的肋骨外，还应该切除被破坏肋骨的上下各 1 根肋骨，肋骨切缘距离肿瘤至少 2.5cm。

▶ 四、手术流程及手术关键点

（一）后入路手术切口

1. 全身麻醉双腔气管插管成功后病人取健侧卧位。

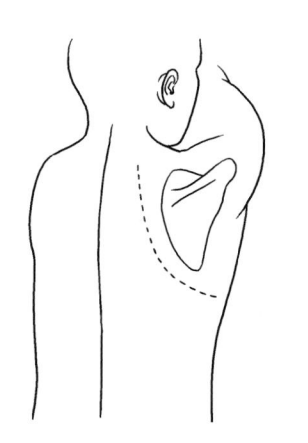

图 4-18-1　高位胸部后外侧切口
切口先行腋前线第 4 或第 5 肋间入胸，或在肩胛下 2 个肋间入胸探查；再向后上延长切口至 C_7 水平；适合于后位型肺上沟瘤、肺癌侵及肋骨后部需要切除、肺癌侵及椎体需要椎体部分或全部切除、后胸壁肿瘤、同时向胸腔及椎管内生长的后纵隔神经源性肿瘤

2. 取后外侧第 4 肋间常规切口，探查胸壁受肿瘤的侵及情况并评估切除的可能性，入胸后探查并评估胸内肿瘤切除的可能性。如可切除则扩大手术切口（图 4-18-1，图 4-18-2）。

3. 先行小切口探查再扩大切口。取后外侧扩大切口，向上至肩胛冈，约第 3 椎体，通常经第 4 肋间入胸更容易行肋骨切除术。

4. 完全分离斜方肌、菱形肌显露后胸壁，肋骨撑开器的上叶片放置于肩胛角下方将肩胛骨抬离胸壁，以更好地显露上位肋骨（图 4-18-2）。

5. 切除受侵及的胸壁。

（1）离断切除肋骨与椎体冠状突的连接，从下而上进行解剖后部肋骨，应特别小心背侧神经根以免发生蛛网膜下腔胸膜瘘。同法自下而上分离前部肋骨，用线锯切断并切除肋骨，T_1 背侧神经根可一并随肿瘤切除，如 C_8 神经根或臂丛神经下干切除可导致手部固有肌肉的功能障碍，故此部位受累宜考量是否放弃手术。

（2）如 Pancoast 肿瘤侵及并破坏肋骨，除切除上肺叶及破坏的肋骨外，还应该切除被破坏肋骨的上下各 1 根肋骨，肋骨切缘距离肿瘤至少 2.5cm（图 4-18-3，图4-18-4）。

（3）如椎体受累可行椎体切除，通常切除椎体的1/4不会影响脊柱的稳定性。如需扩大切除范围可行椎体切除重建。

4. 行患侧肺叶切除。

（1）一旦肿瘤从胸廓入口分离，就可行肺叶切除。

（2）因 Pancoast 肿瘤瘤体通常较大，故要灵活采取不同的切除方式，如常规切除、单向式切除、上肺切除、多肺叶切除等。

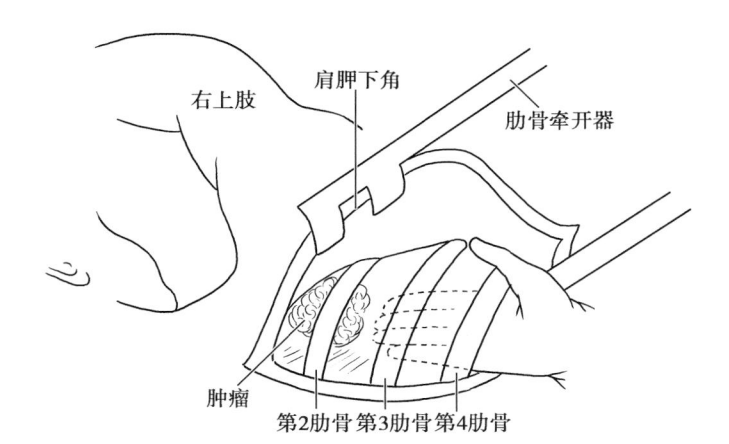

图 4-18-2 后位型肺上沟瘤切除术
取高位后外侧切口，经肿瘤下方 2 个肋间即第 4 或第 5 肋间入胸探查，牵开肩胛骨下角和切口足侧的肋骨，显露第 1 肋骨以确定肿瘤切除的范围

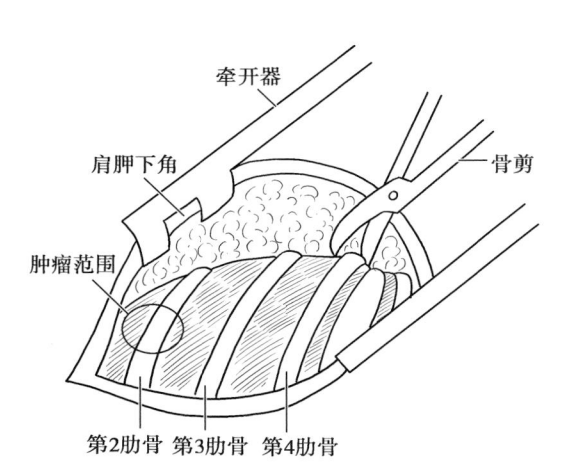

图 4-18-3 后位型肺上沟瘤切除术
距离肿瘤 5cm 及其下的至少 1 根正常肋骨切除胸壁，肋骨切除至少距离肿瘤 2.5cm

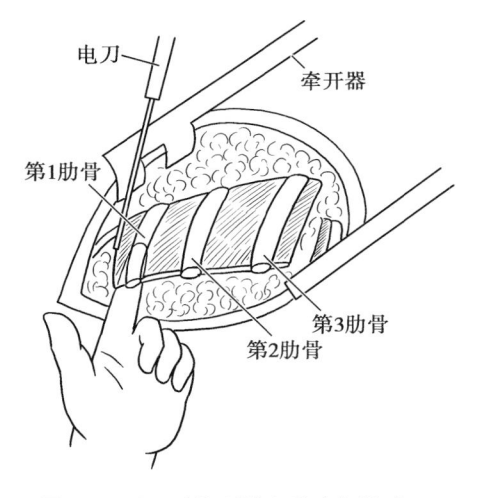

图 4-18-4 后位型肺上沟瘤切除术
如需要游离切除第 1 肋骨时，注意保护锁骨下动静脉及臂丛神经

5. 关闭胸膜腔

（1）后胸壁缺损因有肩胛骨覆盖，无需重建。

（2）除后胸壁外，切除 3 根肋骨及以上，需要进行胸壁缺损修补。

（二）前入路手术切口

1. 全身麻醉双腔气管插管成功后，病人取仰卧位，颈后伸，头偏向健侧，患侧肩背垫高。

2. 取患侧颈胸交界 L 形切口，显露胸廓入口的前区，探查并评估肿瘤切除的可能性。

（1）沿胸锁乳突肌前缘及第 2 肋间锁骨下水平做 L 形切口，向外可达胸三角肌沟，此切口可在必要时切除锁骨下动脉和静脉，再行相应的血管旁路移植手术（图 4-18-5）。

（2）分离胸锁乳突肌及胸大肌，牵开肌瓣显露胸廓入口的前区，分离肩胛舌骨肌，切除斜角肌区域的脂肪垫及其内的淋巴结。

（3）另外的前入路切口也可选择半蛤壳切口或颈胸倒 L 形切口，胸骨上半正中切口达第 4 肋间、转向前外侧切口，切除锁骨内侧份以充分暴露锁骨下动静脉及臂丛神经，必要时锁骨也可一并切除（图 4-18-6，图 4-18-7）。

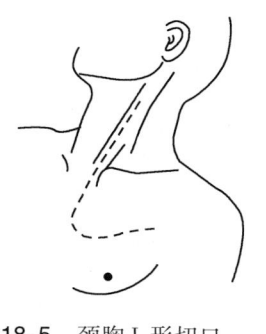

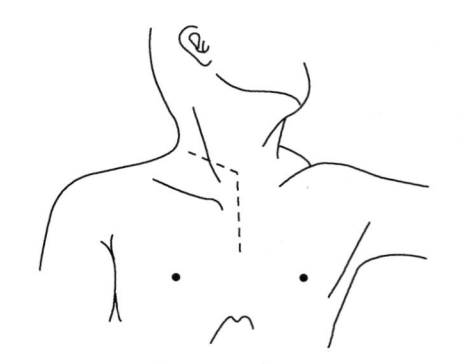

图 4-18-5　颈胸 L 形切口
自舌骨水平胸锁乳突肌前缘向下，经胸骨的静脉切迹，向下转向锁骨下窝、第 1 或第 2 肋间隙，向后可达腋前线；切除锁骨内 1/2、第 1 或第 2 肋软骨进胸

图 4-18-6　颈胸倒 L 形切口
自锁骨中外 1/3 份经锁骨上窝达胸骨正中，转向下达第 2 或第 3 肋间水平

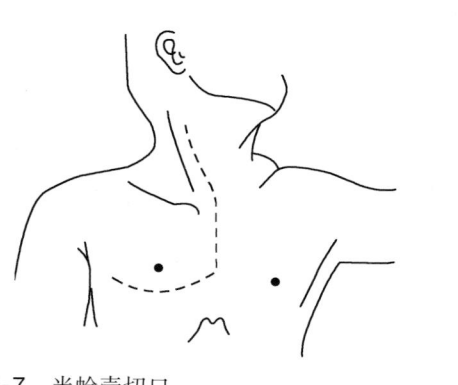

图 4-18-7　半蛤壳切口
颈、前正中、右前第 4 肋间切口

3. 切除受侵及的胸壁。

（1）肿瘤确定可以切除后，将部分肌肉自锁骨和第 1 肋骨附着处切断，切除部分锁骨或离断胸锁关节，向侧面反转锁骨，显露静脉回流区，也可结扎颈内静脉以充分暴露视野，如锁骨下静脉被侵及可一并切除；左侧注意结扎胸导管。

（2）于第 1 肋上缘分离前斜角肌，显露肿瘤上缘，注意保护走行于前斜角肌表面的膈神经，此时锁骨下动脉可显露清楚（图 4-18-8）。

（3）为显露 C_8 及 T_1 神经根，需分离中、后斜角肌，T_1 神经根在椎间孔后侧发出，尽可能保护 C_8 神经根，如此经锁骨入路，由前到后、由上到下切除胸壁。

（4）可以在肋骨肋软骨交界处分离开第 1 肋骨与胸骨，切除受肿瘤累及的第 2 肋骨，如病情需要，也可切除至第 3 或第 4 肋骨，后达肋椎角；后部肋骨同样从上缘开始切除，即从椎体连接处离断第 1、第 2 乃至第 3 肋骨，注意保护神经根（图 4-18-9）。

4. 胸壁切除完毕后，如需血管重建则予 Prolene 线缝合重建血管或人工血管旁路移植术。

5. 行患侧肺叶切除。

（1）从这一入路完成肺门游离及肺叶切除难度很大，可缝合关闭前部切口，重新选择后外侧切口入胸完成肺门游离、肺叶切除及淋巴结清扫。

（2）通常经此切口手术的病人，肿瘤位于肺门前侧的居多，常需要逆行肺叶切除，即顺序切断支气管、肺动脉、肺静脉，较为方便。

图 4-18-8　前位型肺上沟瘤切除术

行 L 形切口延长至胸三角肌间沟，游离辨别肿瘤侵及的组织和范围；必要时可切断胸导管、颈内静脉、椎动脉、交感神经链、星状神经节、膈神经等；如需切断锁骨下动静脉，可行人工血管置换术

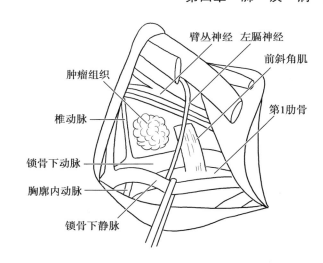

臂丛神经　左膈神经
前斜角肌
肿瘤组织
第1肋骨
椎动脉
锁骨下动脉
胸廓内动脉
锁骨下静脉

图 4-18-9　前位型肺上沟瘤切除术

切除受侵及的 T_1 神经根、膈神经、前斜角肌、第 1 肋骨、锁骨下动脉，整块切除标本；通常 C_8T_1 神经根可游离至神经孔

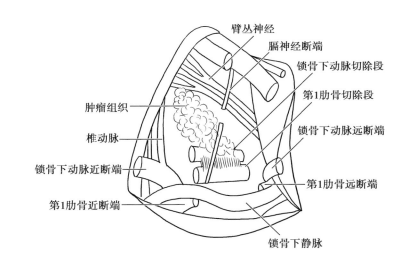

臂丛神经
膈神经断端
锁骨下动脉切除段
肿瘤组织
第1肋骨切除段
椎动脉
锁骨下动脉远断端
锁骨下动脉近断端
第1肋骨远断端
第1肋骨近断端
锁骨下静脉

6. 关闭胸膜腔

（1）如胸壁切除范围大，切除 3 根肋骨及以上，需要进行胸壁缺损修补。

（2）如胸壁切除范围不大，可不予修补胸壁缺损，术后胸壁缺损处纱垫填塞固定 3 周以上。

第十九节　肺癌侵及脊柱的扩大切除术

▶ 一、手术流程

1. 全身麻醉双腔气管插管成功后取健侧卧位，后外侧切口入胸。

2. 肺癌侵及脊柱的病例通常为外周型肺癌，对于脊柱侵及范围不大者，先行脊柱病变切除，后行常规肺叶切除。

3. 对于脊柱侵及范围较大者，先行由前向后的单向式肺叶切除，后行脊柱病变切除。

▶二、手术关键点

1. 肺癌侵及脊柱的肿瘤属于 T_4 期，对于接近椎体生长但没有侵及的病例，可横向离断肋骨，或用骨凿横向整块切除肋骨头，同时用电刀切断游离横突旁肌肉、肋横突韧带、肋头辐状韧带至中线的关节处（图4-19-1）。

图4-19-1 肿瘤侵及椎体［或（和）肋骨］的扩大切除术
待胸外科手术操作完毕后请骨外科配合行椎体受侵及部分切除、单纯肋骨切除、横突＋肋骨切除；如肿瘤大侵及椎体较重，可先行后正中切口，将受侵的椎体切除并送入胸腔，再剖胸行胸壁或（和）肺肿瘤切除术

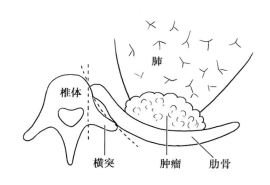

2. 在胸腔内游离脊柱前的壁胸膜，并连同肿瘤一并切除，受累的关节予离断切除与椎体平齐（图4-19-1）。通常切除椎体的1/4不会影响脊柱的稳定性。如需扩大切除范围可行椎体切除重建（图4-19-2）。

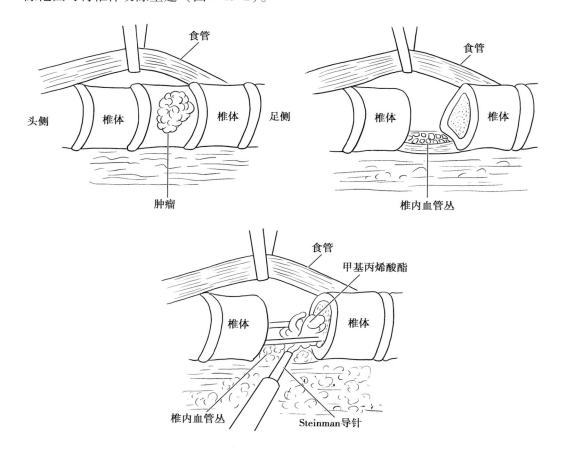

图4-19-2 肿瘤侵及椎体
取右侧剖胸入路，牵开食管显露病变的椎体以切除受侵及的病变椎体；切除病变椎体显露椎内血管丛；于椎体缺损处放置 Steinman 导针并注入甲基丙烯酸酯完成椎体重建

3. 处理背侧神经根时千万小心，避免过度牵拉，在肋骨从脊柱上分离后须仔细确认背侧神经根，并上 2 把血管钳，结扎后切断。否则会造成医源性蛛网膜下腔胸膜瘘，出现胸膜积液、颅内积气、脑膜炎等并发症。

▷ 三、并发症的处理

1. 蛛网膜下腔胸膜瘘 如疑有蛛网膜下腔胸膜瘘时，术中可通过 Valsava 式呼吸、加压通气来检测。如术中确认瘘存在，可用肌肉填塞神经孔；术后保守治疗。但一般蛛网膜下腔胸膜瘘在术中不易察觉，多在术后 1 周发现，此时可有大量胸腔积液及神经系统症状，应立即应用抗生素、头低位防止颅内积气、放置胸腔引流管（但不宜负压吸引，以免脑脊液大量流失，正常胸腔内压力为 $-5\mathrm{cmH_2O}$，脑脊液压力为 $10\mathrm{cmH_2O}$，否则会使得病情恶化），如此可在 4~8 小时内症状缓解。

脑脊液瘘的病人可有嗜睡、精神状态改变等神经系统症状，如超过 2 周的蛛网膜下腔胸膜瘘，则需要手术治疗，行椎板切除、硬膜内或硬膜外缝置补片、邻近神经根结扎的硬脊膜成形术；也可使用纤维密封剂。严重的脑脊液瘘、硬膜瘘可通过胸膜瓣、心包脂肪、肋间肌、大块浸有凝血酶的凝胶海绵修补；也可放置腰部引流管引流脑脊液以促进愈合。术中可通过 Valsava 式呼吸来检测修补硬膜瘘的情况或效果。

2. 肋间动脉损伤 过度的牵拉肋骨也可造成肋间动脉损伤，电凝止血要慎重以免损伤神经根，可使用双极电凝以免热损伤。缝扎止血更为确切。

第二十节 肺癌侵及上腔静脉的扩大切除术

▷ 一、概述

肺癌侵及上腔静脉造成上腔静脉阻塞综合征。严重的上腔静脉梗阻或肿瘤周围组织炎症会造成上腔静脉持续的纤维化、梗阻近端持续的血栓形成、肿瘤的直接侵入或外压等均会进一步加重梗阻。即使梗阻的病程稳定或进展缓慢，通常大多数病人也不会建立有效的侧支循环。

恶性肿瘤导致的上腔静脉综合征可采取放化疗手段会得到一定程度的缓解；但对于局部晚期的恶性肿瘤采取手术切除仍有 30% 的病人获得长期生存，对于非常严重的上腔静脉梗阻可能需要立即手术切除或建立旁路来缓解病情及提高生活质量。

▷ 二、手术关键点

肺癌切除同前（略），上腔静脉的处理是本节的阐述重点。

1. 通常采取胸骨正中切口即可，如需要可采取颈胸联合切口、半蛤壳式切口、胸部正中切口 + 侧胸部切口。上腔静脉综合征的病人胸壁常有丰富的侧支血管，须仔细电凝止血。

2. 必要时可切除胸腺组织以显露无名静脉；切开心包显露右心耳。

3. 切除肿瘤的同时切除被肿瘤侵及的无名静脉或上腔静脉并使用人工血管进行重建；或旷置病变的血管段，使用相应直径的人工血管建立旁路。近端吻合于右心耳或右心房，远端行静脉-人工血管的端端吻合或端侧吻合。

人工血管移植术后通常需抗凝至少 3 个月，但抗凝对于细胞之间松散结合的肿瘤是否存在大的危害，是否因抗凝导致肿瘤远隔转移，尚未明确。故宜选择自身大隐静脉作为桥血管，不易形成血栓且长期通畅率也高。

4. 如用大隐静脉重建无名静脉或上腔静脉旁路血管时，将大隐静脉纵行剖开，螺旋状缠绕在直径与目标重建静脉（无名静脉或上腔静脉）直径相当的硬质管道上，7-0 Prolene 缝线连续缝合。制备旁路血管需在 2.5 倍放大镜下耐心进行，手术时程约 30 分钟。

其中切取大隐静脉的长度 = L×D/d（L：无名静脉/上腔静脉吻合点至右心耳的距离；D：无名静脉/上腔静脉的直径；d：大隐静脉的直径）。例如，无名静脉直径为 8mm，切取大隐静脉直径为 4mm，无名静脉吻合点至右心耳的距离为 10cm，则切取大隐静脉的长度为 20cm；通常切取小腿内踝至膝部的长度或膝部至腹股沟处的长度即可。

5. 处理病变静脉血管之前须全身半量肝素化（100U/kg）；先吻合替代血管近端-右心耳，再吻合替代血管远端-无名静脉/上腔静脉，如此尽可能缩短阻断时间。切除右心耳时务必彻底切除梳状肌，以方便吻合及避免发生血栓。

6. 处理病变静脉血管时，嘱麻醉师控制性降压达收缩压 80～100mmHg 之间，以减少静脉回流及增加手术的安全性；不可同时阻断或切断两侧无名静脉，须顺序解决一侧的静脉血管；如行桥血管-上腔静脉吻合时，不必阻断或切断上腔静脉，可在病变远端的上腔静脉上侧壁钳，行桥血管-上腔静脉端侧吻合，然后再切断或旷置病变处的上腔静脉血管，如此最大限度的缩短上半身静脉回流的阻断时间。

血管吻合完毕后用鱼精蛋白中和。

第二十一节　原发肺动脉肉瘤

▶ 一、概述

肺动脉肉瘤罕见，30% 为成纤维肉瘤，50% 为成肌纤维肉瘤，20% 为平滑肌肉瘤。肺动脉肉瘤可沿着肺动脉主干生长，并且可以侵及肺动脉瓣。如保守治疗，平均生存时间为确诊后 1.5 个月；如手术治疗、平均生存时间为 10～19 个月。

▶ 二、手术方式的选择

手术争取完整切除，由于生存时间短及肺动脉侵及范围较广，一般无需行肺动脉袖式切除。根据肿瘤侵及肺动脉的范围决定手术方式。依次可行肺叶切除、全肺切除、肺动脉部分切除；必要时可在体外循环下行肺动脉主干切除、肺动脉瓣置换等。

如肿瘤不能完整切除，可行肺动脉内膜切除的姑息治疗，以利于改善病人的生活质量及生存期。

如有肺内转移，行肿瘤局部切除也有助于提高生存率。

虽然肉瘤对放化疗敏感度差，但是化疗、放疗或可改善预后。

1. 肺动脉转移瘤栓子切除术　肺动脉转移瘤栓子多带蒂或为肺动脉内漂浮栓子，故多采取体外循环下肺动脉切开切取。

2. 肺动脉血栓清除术　肺动脉血栓多为树枝状伸向段以下肺动脉，切开取出时宜使用剥离子仔细分离，外拉时用力均匀，切勿使用暴力以免拉断栓子；对于剥离困难的栓子可行肺动脉内膜剥脱以利于改善肺血流，但此方法可能会导致再次血栓，术后需适度抗凝治疗。

第二十二节　支气管类癌

▷ 一、概述

支气管类癌占支气管来源肿瘤比例0.5%～1%，约30%的类癌可伴有钙化。其中90%以上为典型性类癌，10%为非典型性类癌；非典型性类癌常累及淋巴结并且有远处转移，使用奥曲肽治疗或可有效。

对于失去手术机会的病人可采取VP-16和顺铂治疗，因为有近一半的支气管类癌病人对化疗敏感；虽然类癌对放疗不敏感，但部分类癌病人也可从放疗中获益（表4-22-1）。

表4-22-1　支气管类癌的生物学特性

支气管类癌	典型性类癌	非典型性类癌
所占比例	90%	10%
累及淋巴结	—	常有
远处转移	—	常有
发病部位	常为中央型	50%周围型
生物学特性	单发、有蒂、粉红色、较软	—
发病年龄	年轻	老年
库欣综合征	—	常有

▷ 二、手术方式选择

1. 支气管类癌常为局部浸润，但复发概率大，因术前行纤维支气管镜检查均可明确诊断，故术前制订手术计划时，尽可能采取单纯切除病变支气管、而多保留健肺的保守性手术。

2. 根据肿瘤在支气管的位置，也可行肺切除或支气管袖式切除。

▷ 三、手术关键点

对伴有类癌综合征的病人进行手术时，术中切勿挤压肿瘤以免发生类癌综合征危象。

▷ 附：类癌综合征（库欣综合征、副肿瘤综合征）

类癌综合征的主要临床表现通常为支气管痉挛、面红、慢性腹泻等。在较大肿瘤、肝脏肿瘤、消化道肿瘤中常见，可造成右心系统异常；而肺脏肿瘤或类癌可累及左心系统，造成心脏瓣膜病变且仅造成左心瓣膜病变。50%合并淋巴结转移者伴有库欣综合征。

第二十三节　支气管黏液表皮样癌

▶ 一、概述

　　支气管黏液表皮样癌为起源于气管支气管分泌导管的肿瘤，多位于隆突的远端、主支气管、叶支气管内，占肺部肿瘤的 0.2%，发病与吸烟无关。组织学上表现为唾液腺样肿瘤，有低度恶性和高度恶性之分，低度恶性肿瘤由圆柱形黏液分泌细胞组成；高度恶性肿瘤由大部分的鳞状上皮细胞和少部分的圆柱形黏液分泌细胞组成。

▶ 二、诊断

　　临床表现与支气管类癌相似，术前行纤维支气管镜检查可明确诊断。

▶ 三、手术方式选择

　　1. 术前制订手术计划时也是采取单纯病变支气管切除、尽可能多的保留肺组织，如支气管袖式切除和支气管成形手术，尤其是对于低度恶性肿瘤的治疗。

　　2. 必要时也可行肺叶切除术，同时行淋巴结切除术，尤其对于高度恶性肿瘤的治疗。

第五章

气管疾病

5

第一节　气管及支气管手术的应用解剖

一、气管及支气管的局部解剖

气管随颈部伸屈可在纵轴上下活动 3～5cm，低头时环状软骨可进入胸骨切迹，仰头时隆突部可达胸骨柄上方平面。

甲状腺峡部位于第二软骨环前面。

无名动脉近段位于气管下段前面，故气管切开部位勿低于第 5 气管环，以免气管套管压迫无名动脉导致气管无名动脉瘘的发生。

主动脉弓位于气管左前方并跨越左肺动脉及左主支气管。

环状软骨水平线为底边，两侧胸锁乳突肌前缘为两腰，构成底朝上，尖朝向胸骨切迹的倒三角——即气管三角，为气管切开之区域。

二、气管及支气管的形态学解剖

气管上口约平第 6 颈椎下缘水平，气管分叉位于第 4～5 胸椎平面-第 5 胸椎上缘水平。成年男性气管长度为 10～12cm，以胸骨柄为界，胸外段 2～4cm，胸内段为6～9cm，门齿距离隆突 26～28cm。

上段气管血供来自甲状腺下动脉，下段气管血供来自支气管动脉，在环膜交界部走行，故气管切开切勿偏离气管中线，以免损伤支气管动脉。另外，支气管动脉均为动脉分支的末端性小血管，故气管吻合时断端游离勿超过 1cm，以免缺血。

气管与气管前筋膜之间为气管前间隙，与纵隔间隙相通，纵隔积气、积液、积脓可互相交通，故气管切开时只在气管切开处分离，以免发生纵隔气肿。

气管由 16～20 个透明软骨环构成，成人横径约为 2.0～2.5cm，前后经约为1.5～2.0cm，根据年龄、性别、体重选用不同的气管套管，成人选用 5～7 号，小儿选用 4 号以下，切勿强行插入以免撕裂气管膜部。

低龄儿童及瘦弱体型者胸膜顶常常高于锁骨，气管周围操作如气管切开亦可损伤胸膜，导致气胸发生，临床上予以注意。

胸内段气管受呼吸影响，形态变化大，用力呼气后膜部向前膨隆，管腔呈新月状或马蹄状。

如病变切除过大，可行人工气管置换术，人工气管因管径不同可分为不同型号，因形状不同可分为人工直管与人工分叉管。

三、气管形态学病理解剖

气管变异极为少见，气管支气管变异发生率约为 1%，常在气管分叉上 2cm 上方右侧壁发出，供应右上肺叶尖内段，属多余支气管，可反复感染或支气管扩张。

刀鞘气管（冠状径/矢状径≤1/2）见于慢性阻塞性肺疾病。气管后壁憩室为后膜部肌肉薄弱所致。

四、气管支气管分级

支气管呈 2 分支状逐渐分支走行，自气管至肺泡有近 23 级分支；7～9 级支气管的管壁厚度 <0.3mm，管腔直径 1.5～2mm，即使 HR-CT 也不能显示。一般胸膜下 2cm 范

围以内的支气管在 CT 不能显示，因支气管壁厚度与管腔直径之比相对恒定为 1：(6 ~
10)，如叶及段支气管厚/径为 1.5mm/5 ~ 8mm；亚段及细支气管厚/径为 0.2 ~ 0.3mm/
1.5 ~ 3mm；故采用 2.5mm 层厚连续 CT 扫描，95% 的亚段支气管可显示。支气管的显示
依赖于管壁厚度，由于小支气管壁厚度接近像素大小，故 CT 准确测量厚度很困难。

▷ 五、肺动脉分级

右叶间肺动脉位于中叶与下叶支气管外侧，平均直径 13mm，如 >15mm 则提示肺
动脉高压。肺动脉分支近 17 级，HR-CT 可观察直径约 300μm 肺动脉，相当于腺泡动
脉，但只能在肺窗显像，为软组织密度；增强 CT 不能显示，常通过辨认相邻支气管
来判断相应动脉分支；一般上叶肺段动脉位于段支气管内侧，肺段静脉位于段支气管
外侧，下叶则相反。

第二节　气 管 肿 瘤

▷ 一、概述

（一）气管肿瘤的分类及生物学特性

原发气管肿瘤很少见，有良恶性之分。

1. 其中 1/3 为鳞状细胞癌，多位于气管远端 1/3 部，常有咯血症状，与男性吸烟
有关。

2. 1/3 为囊性腺癌，常位于气管上 1/3 部，低度恶性，与唾液腺肿瘤类似，而非
吸烟引起。沿黏膜下层及附近神经鞘扩展，最重要的是该类肿瘤可取代而不是侵犯邻
近结构，如可取代气管软骨，故肿瘤的镜下范围很可能超过肉眼所及的范围，肿瘤切
除后复发的概率很大，但切缘阳性与区域淋巴结转移对预后没有影响，因此，即便是
切缘阳性，对于该类肿瘤区域性切除即可，也无需行张力过大的扩大切除。

3. 另外 1/3 为其他良、恶性肿瘤，如错构瘤、软骨瘤、类癌、腺癌、小细胞
癌等。

建议气管鳞状细胞癌及囊性腺癌术后行 5000cGy 的放疗。

（二）气管肿瘤的病理生理学改变

当气管直径减少到原直径的 1/2 即横截面减少 75% 时，会出现气体动力学改变，
如呼吸困难、气短等临床症状；肺功能检查可出现 FEV_1 和呼气峰流速减低、呼气流
速-容量曲线变平。

气管狭窄出现的喘鸣常发生在吸气相，而哮喘出现的喘鸣常发生在呼气相。

▷ 二、气管手术前注意事项

（一）气管手术前准备

1. 术前行纤维支气管镜检查，如发现呼吸道水肿、红斑，处于急性炎症阶段时，
宜推迟手术，直到炎症消退，更安全的处理也可在术后行临时 T 管或气管造口。

2. 术前如长期应用类固醇激素，宜在术前至少一个月停用，如非用不可，可维持
最低剂量。

有报道，围术期用维生素 A 可减轻类固醇对吻合口愈合的影响。

3. 术前屈颈训练进食及咳嗽至少 3 天。

（二）气管狭窄手术前处理

1. 颈段气管无论是功能性狭窄还是解剖性狭窄，拟行狭窄段切除、端端吻合术或狭窄扩张术须准备好高频通气。

2. 在手术室外必须用硬性支气管镜、气管插管或气管造口；因为可曲式支气管镜不能通过硬性狭窄，反倒造成气道阻塞。但术中判断狭窄段或病变处可用可曲式纤维支气管镜定位。

（三）气管手术麻醉注意事项

1. 气管狭窄较重的病例，麻醉气管插管前尽可能不使用肌松药，保持自主呼吸，在清醒状态下进行气管插管。

2. 颈段气管手术用颈丛神经阻滞加局部浸润麻醉，清醒状态下气管插管。

3. 胸段气管病变用大口径插管置于病变上方；气管切断后，用小口径插管置于对侧支气管或病变远侧支气管；为稳妥起见，当气管极度狭窄、病变较大时，也可在麻醉气管插管前完成局麻下右股动静脉插管，备体外循环，一旦气管插管不顺利可迅速转机；如病人无重要脏器功能不全，也可在体外循环下完成气管手术，如此也可避免病变气管远端因插管问题影响手术操作。

4. 巨大的气管肿物紧急处理及麻醉方法。对于巨大的气管肿物，宜行硬性气管镜进行肿物激光消融及使用挖芯技术解除气道梗阻。

（1）具体操作方法：气道局麻，病人处于坐位时缓慢静脉诱导进行全身麻醉，全过程宜辅助自主通气，在确定气道畅通的前提下予肌松药，过度通气以充分给氧并立即摆好体位，插入硬镜，看到声带后，将镜身顺时针转90°。进入气管后再逆时针90°回到原位。为求气道视野显露，观察一侧支气管时可将头转向另一侧，如观察左支气管可将头偏向右侧。

操作内径2.8mm的纤维支气管镜，足够吸出黏稠痰液，且不易堵塞内镜。经过气管插管腔内行纤维支气管镜检查，需特殊如激光消融等治疗时对应的内外管径见表5-2-1。

表5-2-1　经气管插管腔内行纤维支气管镜检查及治疗的各管径要求

	激光消融、吸痰等	成人	儿童
纤维支气管镜	6.2/3.2mm（外径/内径）	5.9/2.8mm（外径/内径）吸痰足够且不易阻塞	3.5 /1.2 mm（外径/内径）
气管插管	9mm（外径）	8mm	—

（2）人工氧气气腹的紧急处理：对于巨大的气管肿物、纵隔淋巴结活检术后组织水肿或其他原因引发气道梗阻的危急时刻，可尝试腹腔穿刺置入硬膜外穿刺管或中心静脉导管注入纯氧，致人工氧气气腹，后将气腹后残余的二氧化碳置换出体外，1分钟左右可获好转或成功。其原理和理论依据是根据压力及浓度梯度，通过腹腔镜术后于腹腔内注入氧气置换出二氧化碳，有利于腹腔内正压恢复，避免二氧化碳导致的肌肉酸痛如肩部疼痛等并发症的发生。

▶ 三、气管手术流程

全身麻醉气管插管成功后，颈段气管切除取颈部横切口（图5-2-1）或纵切口（图5-2-2）；下段气管病变切除取前正中切口、右后外侧切口、右半蛤式切口。仔细游离病变气管，肉眼下距离肿瘤边缘5mm以上切除气管，两断端行端端吻合。彻底止血后常规关胸。

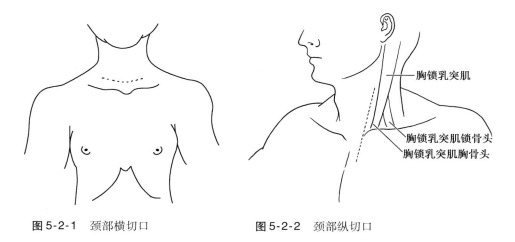

图 5-2-1 颈部横切口　　　　　　　图 5-2-2 颈部纵切口

▶ 四、手术关键点

（一）气管游离、切断方法

1. 切断病变气管要灵活，可先游离气管四周再切断，也可切断后向一侧游离。也可向两侧游离，但切缘宜在 5mm 以内，因缝合缘距 4mm 即可，以最大限度保留血供。气管及隆突前壁游离就可以增加气管活动度，以利于减少吻合的张力，游离气管两侧及后壁时务必紧贴气管壁，也不要使用电刀，以免损伤喉返神经。

2. 横断气管时务必先下后上，肉眼下距离肿瘤边缘 5mm 以内切除气管，保留端膜部宜稍长以便吻合及调整针距，但有术后咳嗽的不良反应；故主张保留端膜部稍长，但不是为了调整针距，而是为了吻合牢固。

（二）保护喉返神经

在环形切除气管时任何操作都应在气管软骨壁上作游离。当无法清楚看到气管壁时，游离气管最佳办法是切开最终要切除的部分，而不是始终在气管外侧操作，以免增加神经损伤风险。如前所述，手术操作过程中游离气管两侧及后壁时务必紧贴气管壁，也不要使用电刀，以免损伤喉返神经。切勿试图辨认喉返神经、试图游离并保护喉返神经，恰恰相反，应希望无论如何都看不到喉返神经才不易损伤喉返神经。

（三）两气管断端吻合方法

最好连续缝合两气管断端，尽管有的术者主张间断缝合，其中大多将所有缝线结打在腔外；也有分部术者在气管后壁或术野对侧将结打在气管腔内，侧壁及前壁打在腔外。

颈部气管先吻合后壁，再吻合前壁；胸部气管宜先缝合前壁，后缝合后壁。也就是说，先连续缝合术野深部、环部、收线，越过膜部达术野浅部、环部收线，最后缝合剩余环部并打结，此方法可使每针缝线拉力均匀，不易形成术后吻合口瘢痕。

（四）减小吻合口张力的措施

1. 切断下肺韧带及肺门心包内松解。

2. 吻合口缝合前在两断端分别用 3-0Prolene 线行气管左侧、右侧及前侧面减张线缝合。

3. 屈颈。

（五）手术并发症处理

1. 喉返神经损伤及处理

（1）如单侧喉返神经完全断裂则无法恢复，声带麻痹于正中位，会阻碍气流，但很少发生误吸；如声带麻痹位于侧方位时，不会阻碍气流，但更可能发生误吸，还会减弱发声，咳嗽困难。

（2）如单侧喉返神经为牵拉损伤，神经功能在几周后恢复，对侧声带适应一段时间会跨越中线，可改善发声及防止误吸，一般需要半年方可由对侧声带进行功能代偿；如代偿效果不满意，可采用手术，使侧方声带变为正中位。

（3）如为双侧喉返神经损伤，除处理气道外，还需要建立长期肠道外营养。

（4）如疑有喉返神经损伤，须及时行喉镜观察声带位置，以提前采取必要措施，防止并发症发生。尤其是对于肿瘤的病人手术，其喉返神经损伤的概率更大。

（5）如出现暂时性喉返神经损伤，宜进食黏稠液体 2 天后，再尝试稀薄液体。因黏稠液体不易出现误吸。

2. 气管手术后吻合口水肿、狭窄

（1）在喉气管切除、上段气管切除，于声门吻合或气道较细的儿童手术后 12 ~ 48 小时出现哮喘（并非术后即刻发生），可能存在吻合口不同程度水肿，可予激素冲击、短疗程使用，24 小时内迅速减量；适当抬高头部、去甲肾上腺素雾化等治疗。另外，氦氧混合气体也可减轻水肿、减低气道内气流阻力，采取如此措施情况下效果仍然甚微的情况下，须重返手术室，行气管造口或行 5 号无囊气管插管进行重新插管 2 ~ 3 天，以度过水肿期。所以，切除病变越接近喉部并发症越多。

（2）对吻合口肉芽组织增生可通过支气管镜对其进行机械或激光切除，同时切除不当的缝线，如有必要，需反复进行上述操作。如狭窄程度较重时，可放置临时性或永久性 T 管，更严重者肉芽组织快速生长难以控制时可行气管造口术。防止肉芽组织增生可全身或局部注射类固醇，但应该注意用量及用药持续时间，因激素影响组织纤维化形成及延缓组织愈合。

用维生素 A 可减轻类固醇对吻合口愈合的影响。在应用激素的病人，一定要保证血浆白蛋白水平在正常范围内。

3. 术后吻合口瘘

（1）如术后早期吻合口完全裂开，可导致气道阻塞、呼吸困难、喘鸣，甚至死亡，应立即再返手术室，紧急放置 T 管或气管造口或重新进行吻合。在吻合口下 2 个软骨环置管或切开。

（2）不完全裂开早期不易被发现，但易形成环形瘢痕，可导致再狭窄，在做相应处理后，于吻合口下 2 个气管环以远的距离放置 T 管或行气管造口，为气管吻合口的顺利愈合提供安全保障。

4. 颈部屈曲脊髓损伤 吻合口缝合前用 3-0Prolene 线行前面及侧面加强缝合，以减少吻合口张力，颏下与胸骨角皮肤的缝合是为了防止突然颈过伸而牵拉吻合口，而非曲颈。

如颈部严重弯曲，可导致脊髓梗死，出现下肢无力，必须立即剪断下颌缝线，使颈部回复中位，提升血压以增加脊髓血流灌注。一般颈部弯曲不能超过 45°。总之，行气管手术需颈部屈曲时，宜注意时时提醒可能有脊髓梗死损伤存在的可能。

（六）术后护理

术后进食宜慢，以免误吸。术后如咳痰不畅宜果断行纤维支气管镜吸痰，术后屈颈 2 周，不能抬头至少 3 个月，避免头部突然后仰。

第三节 气管开窗肿瘤摘除术

▷ 一、适应证

预计环形切除不能行端端吻合的气管恶性肿瘤。

基部较小的腺瘤、纤维瘤、软骨瘤等良性肿瘤，均可行气管开窗肿瘤切除术。

▶ 二、手术流程

全身麻醉气管插管成功后，根据肿瘤部位，可行颈部切口及右胸第 4 肋间后外侧切口入胸。探查病变处并纵行切开气管壁，切除肿瘤及其基底部的气管壁，缝合气管窗口；也可用周围的组织瓣替代并缝合固定于窗口。彻底止血，关闭切口。

▶ 三、手术关键点

1. 通常气管开窗肿瘤摘除术的气管壁切除小于周径的 1/4，直接缝合切缘即可，不会造成吻合口狭窄。

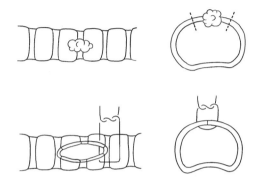

图 5-3-1 气管侧壁成形术
如切除侧壁 < 1/4 周径、纵切横缝，则保留气管横截面 >50%，不会影响排痰，更不会影响通气

2. 纵形切开肿瘤相应部位气管，探查并切除肿瘤后，电刀烧灼基底部的残余肿瘤组织，注意勿过度烧灼导致气管壁穿孔及气管内出血。
3. 如遇到气管内出血，可于气管外侧壁缝合止血，再缝合气管切口。
4. 如肿瘤较大或范围较广泛，不能完全切除肿瘤，可行开窗切除大部分肿瘤的姑息手术，也可行纤维支气管镜或硬质支气管镜切除肿瘤大部，消除梗阻，术后辅以放疗或支架植入治疗。

第四节 气管侧壁切除的修补手术

▶ 一、适应证

适用于病变局限于气管的左侧壁或右侧壁，累及范围小于 1/2 周径的肿瘤。

▶ 二、手术流程

全身麻醉气管插管成功后，根据肿瘤部位，可经颈部、右或左后外侧第 4 肋间切口入胸，根据病变位置、大小等具体情况切除肿瘤，修补气管创口。彻底止血，关闭切口。

▶ 三、手术关键点

气管创口修复方式
1. 范围小者可楔形切除后直接缝合气管缺损。
2. 范围大者可用附带骨膜的带蒂肌瓣修补，骨膜朝向气管腔内缝合；也可用同侧胸大肌肌皮瓣或颈阔肌肌皮瓣修补上段及下段气管缺损。

3. 靠近气管支气管角外侧壁的肿瘤，如缺损不大可用肌皮瓣修补。如病变较大需要全肺切除术，可行钝角等腰楔形切除病变，剩余主支气管内侧壁向上翻转代替气管外侧壁缺损进行修补，即两腰对合缝闭。

4. 如需要行隆突再造，在距返折最低点 >1cm 处，将对侧支气管内侧壁软骨环开窗，注意窗口宜略大于患侧支气管断端开口之口径，将患侧主支气管断端缝合于对侧支气管内侧壁软骨环开窗处。

第五节　隆突全肺切除术

▷ 一、概述

隆突全肺切除术也叫隆突余肺切除手术或袖式全肺切除术。

适用于侵犯主支气管根部或隆突但无纵隔淋巴结转移的肿瘤。由于吻合张力过大、余肺切除困难的病例，一般需要心包内处理肺血管，也是隆突重建术的一种。

▷ 二、手术流程

全身麻醉气管插管成功后，根据病变位置，取右或左后外侧第 4 肋间切口；游离患侧全肺或余肺、气管、隆突、健侧主支气管；切断患侧上下肺静脉及肺动脉；距离肿瘤 5mm 切断气管、健侧支气管；取出患肺标本；清扫淋巴结；行气管-健侧支气管吻合。彻底止血，关闭切口。下颌及胸前缝线固定。

▷ 三、手术关键点

1. 若术前估计吻合张力大，可先在健侧微创下行心包内肺门松解，然后翻身进行切除、吻合操作。

2. 若术中发现吻合张力大，即果断地停止术侧操作，翻身行微创肺门心包内松解后再翻身进行切除、吻合操作。

3. 如果病人不能切除，行对侧主支气管-气管吻合或操作十分困难时，可在剥离好隆突部位并阻断好肺动脉后翻身，于健侧进行健侧主支气管-气管吻合，再翻身从患侧切除病肺。

注意在健侧吻合之前，一定要阻断好患侧主肺动脉，以免导致右向左分流。但此操作在临床上罕见。

▷ 四、术后护理

涉及三方面护理内容，即双侧剖胸、全肺切除、隆突重建。

1. 两侧开胸的病人最好术后辅助通气 48～72 小时，度过术后切口剧痛时期。当然，手术中行切口肋间神经冷冻可以明显减轻术后切口疼痛，也可以缩短术后辅助通气时间。

2. 全肺切除后，3 日内禁止猛烈变动体位及剧烈咳嗽，禁止健侧卧位，以免引起纵隔移动及心脏受压，手术后一周禁止下床，轻轻拍背以协助排痰，必要时可纤维支气管镜吸痰。术后控制液体量及单位液体量输注，不超过 2000ml/24h，如高龄及存在心功能不全风险者，不超过 1500ml/24h，输液速度在 45 滴/min（3ml/min）更为安全，如高龄及心功能不全风险极大者不超过 40 滴/min（2.7ml/min）。

3. 术后 2 周一直保持颈屈位，手术后搬动病人时应该有专人看护，下颌及胸前缝线应深缝达肌肉或肌筋膜，该部组织相对固定。

第六节　气管隆突切除重建术

▷ 一、概述

适用于侵犯主支气管根部或隆突但无纵隔淋巴结转移的肿瘤。术前行放疗者禁忌气管隆突手术。

一般可切除的气管肿瘤在 4～5cm，隆突部肿瘤在 3～4cm，再加上肿瘤上下端各 0.5cm（即总计正常组织 1cm），是总切除病变气管的长度。

▷ 二、手术流程

全身麻醉气管插管成功后，根据病变位置，取右或左后外侧第 4 肋间切口、蛤壳式切口或正中全胸骨切口入胸，游离气管、隆突、左右支气管，距离肿瘤 5mm 切断气管、左右支气管，重建隆突（图 5-6-1～图 5-6-6）。彻底止血，关闭切口。

图 5-6-1　隆突成形术
经右侧胸腔入路行隆突肿瘤切除范围

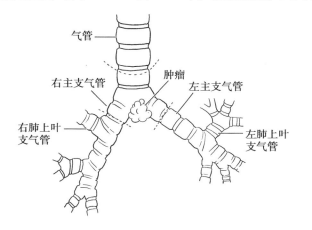

图 5-6-2　右侧胸腔入路行隆突成形术
显露气管、左右支气管后分别套带；在拟切除部位以远缝置牵引线

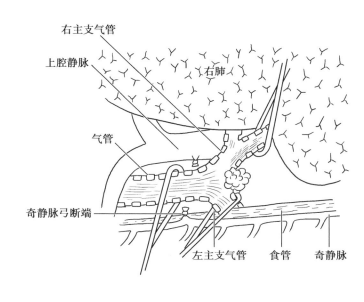

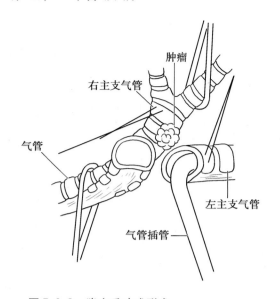

图 5-6-3 隆突重建成形术

在气管、左右支气管拟切断以近、远的部位缝置牵引线；首先切断左主支气管并插入气管插管进行通气；退后经口气管插管后再切断气管；最后切断右主支气管，移除手术标本

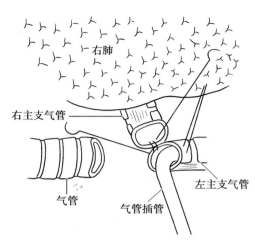

图 5-6-4 向前牵拉右肺，在左右支气管处于自然状态下缝合两相邻的支气管侧壁以重建隆突，缝合长度 =（左右支气管直径之和 - 气管直径）×3，术前要做好评估测算；气管断端宜修剪成为前后略舌形，以减小 3 者交汇处的吻合张力及增加气管断端的吻合面积

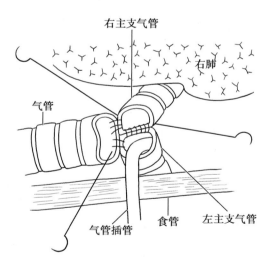

图 5-6-5 隆突重建先吻合左右支气管的内侧壁，再进行气管左侧壁、前壁、右侧壁与重建隆突的相对应支气管壁的缝合，该缝线与重建隆突的缝线在腔外打结；在气管支气管交汇处，气管侧缝线的针距不变，重建隆突侧的缝线针距约为原来的 1/2，缘距均不变，如此缝合可避免漏气

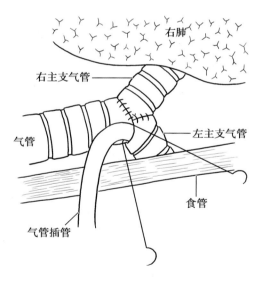

图 5-6-6 在缝合另一个气管支气管交汇处时，该缝线与重建隆突的缝线在腔外打结，保留其中一根缝线绕气管插管继续缝合，缝合气管支气管全周后轻柔拔出气管插管，收紧缝线并打结，通过经口气管插管进行通气；如此可避免反复调整手术台上气管插管和经口气管插管插入的位置，节省手术时间且操作方便

▶ 三、手术关键点

（一）气管手术的麻醉

如麻醉或手术过程中气管及隆突肿瘤脱落，可手动加大通气压力使肿瘤进入一侧主支气管，保证另一侧肺通气，如此可加快麻醉或手术进程，随即快速切开隆突部气道，用吸引器头或钳夹取出脱落的肿瘤恢复正常通气。

（二）切口选择及气管支气管显露

1. 切口可选择左或右第 4 肋间后外侧切口操作，但以右侧操作较为方便。

支气管残端在预切缘 0.6cm 为宜，气管距肿物 1cm 以内切断。

可在切除病变后，先行气管-对侧主支气管端端吻合，在该吻合口的下端或上端至少 1cm 处的软骨环部开窗，以免两吻合口距离太近引起其间的组织缺血，开窗直径略大于患侧拟做吻合的支气管直径，将患侧支气管与开窗吻合。

2. 对于局限于隆突病变，可选择蛤壳式切口或正中全胸骨切开行隆突重建。横断胸骨切口可先经前第 4 肋间切开一侧胸腔探查，再横断胸骨向对侧切开，经对侧第 4 肋间入胸进行手术操作。

3. 正中全胸骨切开暴露前纵隔，于上腔静脉与主动脉之间纵行切开前心包及两者之间的后心包，在隆突四边形区域（左-主动脉，右-上腔静脉，上-无名动脉及左无名静脉，下-右肺动脉）暴露气管下段及隆突，并在此区域进行手术操作（图 5-6-7，图 5-6-8）。

（三）减少吻合口张力

1. 暴露隆突后，钝性游离气管、左右支气管前表面的环部即半周游离即可提高其活动度。

2. 如考虑吻合张力较大，可在全身麻醉后经左侧腔镜切断肺下韧带，加左侧肺门周边 U 字形心包内肺门松解，再同期经右胸操作行隆突切除。

3. 如气管切除范围大，导致吻合张力过大，可行心包切开减张，行左、右两侧心包内肺门松解术以减少吻合口张力。上肺静脉前面及下肺静脉下缘行"U"形心包切开 8~10cm，可增加远侧支气管上提 1.5~2.0cm。

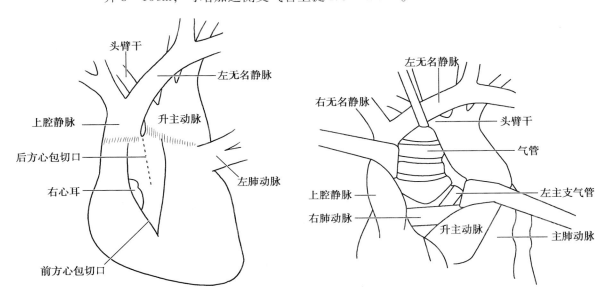

图 5-6-7　胸部正中切口显露气管隆突

在上腔静脉与升主动脉之间切开前方心包，同法切开两者之间后方的心包同时保护好右肺动脉及其下方的左心房；分别向两侧牵拉上腔静脉及升主动脉，左无名静脉及头臂干套带并向上牵拉，显露四边形内的气管下段和隆突

图 5-6-8 切开上腔静脉与升主动脉之间的心包的前方及后方，后方切开可达心包横窦，注意保护右肺动脉及左房顶部；横窦位于升主动脉和主肺动脉干的后方、脏层心包完全覆盖于 2 大动脉的后方表面；右侧有上腔静脉；背侧上、下方分别为右肺动脉、左房

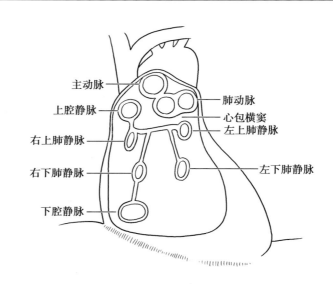

主动脉
肺动脉
上腔静脉
心包横窦
左上肺静脉
右上肺静脉
右下肺静脉
左下肺静脉
下腔静脉

（四）术中改变术式

1. 如气管-对侧支气管吻合口张力太大或手术操作不便，可在切除标本后，暂时旷置并封闭对侧中间支气管或叶支气管，先行本侧支气管-气管吻合，吻合完成后再翻身，同法开窗并完成支气管-支气管（或气管）端侧吻合。

2. 如术中发现中间支气管-左主支气管、左肺下叶支气管-右主支气管端侧吻合张力过大，则需改变术式，可行右余肺切除或左余肺切除，即改行左或右隆突全肺切除术；也可暂停该侧手术，患侧翻身腔镜微创行对侧心包内肺门松解术，而后再翻身，继续行术侧操作，切勿勉强。

3. 如行对侧肺门心包内松解手术仍然不能减少吻合张力时，宁可牺牲一侧全肺切除，也不要冒险勉强吻合，以免发生术后吻合口瘘、纵隔感染等危及生命的严重并发症。

（五）修剪吻合断面

1. **气管** 两主支气管断面与各自纵轴呈自然角度；气管断端修削成左右侧面短，前后面略长的弧形或短舌形，可增加气管断端有效缝合，即气管舌形断端可增加吻合缘长度。但不要太过，以免气管切端处软骨骨片撕裂。

2. **支气管** 如行气管-支气管端端吻合不必刻意将支气管修剪成斜面，以免此端口处软骨片撕脱。

3. **开窗** 如行主支气管-主支气管端侧吻合，因支气管壁软骨部舒张性小，故宜切开软骨部支气管行开窗吻合，该窗口的后缘近环膜交界处，切勿超过环膜交界达膜部；该窗口长径略大于对侧支气管断面的上下径，但勿超过该部断面长径的 1/2，窗口的前后径应略小于对侧支气管断面的前后径，使两环周长相当，如此吻合完成后，新开口会因软骨环弹性使开口增大，通常不会出现吻合部位的支气管狭窄。

（六）气管支气管吻合

1. **左右主支气管内侧壁重建隆突的缝合长度** 左右主支气管内侧壁缝合在一起以形成代隆突，作为独立结构与气管下段进行端端吻合。重建隆突与气管端端吻合的基本原则是气管断端的有效直径宜最大程度地接近两侧支气管断端有效吻合直径之和，如此能最大限度地减少吻合口张力。左右支气管内侧缝合重建隆突的缝合距离 =（左右支气管直径之和 - 气管直径）×3。

2. **重建隆突的前后端处理** 在重建隆突前后端与气管吻合时宜外翻缝合，但需注意的是，该处缝合在气管侧针距应是在其他部位缝合针距的 1/2 或三角形缝合，以减

少猫耳形成的概率，减少该处吻合口瘘的发生率。

3. 重建隆突的两外侧壁处理 气管两侧及两支气管的外侧壁承受最大的拉力，在吻合口两侧的左右外侧壁各缝置 1 针减张缝线，可有效缓解三者交汇处的各方向的张力，也可减少此处因张力大引起的吻合口瘘的发生。

4. 缝线选择 吻合一般用 4-0Prolene 缝线；交界处褥式缝合用 3-0Prolene 缝线；修补因缝线切割导致的漏气，可采用褥式缝合加针修补，更确切的方法是带垫片褥式加针修补。

5. 缝合方法

（1）均匀分配每针端端吻合缝线的张力，避免因张力过大导致代隆突前后端交界处吻合口瘘发生的概率，减少远期因张力过大导致代隆突前后交界处瘢痕形成而影响气管代隆突处的射流作用，同时也最大限度地保留了气管及支气管的长度。如此修削成的前后短舌瓣并无血运担忧，可以抵消气管平削面吻合后因张力过大导致血运欠佳的弊端。

（2）先收紧环部缝线，再收紧膜部缝线，以免膜部撕脱。另外，膜部缝线收紧时宜缓慢均匀用力，切勿陡然收紧膜部缝线。

（七）吻合过程中的止血和漏气试验

在吻合之前应对纵隔的术野彻底止血，否则吻合完成后无法判断何处出血、止血更困难。一个吻合口完成后，立即行漏气试验，第二个吻合口完成后再进行漏气试验，否则难以辨认是哪一个吻合口出现问题。

（八）术后护理

所有气管及隆突手术术后 2 周均一直保持颈屈位，尤其是手术后搬动病人时应该有专人看护，下颌及胸前缝线勿缝于皮肤松弛处，应深缝达肌肉或肌筋膜，该部组织相对固定，与老年病人胸腔引流管固定缝线原理相同，以免脱管。

第七节　颈段及主动脉弓上气管病变切除端端吻合术

5

气管长度 10～12cm，气管随颈部伸屈可在纵轴上下活动 3～5cm，低头时环状软骨可进入胸骨切迹以下，仰头时隆突部可达胸骨柄上方平面。

▷ 一、术前检查

术前一定行纤维支气管镜检查及 CT 检查，并准确记录病变部位（距门齿、声门、隆突的距离，位于气管的左右、前后壁等）；详细阅读 CT 片，以便手术中准确定位，必要时在病变附近行纵行切开气管，直接查看。

▷ 二、术前准确评估

术前准确评估拟切断气管的长度，根据术前 CT 检查、纤维支气管镜及术中检查所见肿瘤大小的数据，再加上 1cm，则为气管切除长度。

▷ 三、手术流程

全身麻醉气管插管成功后，根据病变位置，取颈部横切口、颈胸部 Y 形切口（图 5-7-1）、右后外侧第 4 肋间切口、蛤壳式切口（图 5-7-2）或正中全胸骨切口入胸，游离气管、隆突、左右支气管少许，距离肿瘤 5mm 上下切断气管，两断端行端端吻合。彻底止血，关闭切口。

图 5-7-1　颈胸部
Y 形切口
颈前部弧形切口＋
前正中切口，正中
切口达第 2 肋间，
胸骨劈开过胸骨角
即可

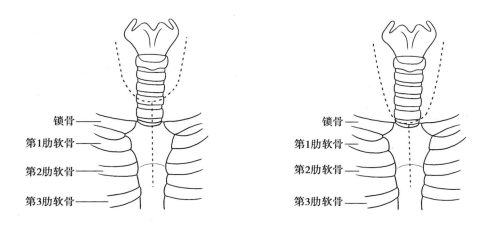

锁骨
第1肋软骨
第2肋软骨
第3肋软骨

锁骨
第1肋软骨
第2肋软骨
第3肋软骨

图 5-7-2　气管上
段肿瘤采取颈、前
正中、右前第 4 肋
间切口，先行颈部
切口探查肿瘤，如
可切除再延长切口

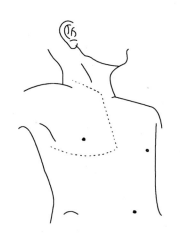

5

▶ 四、手术关键点

（一）切口选择

复习气管的应用解剖，气管长度 10～12cm，气管随颈部伸屈可在纵轴上下活动 3～5cm，低头时环状软骨可进入胸骨切迹以下，仰头时隆突部可达胸骨柄上方平面。

1. 如手术经验丰富者，气管环形切除范围不超过气管全长 1/2 是可以接受的，故颈段气管及纵隔内气管近段 1/2 部病变允许切除气管 5cm 长。均可采用颈部胸骨切迹上 2 横指、弧形领状切口，两侧超过胸锁乳突肌外缘。

2. 如需要可行 T 字切口，加用胸骨正中切口，根据手术暴露需要，仅劈开胸骨上半部或全部，尤其是主动脉弓上方的气管手术。

（二）游离切断气管

1. 如切除颈部气管良性狭窄时，宜保留部分气管膜部瘢痕，不宜强行剥离，以免造成食管损伤，同时保留膜部瘢痕组织也是对食管的一种保护，端端吻合完毕后用甲状腺覆盖并固定吻合口表面以促进愈合。

2. 气管切缘外周解剖应在 1cm 以内，以免破坏血供，气管及隆突前壁游离以增加气管活动性，以利于减少吻合的张力，游离气管两侧及后壁时务必紧贴气管壁，也不要使用电刀，以免损伤喉返神经。病变远端 0.5cm 处为下切缘，先在切缘下左右两侧缝置牵引线，切断气管后，远端插入小口径气管插管以维持通气；病变近端 0.5cm 处为上切缘，同法在切缘上方左右两侧缝合牵引线，切断病变气管，取出标本，术中冰冻病理以保证切缘无癌。

3. 横断气管时务必先下后上，保留端膜部宜稍长以便吻合的密闭，但不主张用来调整针距。

（三）气管端端吻合

1. 气管两断端用双头针 3-0 号或 4-0 可吸收线或 prolene 线连续缝合即可，先从软骨环处开始缝合 3～4 针，经过膜部缝至对侧软骨环处收线使对合平整，其间剩余 1/3 周时拔出临时插管，经口插管送入吻合口远端，完成缝合全周，在气管的前外侧打结。

2. 将 2 侧牵引线对应打结；或拆除牵引线后重新于吻合口两侧 1cm 左右缝合固定 2 针并稍有张力，以减小吻合口张力，也可减少吻合口瘢痕形成及狭窄机会。

3. 不建议外翻间断缝合，由此并不能减少吻合口瘢痕形成的概率，相反，因每个线结张力不匀、缝线纷杂反而易导致感染及形成瘢痕和狭窄。

4. 行胸内气管端端吻合，宜紧贴气管，游离无名动脉，使无名动脉周围有更多的软组织隔离。气管吻合完毕后，在吻合口周围用肌瓣隔离，以免发生无名动脉气管瘘。

（四）吻合口处理

经口气管插管退回吻合口近端，鼓肺试水，无漏气后逐层缝合。一般吻合口少许漏气，不主张加针缝合，可用带蒂的带状肌瓣环绕包埋即可；或用周围带蒂组织如胸腺部位脂肪组织等填塞或包埋吻合口周边，不一定绕吻合口全周，固定于关键处即可。也有报道用大网膜经胸骨后充填于吻合口周边的关键处。

（五）舌骨上喉松解术

有的学者主张切除气管大于 4cm 则宜行舌骨上喉松解术，游离时从气管前面无血管区自上至隆突全程。

喉松解术需另在舌骨水平切口（图 5-7-3），切断舌骨上缘中份 2/3 的肌肉（图 5-7-4）。

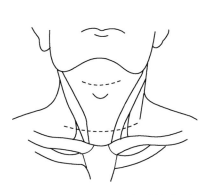
图 5-7-3 喉松解术在舌骨水平的另外切口

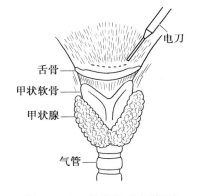
图 5-7-4 喉松解术切断舌骨上缘中份 2/3 的肌肉

（六）并发症

1. **无名动脉气管瘘** 无名动脉气管瘘为最难处理的手术急症，必须立即插入带气囊的气管插管，紧急送入手术室，正中胸骨切开，行无名动脉修补，再处理气管，死亡率很高。

2. **气管手术后螺纹管现象** 颈胸位固定缝线 10～14 天，3 个月内不可抬头动作，如术后突然出现呼吸困难等乏氧表现，可能出现气管手术后螺纹管现象，唯一解决办法是立即气管插管接呼吸机正压通气。气管术后螺纹管现象可能由于气管切除长度较长、气管受拉力过大，导致所剩气管长度的中点处、气管前后扁窄或前后贴近，导致突发窒息。一般发生于拔除气管插管后几小时至几天，甚至几个月，如预计术后很有可能发生此并发症时，可预防性横行气管切开，切口距离吻合口 1cm 以上较为安全，在一定程度上可预防此并发症的发生。

　主动脉弓及其下方气管病变的切除端端吻合

▶ 一、手术流程

　　全身麻醉气管插管成功后，根据病变位置，取右/左后外侧第 4 肋间切口入胸，游离气管，距离肿瘤 5mm 上下切断气管，两断端行端端吻合。彻底止血，关闭切口。

▶ 二、手术关键点

（一）切口选择、切断气管

1. 取右第 4 肋间后外侧切口（图 5-8-1），寻及气管病变后在病变两端缝置牵引线，先距离肿瘤远端 0.5cm 处切断气管，插入气管插管供氧管至左侧主支气管，再距离肿瘤近端 0.5cm 处切断气管。

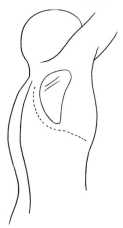

图 5-8-1　气管下段肿瘤采取右后外侧第 4 肋间切口

2. 如取左胸第 4 肋间后外侧切口，须结扎切断上 3 对肋间动脉，游离主动脉弓并将其翻转，牵引带绕过远端气管及右主支气管以利显露，在主动脉弓后方食管上三角（TOILET 三角）内进行吻合操作，此切口不如右后外侧切口暴露好，不如右后外侧切口手术操作容易。

（二）气管端端吻合

　　两断端采取连续缝合，先缝合对侧环部收线，缝合膜部至右侧环部2~3 针收线，缝合前壁收线，拔除临时供氧管，快速缝合剩余部分环部收线打结；或者在拔除临时供氧管之前，连续缝置完毕剩余部分，待拔除临时供氧管之后再收线打结。

（三）减少吻合口张力措施

　　同前，在吻合口两侧 1cm 左右环部缝合 2 针减张线。如吻合口有明显张力，除屈颈外，须松解下肺韧带游离肺门；必要时行心包内肺门松解术，起始于同侧支气管上缘水平，在肺门前侧 5mm 心包反折处，膈神经后方切开心包，环绕肺门下心包 U 字切开。

　气管病变的姑息治疗——激光及支架治疗

▶ 一、概述

　　气管激光及支架治疗为晚期气管肿瘤、不可切除的气管肿瘤、气管受压导致气道狭窄或闭塞的姑息治疗方法。

气管内肿瘤可通过硬质支气管镜钳取肿瘤、激光治疗、电凝烧灼、冷冻技术、光动力学疗法、粒子植入等治疗，一般经过以上治疗后还可置入气管支架；气管受压可采用扩张后植入支架治疗。气管支架包括硅胶支架和金属支架。

二、激光治疗

激光电凝器包括 KTP 型、CO_2 型、Nd：YAG 型。

目前以 Nd：YAG 型最常用，Nd：YAG 型激光电凝器的激光是通过柔软的石英丝发射，可应用于软式支气管镜，该型造成的凝固坏死灶直径为 5mm，激光束能量低、功率 <40W，以 <3 秒的脉冲形式发射，通气时 O_2 浓度 <50%，造成气管内壁灼伤的概率低。

激光治疗的主要并发症是大血管破裂出血、气管壁穿孔、气管内壁灼伤。

三、光动力学疗法

在治疗前 48~72 小时静脉注射卟菲尔钠，使用纤维支气管镜切除表浅坏死病灶，仅适用于原位癌及直径数毫米的微小浸润癌、或者说是早期气管肿瘤；不适用于气管梗阻明显、需要紧急处理的病例。

四、硅胶气管支架

较为常用，包括 Dumon 支架、Montgomery T 管、Hood 支架、Rusch Y 支架。

硅胶支架植入需要全身麻醉下通过硬质支气管镜进行操作，硅胶支架取出容易，肿瘤组织不会生长进入支架腔内、不会发生阻塞；但是硅胶支架不易固定，且易松动。

五、金属气管支架

包括 Wallsten 支架、Ultraflex 支架、Gianturco 支架、Palma 支架。

金属支架可通过软式纤维支气管镜在荧光显示屏引导下放置，金属支架成分为不锈钢及钴合金，肿瘤组织可生长进入支架腔内导致阻塞（但 Wallsten 支架及 Ultraflex 支架外壁有特殊涂层、如树脂涂层，可一定程度地阻止肿瘤组织生长进入支架腔），气管上皮组织可生长进入金属支架网孔、并使得支架固定，不易移除；同时，金属支架还可造成支架边缘的肉芽组织形成、腐蚀血管造成出血、气管食管瘘、气管咽瘘等并发症。

普胸外科手术精解

Fine Solution of General Thoracic Surgery

第六章

食 管 疾 病

6

第一节 食管手术的应用解剖及手术注意事项

▶ 一、食管贲门癌术前、术后检查的临床意义

（一）食管镜检查

1. 食管镜检查受病人体型、个体差异、病变侵及的深度或食管腔伸缩性等因素的影响，所测得病变距门齿的距离对手术准确评估病变部位可能存在偏倚，故术前切记要结合食管造影及胸部 CT 扫描来准确判断病变所在的部位，及其周围的重要组织器官。

2. 食管镜检查报告的详细描述也是很重要的。

（1）对于小的早期食管病变（<1cm）或表浅的病变，一定要描述病变大小或范围，切勿经验地认为良性溃疡而忽略，因为病理报告结果要迟后于食管镜检查报告，可利用肿瘤细胞失分泌糖原功能的特性，进行碘染色试验来鉴别溃疡的良恶性。如病理回报诊断为食管癌，除内镜下切除的部分病例外，还有一部分病人接受手术切除。

小的早期食管病变术前检查除了食管镜检查外，上消化道造影和 CT 检查均可能为阴性结果。术中探查时往往扪不到病变，即使切除标本后，病变因太小也无法找到，只能术中冰冻病理仔细切片才可发现，有时会陷入尴尬的局面。

（2）对于大的病变一定要描述病变所在食管的前、后、左、右壁，为临床医师术前准确评估病变可能侵及的重要组织器官，这是食管造影及 CT 扫描有时做不到的。

故正规的食管镜检查医师在书写回报单时，一定要描述病变距门齿的距离、形态、颜色、大小范围、食管的前后左右壁、活动度等。

（3）对于中上段的食管病变，必要时可行纤维支气管镜检查，观察气管下段或左主支气管是否受累、是否固定，以方便术前准确评估手术切除的可能性和做好术中预案。

（4）如为胃底贲门或胃近端肿瘤，术前行纤维胃镜并在距离肿瘤边界 1cm 留置钛夹标记，以备术中明确前哨淋巴结及活检之用。

（二）食管造影及胸部腹部增强 CT 扫描

1. 经左胸切除食管病变，在彻底切除病变的前提下，拟行主动脉弓上食管胃吻合的病例，术前一定要仔细阅片（食管造影及 CT 扫描），明确主动脉弓上水平至胸顶部的距离，如 >5cm，可顺利进行主动脉弓上吻合；如 <3cm，宁可选择在颈部吻合，否则手术操作很困难，可能增加术后并发症发生的概率。

2. 胸部增强 CT 扫描还可以显示食管肿瘤侵及主动脉的程度，做到心中有数。

腹部增强 CT 可判断周围淋巴结肿大情况、其他腹腔器官是否有转移、病变浸润深度、胃左动脉的走行、腹腔干分支变异等等，术前做好术中预案。

3. 术后行床头坐位胸部 X 线检查，除观察肺膨胀、胸腔内积液情况之外，还可观察胃管、小肠营养管的位置、胃泡的大小，从而判断胃管是否通畅、胃肠动力等情况；如已经拔出胃管经口进食时，发现胃泡有扩大趋势，说明胃排空不畅，则要延迟经口进食。

（三）肺功能检查

评估病人咳痰力量的指标为 1 秒量，而非 1 秒率。适合开胸的极限值用 VC/体表面积（m^2）权衡，在 1800ml/m^2 以上；一秒量在 1400ml/m^2 以上。

不吸氧时 PaO_2 低于 70mmHg，$PaCO_2$ 高于 50mmHg 时，开胸手术的危险性明显增加。

（四）肝功能检查

对于即使肝功能检查 Child A 级且吲哚氰绿试验（ICG-R 15）正常的病人，如化验数值有肝功能障碍的病例，手术中要保留胸导管，否则术后会加重肝功能损害，也可增加呼吸系统并发症。

▶ 二、食管的应用解剖及手术关键点

（一）食管的局部解剖

除颈段食管和腹段食管明确外，临床上常用的胸段食管分段把主动脉弓上缘至下肺静脉下缘水平定义为中段食管，其上下分别为上段食管和下段食管。

1. 食管第 1 狭窄　食管第 1 狭窄即食管入口，位于环状软骨下缘、第 6 颈椎下缘水平，距离门齿 15cm。

胸廓入口位于胸骨柄上缘、第 1 胸椎上缘水平，距离门齿 18cm。主动脉弓后食管位于胸骨柄中部-胸骨角水平，约第 4 椎体下缘水平，距离门齿 23～25cm。

2. 食管第 2 狭窄　食管第 2 狭窄位于气管分叉或左主支气管起始部，相当于胸骨角水平、$T_{4~5}$ 椎间盘水平，距离门齿 25cm。

3. 食管第 3 狭窄　食管第 3 狭窄位于膈肌食管裂孔处，距离门齿 38cm；贲门部是食管胃黏膜的移行部，距离门齿 40cm。

（二）颈段食管

1. 颈段食管几乎被颈段气管膜部包绕，在颈根部略偏向左侧，具有头转向一侧时，食管偏向对侧的特点，故食管病变在颈部吻合时，大多选择在左侧；如食管癌三切口手术时，也可在颈部右侧吻合。

2. 颈部切口取左侧甲状软骨上缘至胸骨切迹、胸锁乳突肌内侧缘，在甲状腺及气管左侧游离食管，务必紧贴食管进行游离，以免喉返神经损伤。

3. 自颈部切口向下游离食管可达气管隆突及胸骨角水平以下。

（三）胸导管与食管癌手术

1. 食管手术游离食管时，乳糜漏常发生于胸导管在纵隔右侧向左侧横过的隆突部位，此处游离食管时切记要紧贴食管游离，也不要过度牵拉食管以免损伤胸导管（图6-1-1）。

2. 根据胸导管走行，隆突以下胸导管损伤会造成右侧胸腔积液；隆突以上部位胸导管损伤会造成左侧胸腔积液（图6-1-1）。

如食管癌术后出现乳糜胸，可根据所在侧的胸腔积液判断胸导管损伤的部位，有目的地进行处理。

术前经胃管注入牛奶 100～150ml，以便术中寻找或观察胸导管是否损伤，如有损伤可在膈肌上 5cm 处结扎胸导管，此处胸导管比较固定。

3. 对分离或切断胸导管可能存在的组织，可以使用超声刀，因超声刀可较好地封闭淋巴管，可有效地防止淋巴管瘘的发生。

4. 对于肝功能不佳的病人，术中最好不要结扎胸导管，因结扎后使得本应该回流至胸导管约 2500ml 左右的乳糜液经过门静脉回流入肝，加重肝脏负担。

5. 胸导管结扎术后，少数病人可有呼吸障碍综合征及双下肢水肿，多为一过性，可逐渐自行恢复。

6. 食管癌术后出现乳糜胸，如每日引流 >1000ml，持续 1 周以上；或每日引流 >500ml，持续 2 周以上，应行手术处理。

图 6-1-1 胸导管走行
和应用解剖

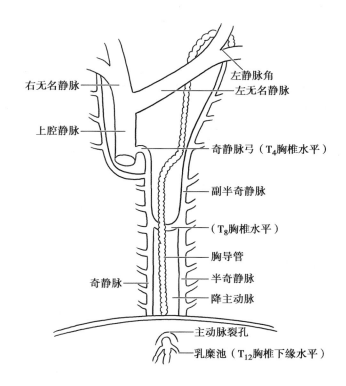

右无名静脉
左静脉角
左无名静脉
上腔静脉
奇静脉弓（T₄胸椎水平）
副半奇静脉
（T₈胸椎水平）
胸导管
奇静脉
半奇静脉
降主动脉
主动脉裂孔
乳糜池（T₁₂胸椎下缘水平）

有学者统计，估计每日乳糜样胸液≥13.6ml/kg 体重，保守治愈的可能性小；反之，如每日胸液量＜13.6ml/kg 体重，保守治疗一般均可自愈。

7. 胸导管结扎术后 7 天内给予低脂饮食。

（四）气管支气管膜部与食管癌手术

1. 因颈段气管膜部基本完全包绕食管，故游离该部食管时尤应注意避免引起膜部破损。

2. 在胸内段气管及左主支气管的膜部也毗邻食管，手术操作时也要多加注意。

3. 一旦出现气管插管远端套囊破损合并膜部破损，除有气体溢出、呼吸循环不稳定外，尤其注意电刀失火的危险，故一旦发生，需要紧急处理，4-0Prolene 线缝合，用其他组织片覆盖修补膜部。

（五）主动脉与食管癌手术

1. 主动脉弓后食管的游离

（1）切开主动脉弓上下的纵隔胸膜，先从主动脉弓下游离食管达主动脉弓下缘水平，再从主动脉弓上缘向下游离食管与以上游离相通，束状组织予电凝切断或结扎切断。

（2）因为有细小的支气管动脉起源于近主动脉弓下缘水平。如向上游离主动脉弓后组织，会自然地向上牵拉主动脉弓，使得操作术野自然缩小，如向下游离主动脉弓后组织，会自然地向下推送主动脉弓，不会影响术野，理论上还可以扩大术野。

故从主动脉弓上缘向下游离食管、电凝切断或结扎切断束状组织这些操作变得容易且安全。

2. 食管癌侵及降主动脉的处理

（1）一般食管癌常侵及主动脉弓部及主动脉峡部，即主动脉弓后食管，较少侵及降主动脉，可在术前新辅助放疗结束后 3 周再行手术切除，以增加可切除的概率。

（2）对于食管癌只侵及主动脉外膜，游离食管时可切除主动脉外膜。

如侵及主动脉的中层难以切除时，可在主动脉受侵的部位留下部分肿瘤组织即姑息切除，至少解决进食问题，待术后行放疗也可达到去肿瘤目的。

（3）对于食管癌侵及主动脉弓部或主动脉弓后部，临床最常用的方法是主动脉弓翻转，在主动脉弓后方直视下操作，安全稳妥，切开主动脉弓上下的纵隔胸膜，轻柔游离主动脉弓降部的后壁并套带牵引，结扎切断两侧第 3 ~ 5 肋间动脉（即主动脉发出的上 1 ~ 3 对肋间动脉），进行主动脉弓翻转，如翻转主动脉弓时血流动力学不稳定，可在主动脉弓周围局部封闭或喷敷 0.1% 利多卡因以减少迷走神经反射（图6-1-2）。

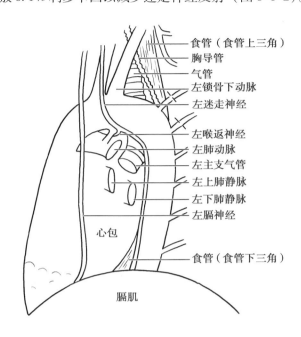

图 6-1-2 经左侧胸部行胸段食管手术
切断两侧第 3 ~ 5 肋间动脉（即主动脉发出的上 1 ~ 3 对肋间动脉），进行主动脉弓翻转

食管（食管上三角）
胸导管
气管
左锁骨下动脉
左迷走神经
左喉返神经
左肺动脉
左主支气管
左上肺静脉
左下肺静脉
左膈神经
心包
食管（食管下三角）
膈肌

（4）如食管癌侵及降主动脉，可在食管肿瘤侵及主动脉部位的两侧 3 ~ 5cm 处行主动脉插管并连接形成旁路，于插管的肿瘤侧阻断主动脉，距离肿瘤 0.5 ~ 1.0cm 切除受侵的主动脉壁，行补片修补，或环形切除受侵的主动脉行人工血管置换，以达相对根治。

术中切勿损伤供应脊髓的根最大动脉（Adamkiewicz artery，AKA）以免造成截瘫；AKA 是指根动脉中最粗的 1 根，起自 T_7 ~ L_4 水平的肋间动脉或腰动脉，其中 70% 起自 T_8 ~ L_1，最多见于 T_{10} 肋间动脉，与脊髓前动脉（anterior spinal artery，ASA）的结合部呈发卡样弯曲，是辨认 AKA 的重要形态特征。AKA 是其注入 ASA 平面以下脊髓的主要血供来源。虽然 T_{10} 肋间动脉经 T_{10} ~ T_{11} 椎间进入椎管，但是 T_{10} 肋间动脉在主动脉的开口却位于 T_{11} 中下段，可术前行增强 CT 或血管重建以明确根最大动脉的部位。

（5）若非经济问题，如评估肿瘤侵及主动脉壁的层次较深、切除困难者，可在术前行覆膜支架植入受侵及的主动脉内，术中即可大胆游离食管。

（6）通常食管癌病人年龄偏大，一旦肿瘤侵及主动脉说明病期较晚，即使行主动脉部分切除或置换，也只是姑息切除，对病人的生活质量及预后也无太大益处，同时术中增加组织损伤、增加脊髓缺血损伤的概率，手术时间较长，术后服用抗凝剂，增加病人费用和负担。

（7）在食管肿瘤手术中，尽量不用假体材料，因有潜在被食管手术操作污染的可能，故一般不主张主动脉切除。

3. 食管癌手术中主动脉损伤的处理方法

（1）首先是控制性降压至 80mmHg，寻找主动脉破口部位。

（2）一般破口位于主动脉贴近食管的位置，而大部分食管癌手术都采取侧开胸手术入路，主动脉破口位置暴露困难，给侧开胸修补主动脉破口带来不便，此时术者可用左手示指暂时堵住主动脉破口；用直角钳游离破口上下 2cm 处并套纱布条，利用纱布条与主动脉之间的摩擦力略翻转和牵开主动脉，直视下或相对盲处理；采取双头针无损伤血管线回钩式持针，从破口的上下方由深侧向浅侧、带垫片间断褥式缝合主动脉外膜，再穿过垫片打结，一般 1~3 针即可解决问题，多数是 1 针解决问题；也可在主动脉前方相对盲处理，采取双头针无损伤血管线正针从破口的上下方由深侧向浅侧、带垫片间断褥式缝合主动脉外膜及周围结缔组织，保证破口在两个缝线之间，再穿过垫片打结。也可于破口上下建立旁路，直视下切开主动脉，腔内修补破口。

（3）缓慢提升血压至 110~120mmHg，观察缝合效果，如出血基本控制或少量渗血，可在此处轻轻植入凝胶海绵止血材料压迫并固定，外用干纱布压迫，待其他操作完毕后，即可达到完全止血效果，术后 3 天控制血压在 110~120mmHg 左右。

（六）吻合口与主动脉

1. 主动脉弓上吻合时，建议管状胃走行于食管床，可达到解剖性复位，还有减少肺组织受压、利用左主支气管及主动脉弓天然位置抗反流等优点；管状胃走行于食管床外吻合，除方便外，则没有以上优势。

2. 胃食管吻合口机械吻合处切勿直接接触主动脉壁，以免主动脉磨损，发生迟发性主动脉破裂，尤其是主动脉弓上吻合，如吻合部位实在改变不了，则应用胃壁、周围组织或带蒂肋间肌等分隔开胃食管器械吻合口与主动脉之间。

笔者曾遇到过食管癌术后第二天突发主动脉破裂死亡的病例；另一例术后第三天出现吻合口瘘，术后第十天出现主动脉破裂死亡，尸检结果为感染导致主动脉滋养动脉栓塞后主动脉破损出血。

（七）食管手术降低吻合口张力的方法

1. 胸部吻合

（1）食管胃套入缝合或将胃包埋于吻合口上方的纵隔组织及食管外膜。

主张将吻合口下端的胃壁缝合固定于吻合口之上的纵隔组织、而不要缝在食管外膜，使得吻合口保持松弛状态，既保护了吻合口的血运又达到了套入缝合的目的（图 6-1-3）。

（2）缝合膈肌时宜在膈肌处于尾侧自然偏位时将膈肌缝合固定于胃壁，过度靠上则增加吻合口张力；过度靠下则在呼吸运动时，膈肌向上抬举胃壁导致胃蠕动不良，甚至胃瘫。

2. 颈部吻合

（1）颈部吻合时为防止吻合口狭窄，一般不做套入缝合，而是将吻合口远侧附近胃壁尽可能悬吊缝合于吻合口上周围组织，以减少吻合口张力。

（2）尽可能上提胃并缝合于胸廓入口处，以减少吻合口张力，同时也防止颈部感染流注胸腔或纵隔。

（3）也可以在胸腔内顶部行上拉胃壁组织缝合，以减少吻合口张力。

（4）经膈肌处的胃壁缝合方法同上。

（八）食管癌手术抗反流方法

食管癌手术为防止反流，可采取食管套入缝合方法，即食管套入胃内 3cm 左右缝合，形成人工抗反流瓣。

1. 传统方法是选择胃后壁与食管吻合，虽然简单方便，但术后发生反流的概率高，尤其病人处于卧位时发生反流的概率特别高（图 6-1-4）。

2. 在胸腔内进行胃食管吻合时，建议行胃食管吻合改良方法。

胃食管吻合无论是主动脉弓上还是在主动脉弓下，宜选择在胃前壁与食管吻合，如此胃后壁及切端顶部可自然放置于纵隔一侧，或胃后壁及胃断端顶部自然置于吻合口上方，再将胃前壁吻合口下 3cm 处向上反折缝合并固定于食管周围的纵隔组织或（和）少许食管组织，使得吻合口保持水平位，使吻合口自然形成套入式活瓣，并且保持吻合口呈水平位，如此可有效地防止反流的发生（图 6-1-5）。

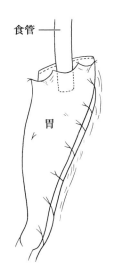 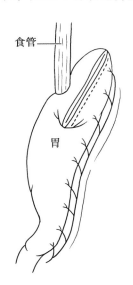 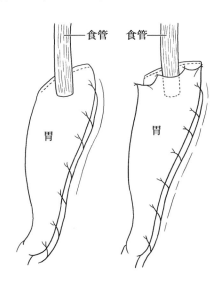

图 6-1-3　吻合口下端的胃壁缝合固定于吻合口之上的纵隔组织，使得吻合口保持松弛状态以形成自然套入缝合

图 6-1-4　胃后壁与食管端侧吻合，在人体仰卧位时吻合口处于胃的相对低位易出现反流

图 6-1-5　管状胃前壁与食管行端侧吻合，胃前壁吻合口远端 3cm 处上翻包盖吻合口，使得吻合口呈水平位以抗反流

3. 食管病变常伴有幽门关闭异常，是术后发生胃潴留和胃液反流的因素之一，因此可考虑幽门成形术。简单易学的方法是采用指折法幽门成形术。

指折法幽门成形术：

（1）食管贲门癌幽门成形术目前仍处于争议之中，不主张行幽门成形术者认为，迷走神经在促进胃消化间期移行性复合运动中起着协同作用，如保留迷走神经肝支、胃窦支、幽门支、腹腔支，则无需行幽门成形术；另外，幽门成形术后，胆汁胰液反流会导致残胃炎，可能会增加残胃癌的风险。

（2）主张行幽门成形术者认为，近端胃切除术后，其远端残胃的蠕动由胃壁内神经丛调节，几乎无迷走神经的参与，行幽门成形术可改善术后不适感、摄食量少、残胃排空不佳等症状。

幽门成形术可一定程度地预防反流，也可在围术期保证胃液的下行流通，避免大量胃液自胃管引流，同时也减低了水电解质紊乱的程度；有的作者在指折法幽门成形术后甚至不留置胃管，但还是建议常规留置胃管，可以观察麻醉清醒前、平卧位时吻合口的早期出血，也为防止胃扩张和胃瘫加一道保险。

在临床观察中，残胃癌的患病率主要与切除是否彻底有关，与胆汁胰液反流的关系不是很明确；故在食管贲门癌切除术时可以常规行指折法幽门成形术。

（3）指折法幽门成形术技巧是，术者用左手示指和中指夹持于幽门轮的远侧，拇指自幽门轮的近侧将胃壁压向幽门轮进行扩张，逐渐加压用力，当幽门轮捏碎时有明显的突破感，再将示指和中指从幽门轮的远侧将十二指肠壁压向已扩张的幽门轮，并缓慢加压扩张，容纳 2~3 指即可。

（4）在幽门轮捏碎并进行扩张后，要彻底检查幽门后侧是否有破口，因为该部位没有浆膜层覆盖，很容易在捏压过程中受到损伤；具体方法是将胃标本稍向腹侧牵拉，一定要在没有张力的情况下检查，如张力过大，幽门处的胃壁受到牵拉会暂时闭合，形成没有破口的假象，术后会引起致命性的并发症；如发现破口，常规黏膜层浆肌层缝合，大网膜覆盖固定。

▶三、胃的应用解剖及手术关键点

胃的局部解剖

1. 胃十二指肠动脉 胃十二指肠动脉从肝总动脉发出后，在幽门下方发出胃网膜右动脉。

沿途发出胰十二指肠后上动脉，随即走行于幽门轮与胰腺之间，此部位的解剖在复杂的情况下（如腹腔干淋巴结或胃左动脉淋巴结肿大明显的病例），可切开胰腺上缘的被膜，在胃窦远端和胰腺上缘之间寻找到胃十二指肠动脉，再逆行找到肝总动脉，再逆行即可找到胃左动脉。

胃十二指肠动脉向下延伸为胰十二指肠前上动脉，清扫第5、6组淋巴结时切勿损伤。

2. 幽门部血供 保护好幽门部的血供对近端胃切除术后防止胃排空障碍具有重要意义。

（1）幽门下动脉发自胃网膜右动脉的近根部，向左侧胃近端方向走行，供应胃远端幽门下方区域的血供，保留幽门下动脉对提高病人术后生活质量有积极的意义，尤其是幽门下动脉向胃壁发出的第1个分支更为重要。

（2）胃右动脉也要保留向幽门部发出的第1支，在其远端结扎切断余下分支。

3. 迷走神经干 清扫淋巴结时注意迷走神经的保护，胃左右动静脉在迷走神经的前后干之间走行，在近端胃切除术中最好切断迷走神经的胃支，保留迷走神经前干的肝支和迷走神经后干的腹腔支，以减少手术对胃肠功能的影响。

（1）在食管腹段的前面可见迷走神经前干即左迷走神经较细小；腹段食管后面的迷走神经后干即右侧迷走神经较粗大，直径约2~3mm，有的达5mm粗，呈条索状，术中容易辨认，术中更好地保护右侧迷走神经非常重要。

切开小网膜囊可看到左迷走神经发出的肝支，宜保留；在胃胰皱襞的左侧切断胃后动脉，即可暴露右侧迷走神经发出的腹腔支，予以保留（图6-1-6，图6-1-7）。

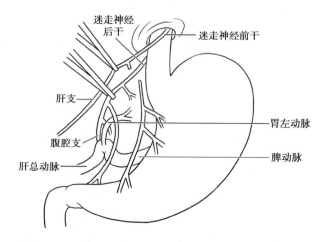

图6-1-6 胃左右动静脉在迷走神经的前后干之间走行，迷走神经后干在食管后方，直径约2~3mm，注意保护，在近端胃切除手术中保留迷走神经前干的肝支和迷走神经后干的腹腔支以减少手术对胃肠功能的影响

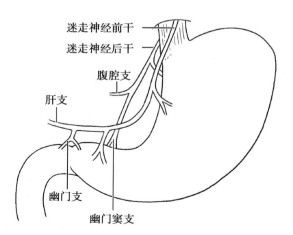

图6-1-7 近端胃切除手术保留迷走神经的腹腔支、幽门窦支、幽门支以利于胃排空

上由于医师的宁可否认的姑息和侥幸心理，往往失去了宝贵的抢治时机。

2. 长期食管瘘或吻合口瘘　长期吻合口瘘可腐蚀气管，吻合口扩张造成的损伤、肿瘤复发均可引起吻合口-气管瘘（食管-气管瘘）。

（1）如为良性病变可行吻合口-气管瘘直接修复，还可行切除食管-气管瘘＋缝合气管缺损＋胸肌肌瓣经锁骨下切口的皮下隧道行食管成形术。

（2）如为恶性病变（肿瘤复发）可行支架封闭瘘口。

▶ 十五、食管手术后的营养保障的关键点

1. 食管术后常规应用抑酸药物，待胃肠功能恢复即肠鸣音恢复，如胃管引流不多，说明胃液已经可以下行进入消化道，即可拔除胃管，但为保险起见，避免胃瘫发生，最好留置胃管 3~5 天再拔出。

2. 术后次日行肠外（静脉）营养，2 天后肠鸣音恢复，即可过渡到经营养管注入营养液进行肠内营养，待术后 5~7 天、吻合口水肿消退后可饮水，其后可进流质、半流质食物，宜小口进饮，切勿大口，且进饮食后用温开水漱口并吐出，然后通过清洁的口腔进温开水 3~6 口咽下，以清洁食管及吻合口。

3. 有的作者采取食管胃 3 层吻合，术后第 1 或 2 天经口进普食，咀嚼 50 次以上使得普食成为流食，主张早期肠内营养。

但在经口进食的早晚与吻合口瘘的风险之间选择，还是选择惯例的进食时间和递进方法。

▶ 十六、腹腔镜下操作关键点

1. 腹腔镜气腹下操作可能需要长时间全身麻醉，术前一定要检查病人是否合并心脏病及其严重程度，是否能够耐受全身麻醉和气腹，设定气腹的压力等，术前要做好评估。

2. 对于食管贲门癌侵及或浸透腹段食管、腹侧膈肌、胃壁浆肌层时，是否使用腹腔镜操作值得斟酌。因为在腹腔镜操作期间，需在气腹空间内进行，腹腔内压可达到 $10cmH_2O$，气腹对腹腔内种植、腹腔内游离癌细胞是否有影响，目前缺乏研究结论。

3. 腹腔内压增高会影响下肢静脉的回流，故对有下肢静脉血栓风险的病例，也要多加注意，可运用间断空气加压装置预防下肢静脉血栓形成。

4. 于脐下 1.5cm 处做 1.5cm 长切口并插入腹腔镜观察镜头，如观察疑有浆膜浸润则改为开腹手术。右侧季肋部锁骨中线穿刺 5mm 戳卡、其稍内侧脐水平上方穿刺 12mm 戳卡；如需要，前者可用来术后放置胰腺上缘/肝下引流管。左侧季肋部锁骨中线穿刺 12mm 戳卡、其稍内侧脐水平上方穿刺 5mm 戳卡作为操作孔；如需要，前者可用来术后放置脾窝/左膈下引流管。

术者站位于拟处理操作的术区对侧，如处理近贲门处，术者站位于病人的右侧；处理幽门侧的操作时，术者站位于病人的左侧。

5. 无论胸腔镜还是腹腔镜下操作，团队的配合非常关键，腔镜器械都很长，为了尽可能少地不让术者的视线离开监视器或显示屏，器械护士应把腔镜器械的头端朝向术野的方向递给术者，术者轻柔灵活地把持手柄，由扶镜者的助手用空闲的左手扶持并将腔镜器械的头端插入 Trocar 口，在最初开展腔镜技术及腔镜成员变更频度较大的团队中，彼此配合尤为重要，术前要确定彼此分工。

6. 腹腔镜操作时，要在助手不改变把持钳位置时，尽可能在把持钳于该视野活动的范围内，把需要操作的动作完成，以节省手术时间。

7. 用 2-0purorin 直针缝穿肝圆韧带后从剑突下方的左右两侧穿出并结扎固定，以充分暴露术野；或用束带将肝左叶牵向腹侧也可清晰暴露术野。

8. 对于术中需要或不可避免的消化道开放的病例，在行气腹操作或胃镜插入胃内送气之前，要用肠钳夹闭十二指肠球部，以免肠腔过度充气影响腹腔镜操作。

▶ 十七、食管胃恶性肿瘤手术的淋巴结清扫

（一）食管癌及头颈部癌颈部淋巴结分布及命名区别（表6-1-1）

表 6-1-1　食管癌及头颈部癌淋巴结命名对照表

食管癌淋巴结分布		头颈部癌淋巴结分布	
淋巴结组号	淋巴结名称	淋巴结组号	淋巴结名称
100	颈部浅表淋巴结		
100-spf	颈浅淋巴结		
100-sm	下颌下淋巴结	1、2	颏下淋巴结、下颌下淋巴结
100-tr	颈段气管前淋巴结	3	颈前部淋巴结
100-ac	副神经淋巴结	8	副神经淋巴结
101	颈段食管旁淋巴结	3	颈前部淋巴结
102	颈深淋巴结		
102-up	颈深上淋巴结	4	颈深内上淋巴结
102-mid	颈深中淋巴结	5	颈深内中淋巴结
103	咽周围淋巴结		Rouviere 淋巴结
104	锁骨上淋巴结（包括颈深下淋巴结）	6、7	颈深内下淋巴结、锁骨上窝淋巴结
105	胸上段食管旁淋巴结		胸部气管旁淋巴结
106	胸部气管淋巴结		
106-rec	喉返神经淋巴结		胸部气管旁淋巴结
106-pre	气管前淋巴结		
106-tb	气管支气管淋巴结		

（二）食管癌淋巴结分区、名称、代号及位置

1. 颈部淋巴结

100（颈部表浅淋巴结）（superficial lymph nodes of the neck）

100-spf（颈浅淋巴结）：位于颈浅筋膜下方的颈外静脉、颈前静脉周围，胸锁乳突肌附近。

100-sm（下颌下淋巴结）：位于下颌下和腮腺周围，在下颌舌骨肌前缘；上界为颌下腺上缘，下界为舌骨体，前界为颈阔肌，后界为颌下腺后缘，外界为皮肤、颈阔肌，内界为二腹肌前腹。

100-tr（颈气管前淋巴结）：位于气管前脂肪组织，从舌根表面往外延伸至左侧头臂静脉下缘，包括甲状腺前淋巴结和喉前淋巴结；上界甲状软骨，下界胸锁关节上2cm，前界为皮肤、颈阔肌，后界为气管食管间，外界为甲状腺内侧、皮肤。

100-ac（副神经淋巴结）：沿副神经分布，在斜方肌前方；上界为 C_1 下缘，下界为胸锁乳突肌起点，前界为胸锁乳突肌前缘，后界斜方肌前缘，内界为颈内动脉内缘、肩胛提肌、夹肌，外界为胸锁乳突肌内缘、颈阔肌、皮肤。

101（颈段食管旁淋巴结）：在颈深淋巴结之内侧，沿颈部食管及气管分布的淋巴结。上界为环状软骨下缘，下界为胸骨上切迹。

102（颈深淋巴结）：位于颈内静脉和颈总动脉周围，分为：

102-up（颈深上淋巴结）：上界在二腹肌尾部，下界在颈总动脉分叉处。

102-mid（颈深中淋巴结）：上界在颈总动脉分叉处，下界在环状软骨下缘。

103（咽周/后淋巴结）（peripharyngeal lymph nodes）：外界为颈动脉鞘，上界为二腹肌的尾部，下界为环状软骨下缘，包括咽后和咽旁淋巴结在内，前以咽缩肌为界，后以椎前筋膜为界。

104（锁骨上淋巴结）：位于锁骨上窝，上界为环状软骨下缘，下界为锁骨，内界在胸锁乳突肌后缘，外界在斜方肌前缘，前界是颈阔肌及皮肤，后界是棘旁肌（肩胛提肌），包括颈深下淋巴结。

2. 胸部淋巴结

（1）上纵隔淋巴结：

105（胸上段食管旁淋巴结）（upper thoracic paraesophageal lymph nodes）：位于胸上段食管旁，上界从锁骨下动脉头侧延伸至胸骨上切迹，下界至气管隆突，前界为气管，后界为椎前筋膜。右侧界为右肺、右迷走神经及奇静脉弓，左侧界为左肺、头臂干、左颈总动脉和左锁骨下动脉。

106（胸气管旁淋巴结）（thoracic paratracheal lymph nodes）：沿气管壁的前壁和侧壁分布。

106-rec（喉返神经淋巴结）（recurrent nerve lymph nodes）：上界在锁骨下动脉头侧延伸至胸骨上切迹，下界在喉返神经的尾端反折向上的凹面。内界为105组淋巴结，前、侧界分别为左右颈总动脉、左右锁骨下动脉及左右肺，后界为椎前筋膜。

106-recR（右喉返神经淋巴结）（right recurrent nerve lymph nodes）：位于气管右侧，沿右侧喉返神经周围分布，下界为右锁骨下动脉下缘。

106-recL（左喉返神经淋巴结）（left recurrent nerve lymph nodes）：位于气管左侧，沿左侧喉返神经周围分布，下界为主动脉弓下缘。

106-pre（气管前淋巴结）（pretracheal lymph nodes）：位于胸段气管前壁前面，前界为114淋巴结，后界至右侧迷走神经，上界在气管与头臂静脉的交叉部，下界气管隆突正上方，右侧界为肺，左侧界为头臂动脉、左颈总动脉及主动脉弓。

106-tb（气管支气管淋巴结）（tracheobronchial lymph nodes）：位于气管侧壁，气管支气管角；前界为106-pre淋巴结，后界是105淋巴结，右侧界为右肺，左侧界为肺动脉、动脉韧带及113淋巴结。

106-tbL（左侧气管支气管淋巴结）（left trachea bronchial lymph nodes）：上界为主动脉弓的下界，被主动脉弓的内侧壁所包绕，下界为隆突。

106-tbR（右侧气管支气管淋巴结）（right trachea bronchial lymph nodes）：上界为奇静脉弓的下壁，下界为隆突。

（2）中纵隔淋巴结：

107（气管隆突部/隆突下淋巴结）（subcarinal lymph nodes）：上界为气管隆突下方，下界至右肺动脉下缘，侧界位于双侧主支气管内界，前方自上而下是肺动脉干及左心房（至上而下），后方是108淋巴结及食管。

108（胸中段食管旁淋巴结）（middle thoracic paraesophageal lymph nodes）：位于胸中段食管旁，位于后纵隔，上界为气管隆突下方，下界为下肺静脉下缘水平，两侧界为109淋巴结及肺，前面是107淋巴结、右肺动脉及左心房，后面是椎前筋膜。

109（主支气管/肺门淋巴结）（main bronchus lymph nodes）：主支气管周围及肺门部为中心所分布的淋巴结，内界是107、108淋巴结，外界是支气管及肺；在右侧自奇静脉弓下缘至叶间区域，左侧自左肺动脉上缘/主动脉弓下缘至叶间区域。

（3）下纵隔淋巴结：

110（胸下段食管旁淋巴结）（lower thoracic paraesophageal lymph nodes）：位于胸下段食管旁，属后纵隔淋巴结，上界为下肺静脉根部，下界为食管胃交界，前面是左心房及左心室，后面是椎前筋膜；右侧界是肺及112-pulR淋巴结，左侧界是112-pulL淋巴结、112-ao淋巴结、胸主动脉及食管。

111（横膈旁/膈顶淋巴结）（supradiaphragmatic lymph nodes）：位于膈肌上面的淋巴结，被膈肌、心包、食管包绕。

112（后纵隔淋巴结）（posterior mediastinal lymph nodes）：上界为气管隆突，下界为食管胃交界，在气管隆突下的后纵隔淋巴结之内，但需除外沿食管分布的淋巴结及横膈淋巴结（108淋巴结、110淋巴结、111淋巴结），即紧靠降主动脉、肺下肺静脉下缘及心包分布的淋巴结。

112-ao（胸主动脉周淋巴结）（thoracic paraaortic lymph nodes）：环绕在降主动脉和胸导管周围的淋巴结。

112-pul（肺韧带淋巴结）（pulmonary ligament lymph nodes）：位于肺韧带，包括毗邻心包膜和下肺静脉的淋巴结。

（4）胸部其余部位淋巴结

113（动脉韧带淋巴结）（ligamentum arteriesum lymph nodes）（botallo lymph nodes）：动脉韧带（连于主动脉弓下缘及左肺动脉起始部的纤维结缔组织）左侧的淋巴结。上界为主动脉弓下缘，下界左肺动脉起始部，左界是左肺，右界是左肺动脉、105淋巴结，106-tbL淋巴结和106-pre淋巴结，前界114淋巴结，后界为降主动脉。

114（前纵隔淋巴结）（anterior mediastinal lymph nodes）：上界为胸骨角，下界膈肌，前界为胸骨内面，后界为心包前壁、上腔静脉和升主动脉等大血管前缘，左右界为肺，包括胸腺旁淋巴结和头臂静脉角的淋巴结。

（三）胃癌淋巴结分区、名称、代号及位置

1组（贲门右淋巴结）：位于贲门右前侧，胃左动脉上行支进入胃壁的第一支之上。位于该支血管之下的小弯处淋巴结属3组淋巴结，恰好位于第一支的淋巴结属第1组。

2组（贲门左淋巴结）：位于贲门左侧及后侧，是沿左膈下动脉发出的贲门食管支分布的淋巴结。左膈下动脉发出贲门食管支动脉之前归为19组膈下淋巴结。

3组（胃小弯淋巴结）：位于胃左动脉上行支进入胃壁的第一支与胃右动脉进入胃小弯胃壁的第一支之间的胃小弯区分布的淋巴结。

4组（胃大弯淋巴结）：分为沿胃网膜右动脉分布的4-d组，沿胃网膜左动脉分布的4-sb组、沿胃短动脉分布的4-sa组。

6组与4-d组的界线是胃网膜右动脉进入胃壁的第一支，恰好位于第一支的淋巴结属于6组；4-sb组与10组的界线是胃网膜左动脉进入胃壁的第一支，恰好位于第一支的淋巴结属于4-sb组。

5组（幽门上淋巴结）：沿胃右动脉根部进入胃壁的第一支分布，与3组淋巴结的界限是胃右动脉向胃小弯分出第一支，位于此支之上者为5组。

6组（幽门下淋巴结）：在幽门下大网膜内，分布于胃网膜右静脉与胰十二指肠下前静脉的汇合部。位于十二指肠左侧、胰腺前方，胃网膜右动脉起始处。

7组（胃左动脉干淋巴结）：分布于胃左动脉干上。其范围从胃左动脉根部至上行支的分歧部的淋巴结。胃左动脉根部以内为9组淋巴结。

8组（肝总动脉干淋巴结）：分布于肝总动脉干上，即肝总动脉前面、后面及上面的淋巴结，位于胰腺上缘及腹腔动脉右侧。位于肝总动脉前面淋巴结称为8-a组；位于肝总动脉后面的称为8-p组。归属第3站淋巴结。

9组（腹腔动脉周围淋巴结）：分布于由腹腔动脉发出的胃左动脉、肝总动脉、脾动脉的根部及腹腔动脉周围。其中任何一条动脉根部的淋巴结均列入本组。

10组（脾门淋巴结）：分布于脾门处动、静脉之间结缔组织内。10组淋巴结与11组淋巴结的分界线在胰尾末端。

11组（脾动脉干淋巴结）：分布于脾动脉干周围，包括胰尾后面的淋巴结。

从脾动脉根部至胰尾末端二等分，近侧为11-p淋巴结，远侧为11-d淋巴结。

12组（肝十二指肠韧带内淋巴结）：分布于肝蒂内结缔及脂肪组织中的淋巴结。

12组与13组淋巴结的分界线为胰腺上缘，胰腺上缘处的淋巴结为12组淋巴结。

根据具体位置分5个亚组。

12-h 肝门淋巴结

12-a 沿肝动脉淋巴结（上为12-a1、下为12-a2）

12-b 沿胆管淋巴结（上为12-b1、下为12-b2）

12-p 沿门静脉淋巴结（上为12-p1、下为12-p2）

12-c 胆囊管淋巴结

13组（胰头后淋巴结）：沿胰十二指肠后动脉弓分布，位于Treitz筋膜脏层下的淋巴结，其内侧界为门静脉左缘。

位于胰头后上部者为13-a，位于胰头后下部者为13-b，Vater乳头水平线是二者的分界线。

14组（肠系膜根部淋巴结）：分布于肠系膜血管根部。

根据淋巴结与肠系膜动、静脉关系，分为两个亚组：

14-a 分布于肠系膜上动脉根部；14-v 分布于肠系膜上静脉根部。

14-a 按淋巴结位于肠系膜上动脉根部的上、下、左、右，分别称为14-a、14-b、14-c、14-d。

15组（中结肠动脉周围淋巴结）：位于横结肠系膜内、中结肠动脉旁。

16组（腹主动脉周围淋巴结）：分布较广泛，以左肾静脉上缘为界分为上方的16-a和下方的16-b。

16-a 又以腹腔动脉为界分为上方的16-a1及下方的16-a2；

16-b 又以肠系膜下动脉为界，分为上方的16-b1及下方的16-b2。

17组（胰头前淋巴结）：位于胰头前侧，沿胰十二指肠前动脉弓分布。

18组（胰下淋巴结）：位于胰体尾交界处的下缘。

19组（膈下淋巴结）：位于膈肌腹侧面，主要沿膈下动脉分布。

20组（食管裂孔淋巴结）：位于膈肌裂孔与食管之间的结缔组织中。

（四）食管癌淋巴结清扫范围

1. 颈段食管癌标准淋巴结清扫须达到第二站，没必要为了清扫淋巴结行剖胸手术（图6-1-21，图6-1-22）。

2. 胸中段食管癌标准淋巴结清扫范围达到第三站 （图6-1-23）

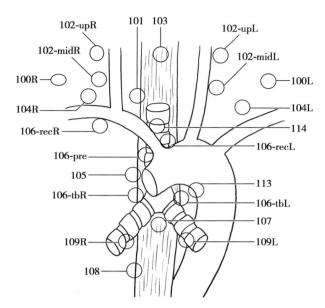

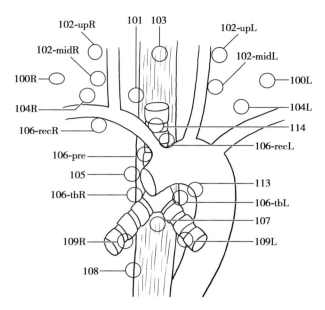

图 6-1-21 颈上段食管癌（累及咽部）的淋巴结清扫范围
第一站：101、102-upR、102-upL、102-midR、102-midL；第二站：103、104-R、104-L、106-recR、106-recL；第三站：100-R、100-L、105；第四站：其余组淋巴结；标准清扫须达到第二站（D2），无必要为清扫淋巴结行剖胸手术

图 6-1-22 颈下段食管癌（未累及咽部）的淋巴结清扫范围
第一站：101、106-recR、106-recL；第二站：102-upR、102-upL、102-midR、102-midL、104-R、104-L、105；第三站：100-R、100-L；第四站：其余组淋巴结；标准清扫须达到第二站（D2），无必要为清扫淋巴结行剖胸手术

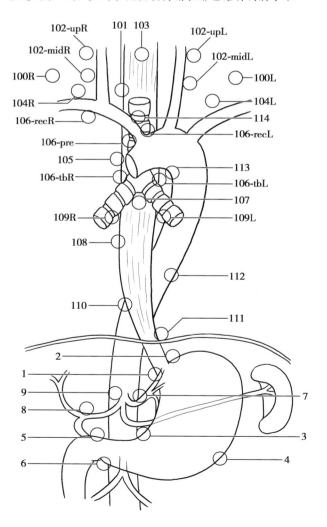

图 6-1-23 胸中段食管癌 3 野清扫范围
第一站：106-recR、106-recL、108；第二站：101、105、106-tbR、106-tbL、107、109-R、109-L、110、1、2、3、7；第三站：104-R、104-L、111、112、20；第四站：其余组淋巴结；标准清扫须达到第三站（D3）

3. 食管下段贲门癌淋巴结清扫范围 （图 6-1-24）
（五）食管贲门癌淋巴结清扫方法

对于恶性肿瘤手术的病人，淋巴结清扫具有举足轻重的地位，对病人术后的生活质量及预后有着深远的意义。

1. **颈部淋巴结清扫** （图 6-1-25 ~图 6-1-35）

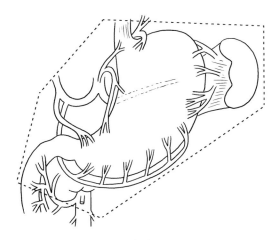

图 6-1-24　食管下段贲门癌 D₂ 淋巴结清扫范围

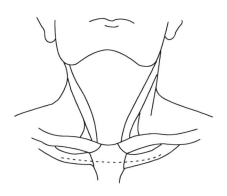

图 6-1-25　食管癌行颈部淋巴结清扫的皮肤切口（虚线）

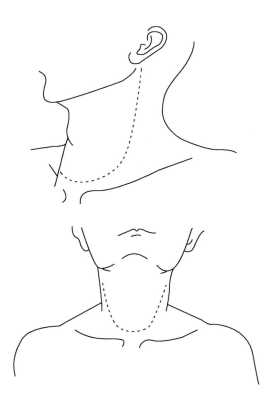

图 6-1-26　颈段食管切除术皮肤切口（虚线），两侧位于胸锁乳突肌后缘

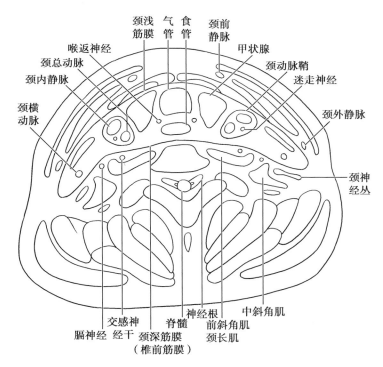

图 6-1-27　第 7 椎体横断面显示颈浅筋膜-颈深筋膜之间的组织器官与颈段食管手术的解剖关系

图 6-1-28 颈段食管
手术的颈部应用解剖

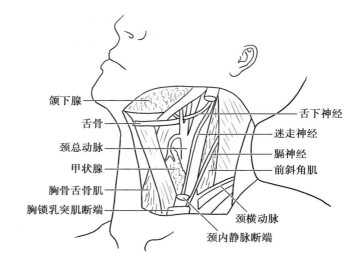

领下腺
舌骨
颈总动脉
甲状腺
胸骨舌骨肌
胸锁乳突肌断端

舌下神经
迷走神经
膈神经
前斜角肌
颈横动脉
颈内静脉断端

图 6-1-29 颈段食管
癌颈部淋巴结分布及清
扫部位

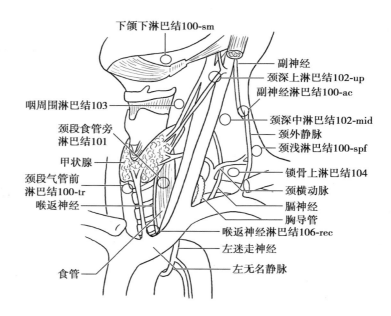

下颌下淋巴结100-sm
咽周围淋巴结103
颈段食管旁
淋巴结101
甲状腺
颈段气管前
淋巴结100-tr
喉返神经
食管

副神经
颈深上淋巴结102-up
副神经淋巴结100-ac
颈深中淋巴结102-mid
颈外静脉
颈浅淋巴结100-spf
锁骨上淋巴结104
颈横动脉
膈神经
胸导管
喉返神经淋巴结106-rec
左迷走神经
左无名静脉

图 6-1-30 颈段食管
癌颈部淋巴结分布及清
扫部位

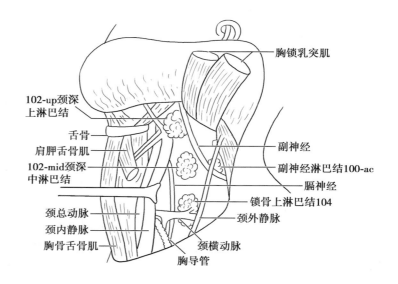

102-up颈深
上淋巴结
舌骨
肩胛舌骨肌
102-mid颈深
中淋巴结
颈总动脉
颈内静脉
胸骨舌骨肌

胸锁乳突肌
副神经
副神经淋巴结100-ac
膈神经
锁骨上淋巴结104
颈外静脉
颈横动脉
胸导管

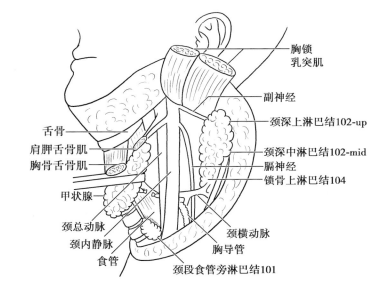

图 6-1-31　颈段食管癌
通常颈深上淋巴结、颈
深中淋巴结、锁骨上淋
巴结融合，须整块清扫

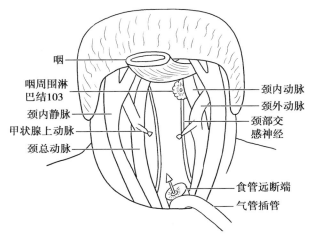

图 6-1-32　颈段食管癌切除咽喉及食管
后，显露第 103 组咽周围淋巴结，其位于
颈内动脉及颈部交感神经内侧

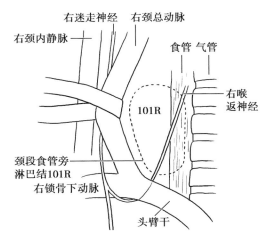

图 6-1-33　食管癌颈部淋巴结 101-R 清扫
范围（虚线），向后牵拉颈动脉鞘显露颈
段食管旁淋巴结 101-R

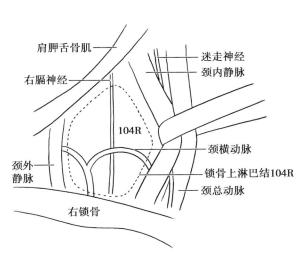

图 6-1-34　食管癌颈部淋巴结 104-R 清扫
范围（虚线），向前牵拉肩胛舌骨肌及颈
动脉鞘显露食管颈部淋巴结 104-R

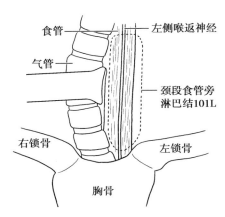

图 6-1-35　食管癌颈部淋巴结 101-L 清扫
范围（虚线），向前牵拉气管显露颈段食
管旁淋巴结 101-L

6

2. 经右胸淋巴结清扫 （图 6-1-36 ~图 6-1-42）

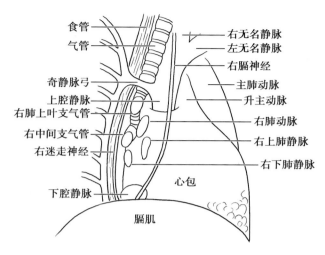

图 6-1-36 经右侧胸部行胸段食管手术（右侧纵隔观）

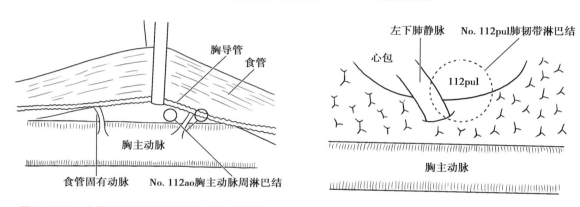

图 6-1-37 食管癌手术淋巴结清扫右胸腔操作
向前牵拉食管及胸导管显露降主动脉前方间隙，清扫降主动脉前面的 112-ao 胸主动脉周淋巴结；食管癌
左下肺静脉根部的 112-pul 肺韧带淋巴结转移概率大，向左侧分离显露左下肺静脉，清扫其根部的 112-
pul 肺韧带淋巴结；向下继续清扫 111 膈顶淋巴结并与腹腔操作相延续

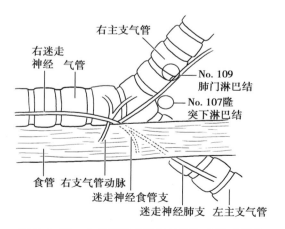

图 6-1-38 食管癌手术淋巴结清扫右胸腔操作
向前牵拉右肺，充分游离 107 淋巴结、109 淋
巴结与心包之间直至气管或支气管壁，把 107
淋巴结、109 淋巴结留在食管壁

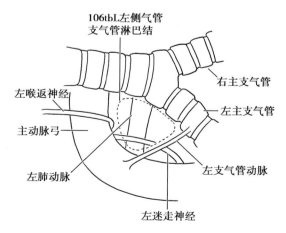

图 6-1-39 食管癌手术淋巴结清扫右胸腔操作
向前牵拉右肺及气管，显露左肺动脉，保留左
支气管动脉，清扫 106-tbL 左侧气管支气管淋巴
结

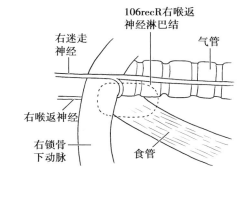

图 6-1-40 食管癌手术淋巴结清扫右胸腔操作
沿右胸腔内迷走神经向上分离达右锁骨下动脉，找到右喉返神经并套带保护，清扫 106-recR 右喉返神经淋巴结

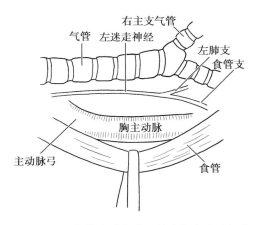

图 6-1-41 食管癌手术淋巴结清扫右胸腔操作
于隆突上方上提食管，显露左迷走神经及左喉返神经，清扫 106-recL 左喉返神经淋巴结

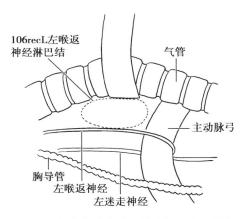

图 6-1-42 食管癌手术淋巴结清扫右胸腔操作
紧贴气管分离，向前牵拉气管（向后牵拉食管）显露左喉返神经，清扫 106-recL 左喉返神经淋巴结

3. 经左胸淋巴结清扫 （图 6-1-43， 图 6-1-44）

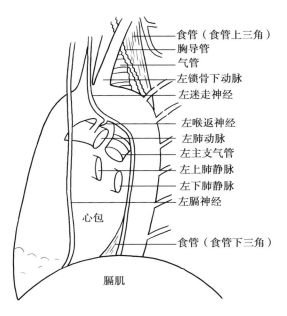

图 6-1-43 经左侧胸部行胸段食管手术（左侧纵隔观）

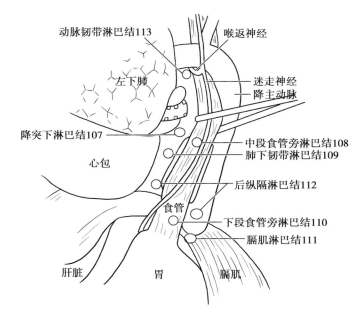

图 6-1-44 食管癌手术淋巴结清扫左胸腔操作
经左胸行食管癌淋巴结清扫第 107 ~ 113 组淋巴结

4. 经腹腔淋巴结清扫 （图 6-1-45 ~图 6-1-48）

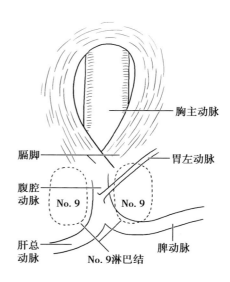

图 6-1-45 食管下段贲门癌
手术淋巴结清扫腹腔操作
向下切开膈肌右脚到达腹腔
动脉根部，清扫 9 组腹腔动
脉周围淋巴结，注意保护腹
腔神经节及腹腔丛

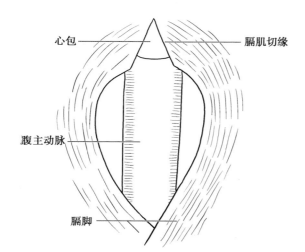

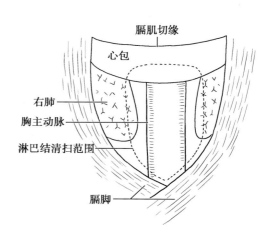

图 6-1-46 食管下段贲门癌手术淋巴结清扫腹腔操作
在腹腔向上正中切开膈肌，上提左右膈肌及心包，显露降主动脉附近的区域，并清扫下纵隔淋巴
结，110、111、112- ao、112- pul、19、20

图 6-1-47 向右翻转脾及胰
尾可清扫第 16 组腹主动脉及
下腔静脉旁淋巴结，同时清
扫第 10 组脾门淋巴结、第 11
组脾动脉旁淋巴结

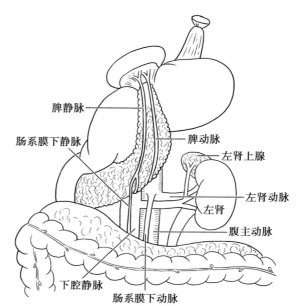

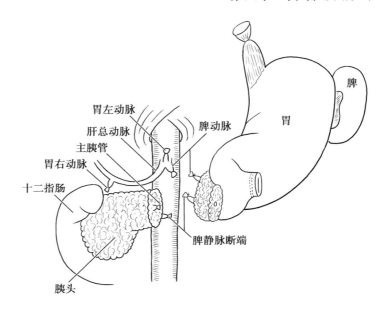

图 6-1-48 全胃联合脾胰体尾切除同时清扫 10 组脾门淋巴结及 11 组脾动脉旁淋巴结

第二节 食管异物取出术

骨刺、义齿、尖锐异物经食管镜钳取易引起食管撕裂或主动脉损伤者，可剖胸手术。

▷ 食管异物取出术关键点

通常采取右侧后外侧剖胸切口。

扩大食管切口直至食管异物取出即可，无需切口太大；必要时可切断奇静脉弓和右支气管动脉；如疑有食管对侧壁损伤可扩大切口探查，行食管腔内修补（图 6-2-1，图 6-2-2）。

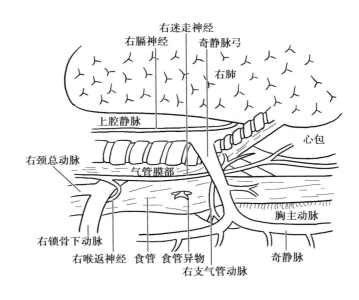

图 6-2-1 食管异物手术右侧胸腔操作

右支气管动脉位于奇静脉弓之下，食管表面可见 1~2 个静脉分支汇入奇静脉弓

6

图 6-2-2 食管异物手术右
侧胸腔操作
扩大食管切口直至食管异物
取出即可，必要时可切断奇
静脉弓和右支气管动脉；如
疑有食管对侧壁损伤可扩大
切口探查，行食管腔内修补

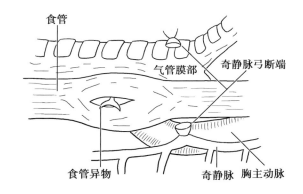

建议纵向切开食管肌层并稍加横向剥离，再横向切开食管黏膜层，取出异物后再横向间断内翻缝合黏膜层，然后纵向疏松间断缝合食管肌层。如此即可防止狭窄，又可减少感染机会。

第三节　食管自发性破裂

▷ 一、概述

食管自发性破裂多因呕吐动作不协调、食管强烈痉挛或食管本身有病变时，胃内容物不能通畅吐出，造成食管腔内压力骤增，引起食管壁全层破裂。

其他原因还有分娩、强力吞咽、背部撞击等，多见于成年男性，偶发于女性和儿童。

▷ 二、食管自发性破裂的解剖和病理基础

1. 食管中下段以平滑肌为主，肌层薄弱，缺乏完整浆膜层保护，故食管自发性破裂以食管中下段为多见。

2. 食管下段膈肌水平的局部解剖　食管的前方为膈肌脚的弓状韧带，右前方为心包，右后方为下腔静脉，后方为主动脉，只有食管的左后侧空虚，为食管局部解剖的薄弱处。故食管的左后侧是食管破裂的常见部位（图 6-3-1）。

图 6-3-1 食管的左后壁空虚，也是食管自发性破裂的常见部位

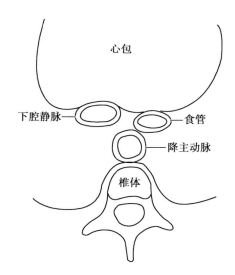

3. 当呕吐突然造成腹压增高时，过高的胃内压顺着胃小弯突然逆向导入食管腔的左后侧，此时环咽肌反应性挛缩，使食管内压骤升至 0.5～1.5kg/mm² 而导致破裂（图 6-3-2）。

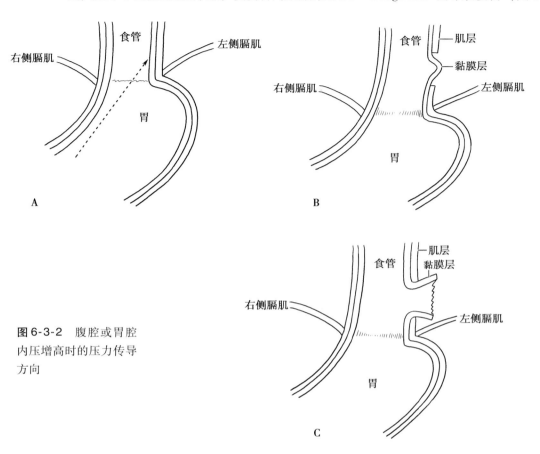

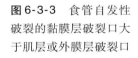

图 6-3-2　腹腔或胃腔内压增高时的压力传导方向

多为纵行全层破裂，破口长度多在 4～6cm，多破向左后侧，少有破入右侧或双侧，黏膜破口长度多长于肌层（图 6-3-3）。

图 6-3-3　食管自发性破裂的黏膜层破裂口大于肌层或外膜层破裂口

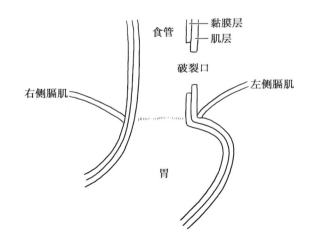

4. 胸下段食管破裂引起的症状为呕吐、胸痛胸闷、纵隔气肿或皮下气肿三联征。下段食管破裂由于主动脉弓及左主支气管的阻隔，很少发生颈部皮下气肿。多数病人可见液气胸，如合并纵隔、胸腔感染可伴发热，病人由于严重感染和低血容量等因素，很快进入休克状态。若不及时正确处理，可因休克、低氧血症、严重感染及呼吸循环衰竭而死亡。

上腹部可有腹膜炎体征，多因下段食管破裂延伸及腹段食管破裂引起。

三、食管自发性破裂的诊断

胸部 X 线片及胸部 CT 见食管周围纵隔气肿或液气胸；胸腔穿刺抽出咖啡样液体或食物残渣；口服亚甲蓝和胃镜检查等有助诊断；建议食管破裂口用水溶性造影剂造影检查，即使小的破裂口术前也容易发现，术中也容易清理；无论如何术前最好不用钡剂造影，如经食管破裂口漏入胸腔或腹腔，因钡剂黏稠，术中很难清除，如术后再需要食管造影检查破裂口愈合情况，很难甄别是术前检查遗漏还是术后缝合处遗漏，也容易引起不必要的医患纠纷。

由于本病症状多且不典型，首诊医师对本病认识不足，常常容易误诊，因为病人发病时，多以腹痛为第一主诉，伴有腹肌紧张，酷似急腹症。如病人伴有胸痛、胸闷、心悸时，也常被误诊为冠心病、心绞痛、肺动脉栓塞等。

四、食管自发性破裂的手术时机

1. 一经确诊，应立即剖胸探查。只要循环稳定、体质好、能耐受手术就要积极手术，并根据局部病变情况选择手术方式，不必将 24 小时作为是否行I期手术的时间界限。

2. 但污染较重的食管破裂在破裂口的远端切断食管，远端保留较长的食管黏膜予缝闭，再行肌层包埋，待二期进行消化道重建。

3. 长期不愈者可考虑放置食管支架。

五、食管自发性破裂传统手术修补

传统的食管破裂采取黏膜层、肌层分别缝合或全层缝合，加带蒂的胸膜瓣、肋间肌瓣及大网膜等组织加固缝合（图 6-3-4 ~ 图 6-3-6）。

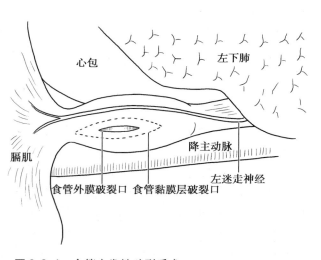

图 6-3-4 食管自发性破裂手术
修剪食管破裂口直至新鲜创面，充分显露食管黏膜层破裂口，分别行黏膜层、肌层缝合

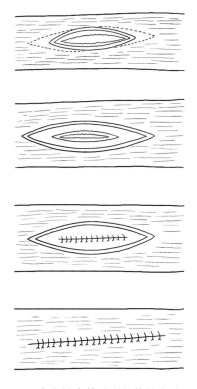

图 6-3-5 自发性食管破裂的修补方法
充分切开食管肌层，完全暴露黏膜层的破裂口，再分别缝合

**图 6-3-6 食管自发性破裂
手术**
完成食管破裂口修补后，距
离食管后壁 2cm 从食管裂孔
向外切开膈肌 5cm 左右

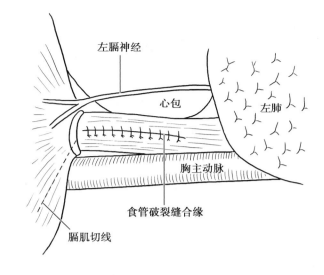

临床较多采用的是切开食管旁左侧膈肌，切断胃短动脉及胃后动脉，上提胃底包
盖食管肌层缝合处并固定，缝闭膈肌切口时将胃底一同缝合固定以减少包盖缝合张力
（图 6-3-7 ~ 图 6-3-9）。

**图 6-3-7 食管自发性破裂
手术**
切开膈肌后，切断位于脾上
极的 2~3 支胃短动静脉和胃
后动静脉，保留左膈下动脉
的贲门支，充分游离胃底

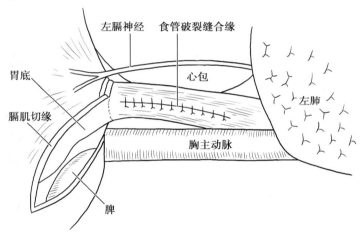

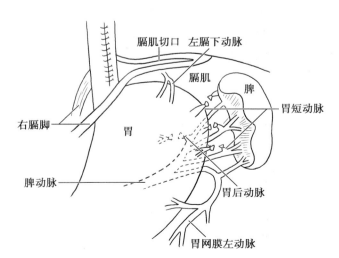

图 6-3-8 切开食管旁左侧膈肌，切断
胃短动脉及胃后动脉，拟备上提胃底

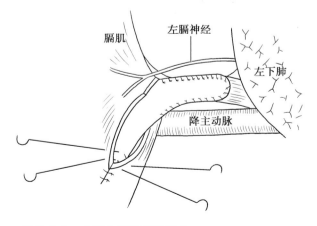

图 6-3-9 食管自发性破裂手术
将胃底上提包盖食管肌层缝合处并固定，缝闭膈肌
切口时将胃底一同缝合固定以减少包盖缝合张力

六、食管自发性破裂改进手术

我们借鉴了食管其他术式的原理，改进了传统下段食管破裂修补手术模式，食管破裂修补采用只缝合食管破裂口黏膜层，大网膜铺敷其上并缝合固定于食管破裂口周围的肌层，胃底悬吊于膈顶，重建膈肌食管裂孔于破裂口之上，均达一期愈合（图6-3-10）。

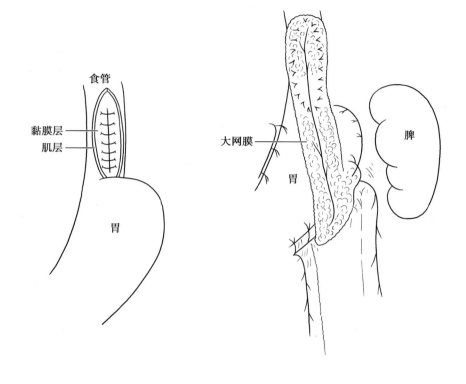

图6-3-10 食管自发性破裂手术

黏膜层缝合完成后，用带血管蒂大网膜瓣替代食管肌层修补自发性食管破裂口

七、食管自发性破裂改进手术关键点

改良手术治疗食管自发性破裂可以明显降低术后食管狭窄、反流及食管瘘等并发症，提高治愈率。

1. 术前常规留置胃管及小肠营养管，以备术后肠内营养支持。

2. 开胸后彻底吸净胸腔积液，尤其是病程大于48小时病例，要彻底清除胸腔和纵隔积液或脓液脓苔，清除破口坏死、感染组织。

3. 破口修剪整齐，最好直到食管壁新鲜并有出血为止。

4. 切开主动脉弓部以下食管旁纵隔胸膜，充分游离食管旁纵隔疏松组织分房，以达彻底引流。

5. 仔细寻及食管破裂口，食管黏膜的破裂口通常比肌层长，修补时一定要找到上下端黏膜。游离并切开食管肌层达黏膜破裂口以远约0.5~0.8cm，嘱麻醉师推送小肠营养管达十二指肠以远、近屈氏韧带附近。

6. 修补时尽量不游离全周食管以免影响食管裂口的血供而影响后期愈合，均采用可吸收线间断缝合食管黏膜层，不缝合食管肌层，此方法借鉴了贲门失弛缓症的手术方法，且大大降低了术后破裂口狭窄的风险概率。

7. 宜先彻底冲洗胸腔后切开膈肌。即探查见食管破裂口未破入腹腔，则先彻底冲洗胸腔并缝闭食管破裂口后再切开膈肌。

如探查见食管破裂口破入腹腔，则切开膈肌，用生理盐水、甲硝唑、庆大霉素及碳酸氢钠彻底冲洗胸腔及腹腔。

8. 大网膜包埋固定于破裂口边缘的食管肌层，充分利用了大网膜促进内皮生长、血管及淋巴管丰富、抗感染能力强、48 小时即可建立血运等特点。

另外，如果发生食管黏膜层坏死，该处大网膜也可以为新生食管黏膜匍匐再生提供支架。

9. 胃底悬吊固定于靠近膈肌脚处的膈肌顶，以此加深贲门切迹，此方法借鉴了抗反流 Nissen 手术及 Dor 手术原理。同时此操作也避免了再瘘引起的炎症进一步扩散，使之局限、包裹及吸收。

10. 重建膈肌裂孔于食管破裂口之上，此方法借鉴了抗反流 Belsey4 手术或贲门套叠术的手术原理。另外，也改变了修补破裂口在胸腔内处于负压的环境，避免了修补破裂口再瘘污染胸腔及纵隔的危急状况；同时也避免了因胸腔感染导致的破裂口再瘘的发生，也减轻了影响修补大网膜血运的张力。

11. 无需放置纵隔及腹腔引流管，只需留置胸腔引流管，减轻病人的痛苦。

12. 术后适当延长禁食和胃肠减压时间，保证胸腔有效充分引流，适当延长胸腔引流时间，调节水、电解质酸碱平衡、尽早提供充足的肠内营养支持治疗及足量广谱有效抗生素应用。

▷ 八、食管自发性破裂 Ⅱ 期手术的前期手术

适用于因污染严重、食管破裂时间较长（>48 小时）、中毒症状重、Ⅰ 期修补后再漏的概率大或 Ⅰ 期修补后再漏的病人，需要行前期手术再做 Ⅱ 期处理。前期手术包括胸腔内清创、胸腔引流、颈部食管旷置/造口（或食管 T 管引流）、胃/空肠造口。

手术关键点

经过以下处理，一般在术后 2 周即可恢复，条件允许后行 Ⅱ 期处理，颈部食管端端吻合。

1. 左侧开胸切口，清除积液，局部胸膜剥脱，在破裂口的远端切断食管，远端保留较长的食管黏膜予缝闭，再行肌层包埋，待 Ⅱ 期进行消化道重建（图 6-3-11）。

纵隔、漏口周围、胸膜腔充分引流，置胸腔引流管或（和）纵隔引流管。

图 6-3-11 污染较重的食管破裂手术

在破裂口的远端切断食管，远端保留较长的食管黏膜予缝闭，再行肌层包埋，待 Ⅱ 期进行消化道重建

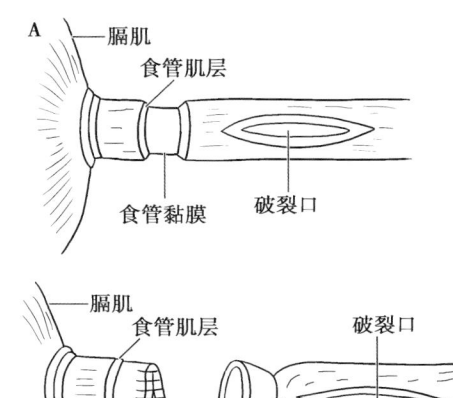

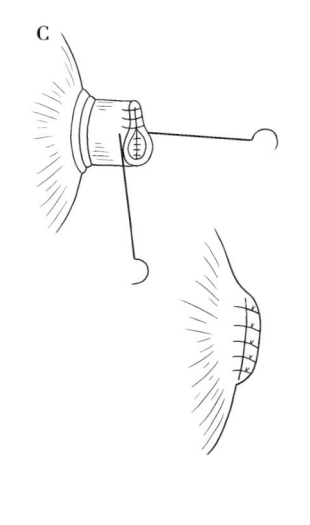

2. 左侧颈部切口，游离食管，在拟造口处的远端封闭食管，近端造口，无需切断食管，以免回纳食管造口时确认食管远端困难。

也可置入下端封闭的 T 型引流管，置入 T 型管的上端食管适当环缩即可（图 6-3-12）。

图 6-3-12　颈段食管造口术
切口选择在胸锁乳突肌前缘，游离颈段食管后尽可能下拉与皮肤缝合造口，以保留更多的健康食管，为 II 期处理做准备

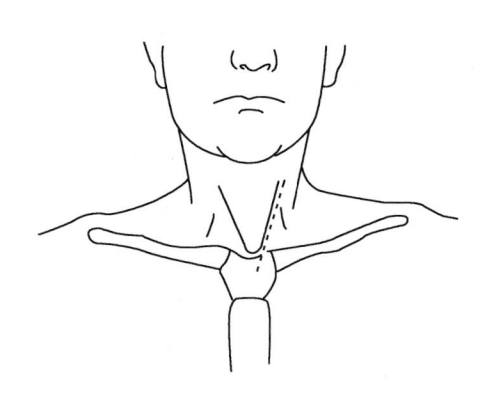
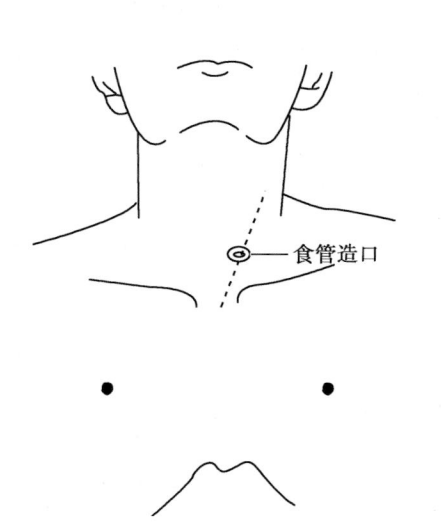

食管造口

3. 腹部切口，根据情况可行膈下引流，胃或空肠造口并留置造瘘管。

第四节　食管憩室手术

▶ 一、颈段食管憩室

颈段食管憩室一般为咽食管憩室或 Zenker 憩室，通常发生在 50 岁以上，为后天获得性疾病。只有黏膜层及黏膜下层突出 Killian 三角者为假性憩室，食管全层突出为真性憩室。

食物在食管内停滞的位置提示梗阻的水平，可以理解为食物在食管内潴留所形成的囊袋会压迫该水平的食管，造成该水平食管的梗阻。也可以理解为食物在食管内潴留所形成的囊袋相当于一个外压性肿块压迫该水平的食管，引起相应的临床症状。Zenker 憩室的内口在该囊袋的上方，故 Zenker 憩室均有症状，如吞咽困难、食管反流、误吸等，且常常合并其他食管病变，如食管裂孔疝、其他憩室、弥漫性食管痉挛、贲门失弛缓症等。

内镜和食管测压并非必须，而食管造影是首选。只要 Zenker 憩室有症状即应手术治疗。

▶ 二、颈段食管憩室手术流程及关键点

1. 全身麻醉下病人取平卧位，左肩垫高，头略向右转，以环状软骨为中心，舌骨下缘水平至胸骨上缘水平，经左胸锁乳突肌内缘切口，切断甲状腺下动脉、甲状腺中静脉、甲状舌骨肌以利于暴露食管，注意保护喉返神经。

2. 环咽肌深入环状软骨下，憩室位于环咽肌近端后方，从后方纵行切断环咽肌并向下延伸达正常食管 1cm 左右，一般切开超过 4～5cm，在食管黏膜层与肌层之间适

当向两侧分离达食管半周，进行充分松解，使得食管黏膜充分膨出。

3. 小的憩室予以内翻旷置或椎前间隙反向折叠，或憩室固定术，用不可吸收线缝合固定憩室囊于憩室头侧的椎前组织；大的憩室（>4cm）予以切除；但切断环咽肌是手术的重要环节。

▶ 三、经口吻合器切除 Zenker 憩室

对于中等大小 2~4cm 的憩室，可选择内镜治疗，在全身麻醉下经口腔将吻合器插入食管，并将砧头放入憩室内，收紧闭合击发吻合器，同时切开环咽肌，使得憩室的底部成为食管壁的一部分；对于<2cm 的憩室，吻合器砧头无法进入，>4cm 的憩室，可造成击发吻合器时闭合不全，导致大的憩室变成相对小的憩室，达不到治疗目的。

对于那些可以自行内翻的颈部憩室，也可以在内镜下使用腔镜直线闭合切割装置，在憩室的基底部将其切除。

▶ 四、胸中段食管憩室

胸中段食管憩室多位于主动脉弓上缘至下肺静脉下缘水平，多为纵隔肉芽肿疾病、结核、组织胞浆菌病等或纵隔淋巴结牵拉所致的食管全层突出，为真性憩室，其基底部较宽，多无症状。

如出现食管气管瘘则需手术治疗，可采用剖右胸后外侧手术切口，直接分离食管气管瘘，用正常组织隔离食管与气管（图6-4-1）。

图 6-4-1　右胸入路行中段食管憩室切除术，于憩室的上下方游离食管并套纱布带，利用纱布带与食管之间的摩擦力翻转探查食管；游离憩室注意保护好支气管膜部及迷走神经；如巨大的憩室游离困难，可切开憩室于腔内缝闭其颈部，再切除憩室壁较为安全；切除牵引型憩室（真性憩室）后，须缝合食管肌层加固；切除膨出型憩室（假性憩室）或伴有食管运动功能异常的憩室后，须切开食管肌层以免憩室复发

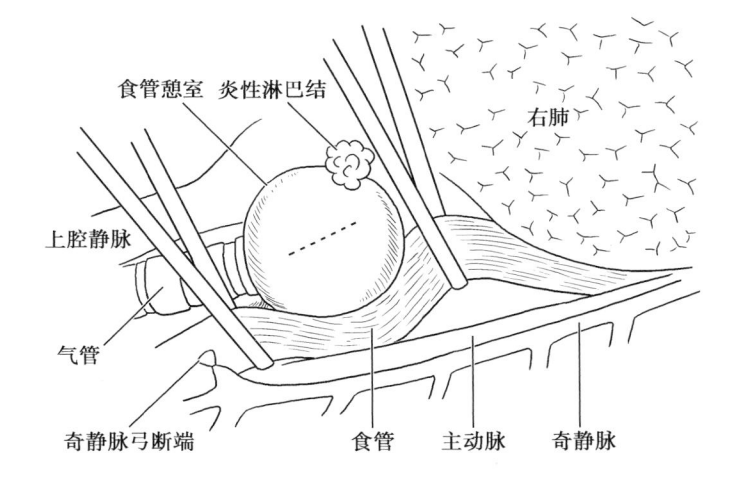

6

▶ 五、胸下段食管憩室

胸下段食管憩室多位于下肺静脉下缘水平至膈食管裂孔水平，也称膈上憩室。多无症状，少数有食管弥漫性痉挛所致的疼痛、吞咽困难、食管反流等。

采用剖左胸后外侧手术切口，食管测压对于评估和决定手术时肌层切开的长度有着重要的意义。

第五节 食管平滑肌瘤摘除手术

一、概述

食管平滑肌瘤为食管良性肿瘤，多位于食管中段（40%）和下段（50%），在瘤体 >5cm 时才会出现症状，突出的临床表现是吞咽固体食物时出现胸部不适，而进食流质食物无任何影响。

食管平滑肌瘤诊断首先区分吞咽困难是口咽性还是食管源性。口咽部的吞咽困难是食物团自口咽部、食管上括约肌的传送过程中发生障碍，老年人常见，多为卒中后的继发表现。

二、术前检查

术前纤维胃镜检查尽可能不做黏膜活检，以免黏膜破损，术后形成食管瘘。如已经行黏膜活检，则手术切除须在活检后 3 周以上进行；术前胃镜超声（EUS）检查发现肿瘤源于黏膜肌层，术中多加注意，因此情况剥离时易造成黏膜破损，故最好行开放手术避免行腔镜手术。

三、手术原则

1. 食管上段肿瘤可选择右侧开胸或左侧颈部入路；食管中段肿瘤采取右后外侧第 5 肋间切口；食管下段肿瘤采用左后外侧第 6 肋间切口。

2. 如食管平滑肌瘤体不大，则采取瘤体摘除术。

3. 如食管平滑肌瘤体过大，在食管内呈环状、螺旋状或不规则形状侵及食管壁，手术易损伤食管黏膜，最好缝合悬吊肿瘤，用钝性剥离方法，不易损伤食管黏膜，但黏膜破损的风险仍然很大，故不适合肿瘤摘除术，宜术前向家属交代，行病变段食管切除、食管胃吻合术（图 6-5-1）。

另外，巨大食管平滑肌瘤的肌层萎缩、菲薄，或瘤体破坏食管肌层造成破损范围大而无法修补时，可用大网膜替代肌层进行修补，必要可行食管切除术。

图 6-5-1 食管平滑肌瘤摘除术

位于上中段食管的瘤体经右胸入路，自瘤体足侧的食管套纱布带，通过纱布套带与食管之间的摩擦力翻转食管以显露病变；位于下段食管的瘤体根据瘤体所在的一侧选择同侧剖胸入路；切开食管肌层剥离瘤体后，须缝合肌层以免发生憩室

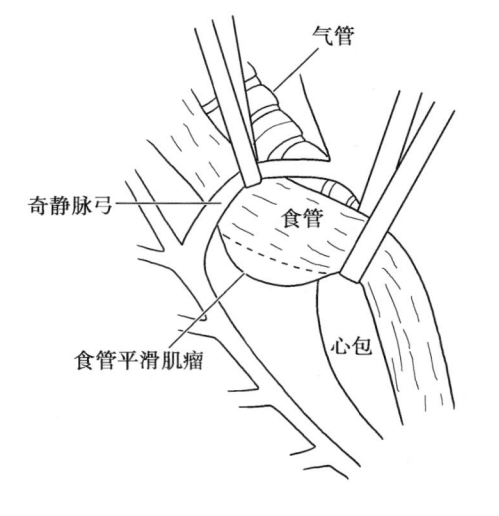

第六节 贲门失弛缓症

一、概述

贲门失弛缓症被认为是由于免疫系统疾病导致 Auerbach 神经丛的神经节细胞减少或消失，也可能与Ⅰ型人类疱疹病毒（HSV-Ⅰ）感染有关。出现的大多数临床症状为食物停滞造成，夜间口腔内反流是贲门失弛缓症的典型症状，但唯独胸痛症状并非食物停滞造成，而是疾病本身的症状，一半以上的胸痛在空腹时发生，反而餐后出现胸痛较少，饮水可减轻症状。术后胸痛可能持续存在甚至加重，此项一定要向病人及家属交代清楚。

对于既往扩张治疗、病程长、S 形食管、LES 压力低的病人，手术后疗效可能与预期有差距，也应该在术前交代清楚。

未经治疗或未治愈的贲门失弛缓症病人的食管口径每年可增加 6.1mm。根据扩张后食管形态分为纺锤形、烧瓶形、S 形。根据扩张食管的最大横径（d）分为 3 度，Ⅰ度：d < 3.5cm，Ⅱ度：3.5cm ≤ d < 6cm，Ⅲ度：d ≥ 6cm。

二、治疗

（一）药物治疗

1. 口服药物如美托洛尔、硝苯地平、三硝酸异山梨酯，但需要剂量大，作为二线治疗。

2. 肉毒素注射对于 1/2 ~ 2/3 的病人有效，但作用时间为 6 个月，在 6 ~ 9 个月后会失效，需要重复注射，可造成肌层瘢痕形成，会给后续手术带来麻烦。

（二）缩窄扩张治疗

气囊扩张单次有效率为 2/3，需要重复扩张；扩张失败后宜手术治疗，尤其是年轻的病人扩张后容易复发，故年轻的病人最好直接采取手术治疗。

（三）手术治疗

术前行气囊扩张、肉毒素注射等内镜治疗的贲门失弛缓症病人，在肌层切开手术操作过程中易发生食管黏膜穿孔，须特别仔细，及时发现及时处理。

三、手术流程

全身麻醉成功后，取左胸后外侧第 7 肋间切口；经胸切口探查游离下段食管并套带，向上牵拉食管；于病变上方 2cm 处的正常食管切开食管肌层，向下切开通过食管胃结合部以下 1cm 达贲门前静脉，同时切断 wills 肌；切开的食管肌层向两侧剥离达食管周径的 1/2 以上，使得黏膜层充分松解，并向两侧外翻缝合固定食管肌层 3 ~ 4 针；切开膈肌，游离胃底，行贲门成形抗反流手术；关闭膈肌及胸腔，完成手术。

四、手术关键点

（一）经胸手术操作

1. 取左胸后外侧第 7 肋间切口（图 6-6-1），也可经腹切口操作。无论经胸还是经腹径路手术，关键是解决通过障碍和防止反流，两者结合宜恰到好处。

6

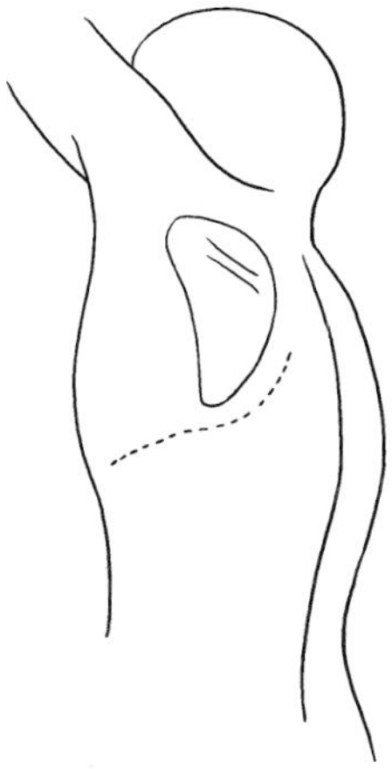

图 6-6-1 左胸后外侧第 7 肋间切口

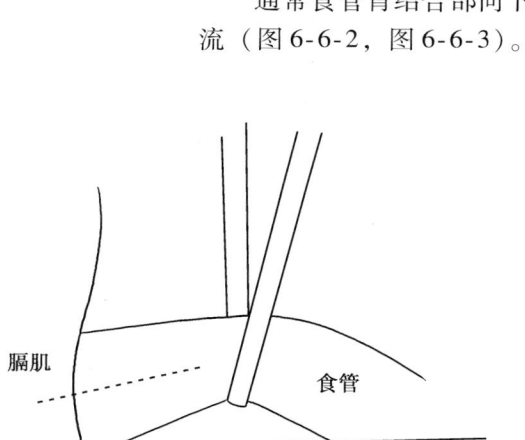

2. 经胸手术操作时，切断膈食管膜及切开膈肌，上拉食管下段，将食管胃结合部提入胸内，延长食管肌层切口，越过食管胃交界部并切断斜行的 wills 肌达贲门前静脉。

食管胃交界处因病史时间长，食管肌层发生病理性改变，且血运丰富，结构显示不清，盲目游离操作容易损伤胃黏膜，故此部位操作宜格外小心。游离食管时出现黏膜下出血时，可用电凝止血，切忌用钛钉夹闭以防止即刻和慢性食管黏膜的损伤。

3. 手术操作过程中，游离拟切开食管及贲门前壁时，宜在左侧迷走神经（迷走神经前干）的左侧，如此损伤迷走神经的概率相对小、操作容易，只切开食管前外侧肌层即可。上达正常食管长度约为 2cm；下达食管胃结合部以下 1cm；一般切开食管肌层 5cm 左右即可解除狭窄病变。如切开食管胃结合部超过 1.5cm 则有一半出现反流，如超过 2cm 术后反流达 100%。

通常食管胃结合部向下切开达到贲门前静脉为佳，既可解除缩窄，又不能引起反流（图 6-6-2，图 6-6-3）。

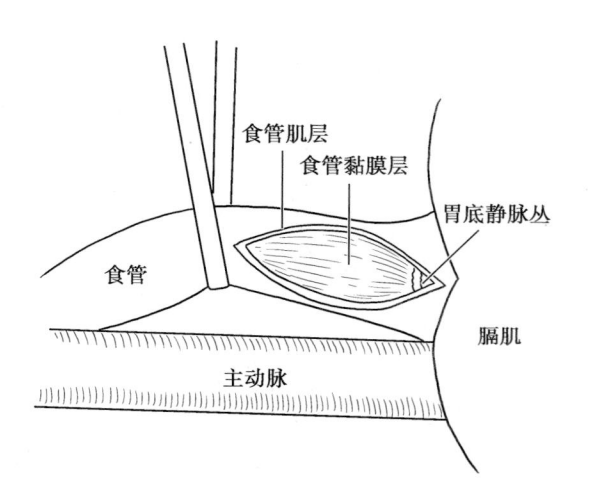

图 6-6-2 贲门失弛缓症

经食管下三角游离食管并套带，可适当切开食管裂孔以显露食管下段、贲门部的齿状线、缩窄环、胃底横行的静脉丛；食管肌层切开 5~11cm，贲门下肌层切开 0.5~1cm，勿超过 1.5cm，直至看到胃底横行的静脉丛为止，此处胃壁薄易穿孔；游离切开食管的肌层达 1/2~2/3 周径直至黏膜膨出

图 6-6-3 贲门失弛缓症

经右胸入路行食管肌层切开，不损伤贲门部的抗反流结构——胃膈韧带，术后不易发生反流，如此可不加抗反流手术操作；游离切开食管下段的纵行肌层直至黏膜充分膨出

4. 切开食管旁左侧膈肌，切断胃短动脉及胃后动脉上提胃底，包埋食管肌层缝合并固定，缝闭膈肌切口同时固定胃底以减少缝合张力（图 6-6-4，图 6-6-5）。

切开的食管肌层向两侧剥离达食管周径的 1/2 以上，使得黏膜层充分松解，并向两侧外翻缝合固定食管肌层 3~4 针以免复发（图 6-6-6）。

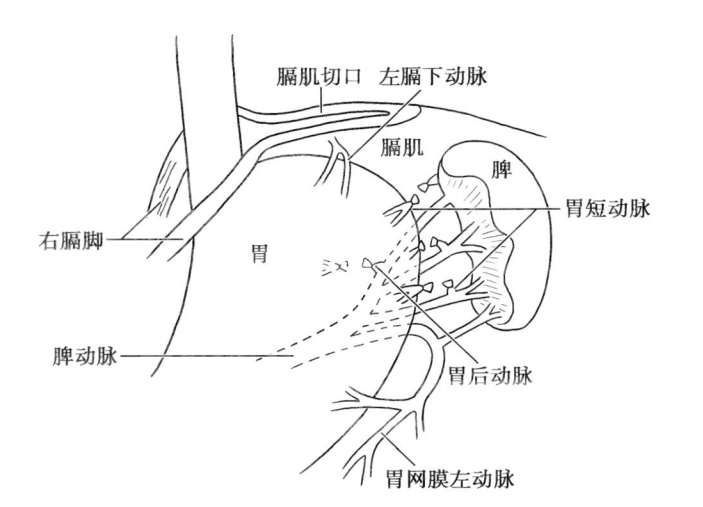

图 6-6-4　切开食管旁左侧膈肌，切断
胃短动脉及胃后动脉，上提胃底

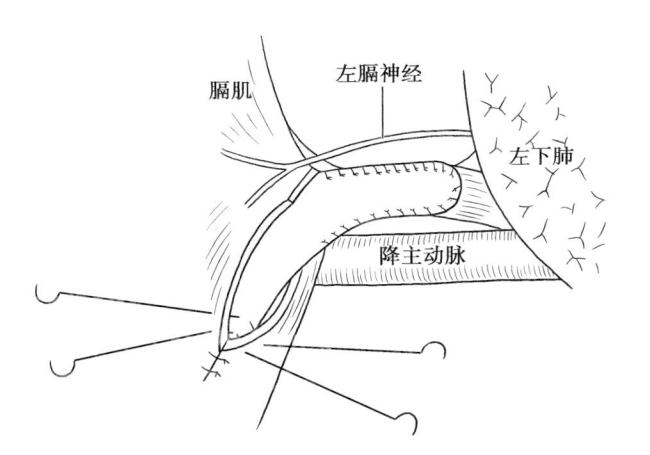

图 6-6-5　胃底上提包埋食管肌层缝合
并固定，缝闭膈肌切口时将胃底一同缝
合固定以减少包盖缝合张力

图 6-6-6　剖面图
食管肌层切开达周径的
1/2 以上，胃浆膜层覆
盖缝合固定

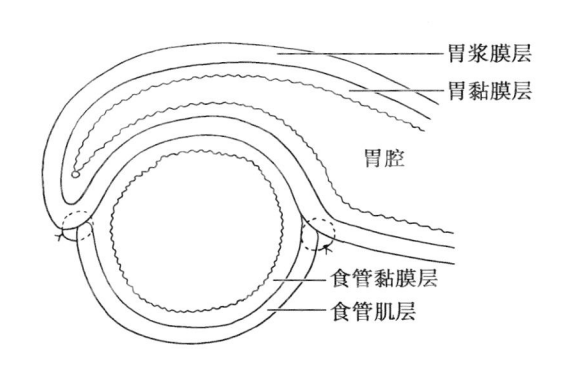

　　5. 如胸腔镜手术，胸腔镜观察孔选在腋中线第 4 肋间，腋后线第 8 肋间及腋前线
第 5 肋间作为 2 个操作孔，如此操作起来比较容易。

　　（二）经腹手术操作

　　1. 贲门失弛缓症如单独行 Heller 手术肌层切开时，向胃壁切开 5mm 可保留抗反
流功能，但可能出现通过不理想；如附加改良 Dor 贲门成形术向胃壁切开 1cm（传统
Dor 贲门成形术向胃壁切开 2cm），同时切断斜行的 Wills 肌，胃底翻转包埋食管黏膜，
即可解决通过障碍。

　　故贲门失弛缓症除上述肌层切开解除梗阻的 Heller 手术，还需行抗反流-贲门成
形术即改良 Dor 手术。

　　2. 食管套带并下拉显露切开腹膜路径，斜行切开腹膜适合于轻中度贲门失弛缓
症，水平切开腹膜适合于 S 型贲门失弛缓症（图 6-6-7 ~ 图 6-6-9）。

　　3. 切断左膈下动脉的食管贲门支并游离食管，向下牵拉腹段食管达 7cm；于迷走
神经前干的左侧切开食管肌层，并向下延伸超过食管胃结合部以下 1cm 达贲门前静脉
直至胃黏膜膨出（图 6-6-10 ~ 图 6-6-14）。

　　4. 食管肌层切开 5cm 并向胃壁延伸 1cm，同时切断斜行的 Wills 肌，食管肌层剥
离 1/2 周；于食管-胃结合部的切开处分别缝合切开的胃壁肌层及切开的食管黏膜 4
针予以固定，将胃壁上翻或侧翻，由下至上缝合胃壁浆肌层于食管切开的肌层及少许
黏膜层，针距 1cm，包埋宽度为 2cm，切勿缝穿黏膜层。

6

　　其中横向包埋适合于轻中度贲门失弛缓症，纵向包埋适合于 S 型贲门失弛缓症（图 6-6-15 ~ 图 6-6-17）。

　　5. 缝合固定胃底包埋瓣于膈肌裂孔的左缘和前缘，以免发生腹腔内疝（图 6-6-18）。

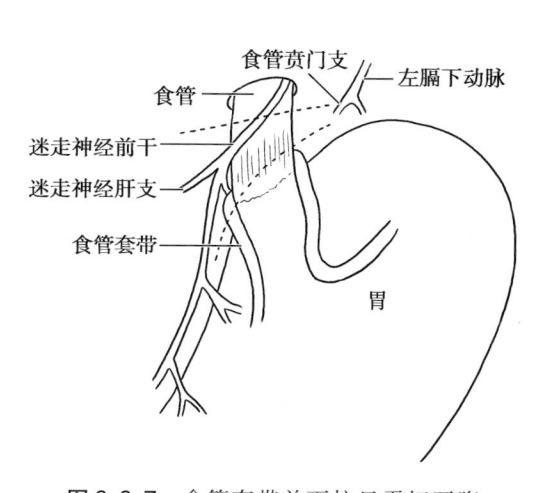

图 6-6-7　食管套带并下拉显露切开腹膜路径（虚线）

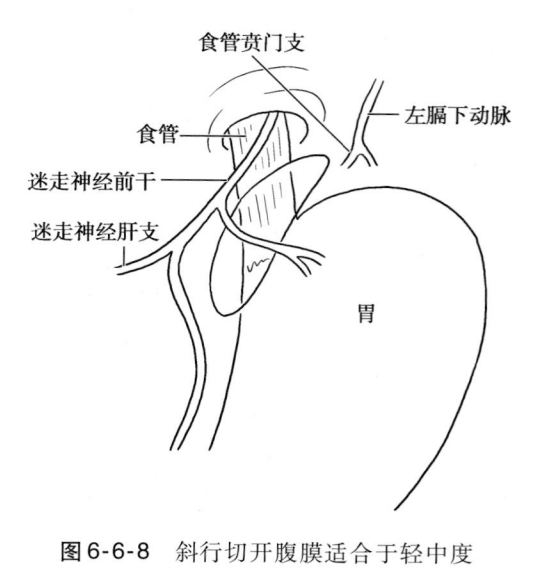

图 6-6-8　斜行切开腹膜适合于轻中度贲门失弛缓症

紧贴胃壁游离显露食管，注意保护好左膈下动脉及迷走神经前干

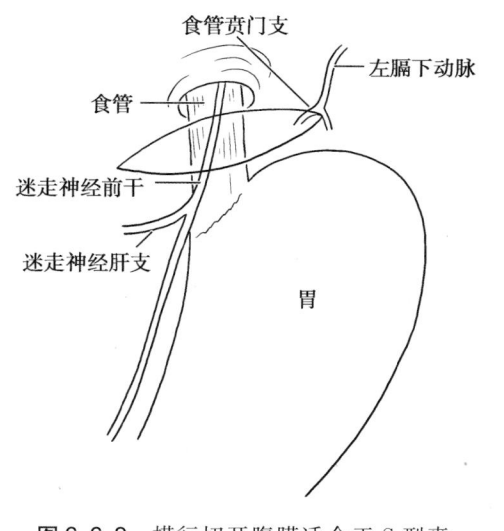

图 6-6-9　横行切开腹膜适合于 S 型贲门失弛缓症

于腹段食管的中份游离显露食管，注意保护好左膈下动脉及迷走神经前干

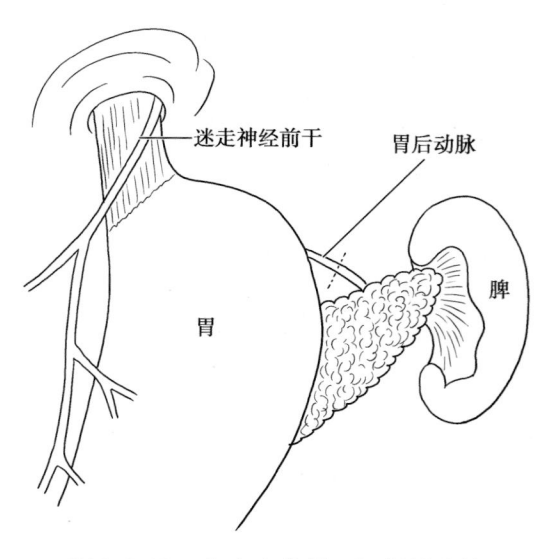

图 6-6-10　向右牵拉胃，切断胃胰皱襞及向胃后壁走行的胃后动脉

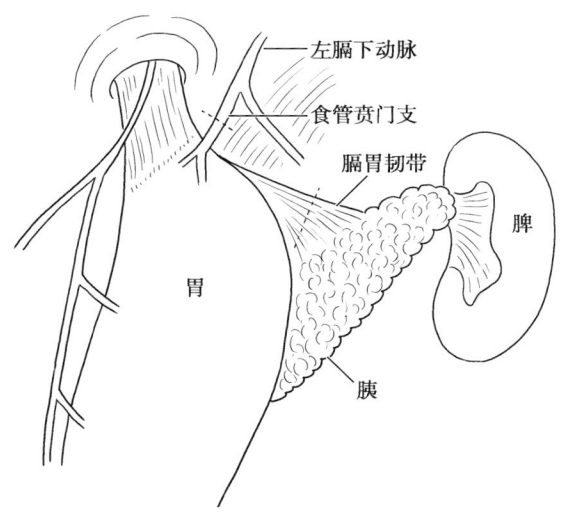

图6-6-11 向右翻转胃体，显露食管裂孔左缘方向的膈胃韧带并予以切断；同时切断左膈下动脉的食管贲门支动脉

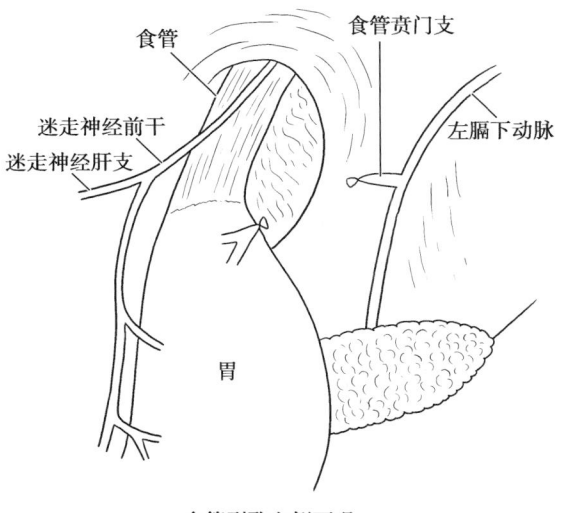

食管裂孔左侧面观

图6-6-12 向右牵拉食管，切断左膈下动脉的食管贲门支，显露食管左后侧并切断膈食管膜，注意保护迷走神经后干

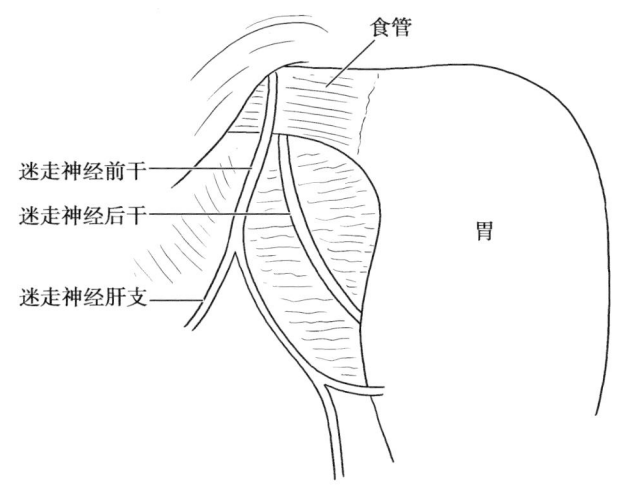

食管裂孔右侧面观

图6-6-13 向左牵拉食管，显露食管右后侧并切断膈食管膜与左侧游离面相延续，如此食管可向下牵拉达7cm

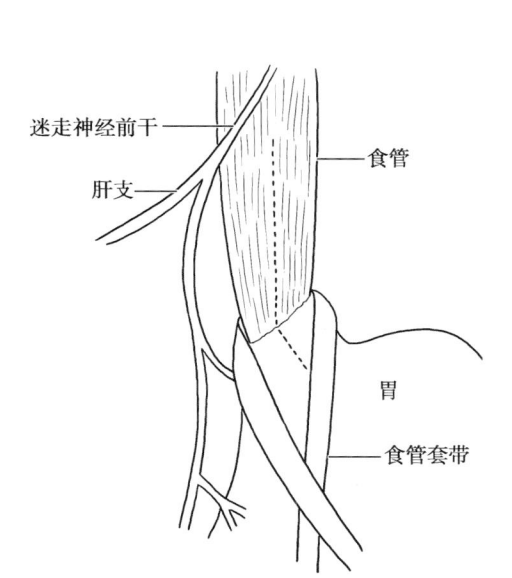

图6-6-14 下拉食管套带，食管肌层切开5cm转向左下切开至食管胃结合部以下1cm达贲门前静脉，并同时切端wills肌，直至胃黏膜膨出

6

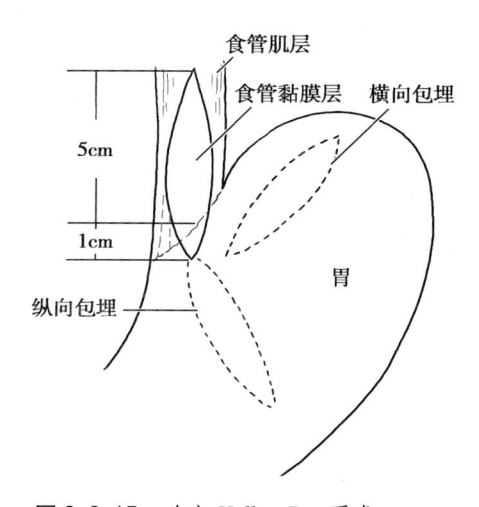

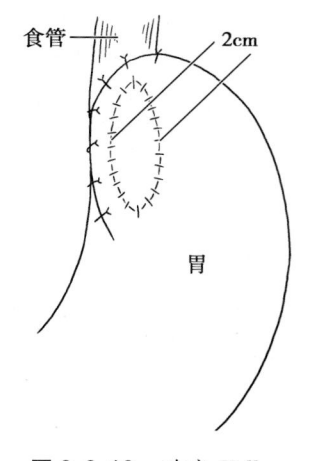

图 6-6-15 改良 Heller- Dor 手术
食管肌层切开 5cm 并向胃壁切开 1cm，同时切断斜行的 Wills 肌，食管肌层剥离 1/2 周；于食管-胃结合部的切开处分别缝合切开的胃壁肌层及切开的食管黏膜 4 针予以固定，将胃壁上翻或侧翻，由下至上缝合胃壁浆肌层于食管切开的肌层及少许黏膜层，针距 1cm，包埋宽度为 2cm

图 6-6-16 改良 Heller- Dor 手术
纵向包埋适合于 S 型贲门失弛缓症，包埋宽度为 2cm

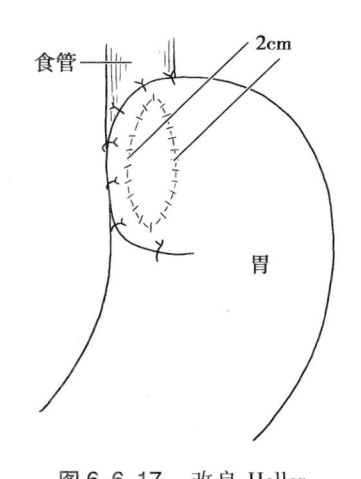

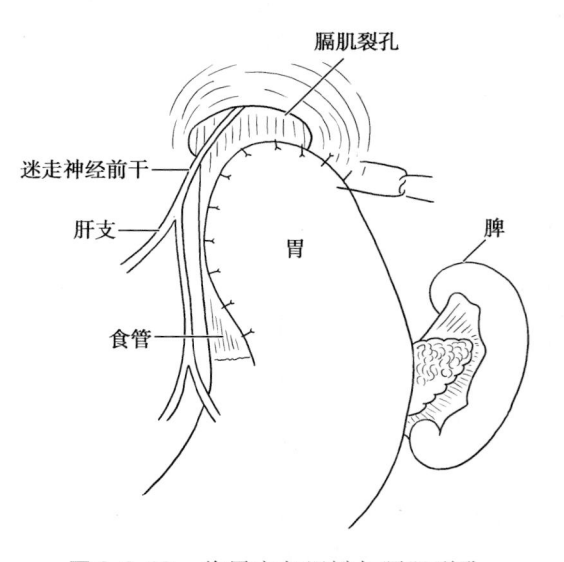

图 6-6-17 改良 Heller- Dor 手术
横向包埋适合于轻中度贲门失弛缓症，包埋宽度为 2cm

图 6-6-18 将胃底包埋瓣与膈肌裂孔的左缘和前缘缝合固定 3~4 针，以免发生食管裂孔疝，但通常不会发生腹内脏器疝出

6. 如腹腔镜操作，CO_2 气腹压力保持在 8mmHg（$1mmHg = 0.133kPa$）即可。在不切断左右迷走神经的情况下，食管可下拉 7cm，已足够行贲门成形术，但不如经胸操作暴露好，经胸操作是将食管向上牵拉，不受左右迷走神经的影响。

7. 无论是经胸还是经腹行食管贲门手术，抗反流手术都有着举足轻重的重要性。抗反流手术在某种程度上决定着病人的术后乃至终生的生活质量及预后。各抗反流手术的比较见表 6-6-1。

表 6-6-1　各抗反流手术比较

术式	操作方法	优缺点	流行状况
Heller-Dor	Heller 肌层切开 + 贲门前壁成形术	安全性较好，垂直覆盖尤其适用于 S 型食管成形术	标准术式，东方常用
Nissen	贲门全周成形术	可能出现严重的吞咽困难，适用于食管运动功能正常、LES 功能不全导致的反流	很少应用，北美常用
Toupet	贲门后 2/3 周成形术	解决吞咽困难效果好，容易黏膜损伤，食管穿孔概率大，适用于食管运动功能低下及蠕动情况不明确者	较多应用，西欧常用

（1）Dor 手术（贲门成形术）：胃壁翻转（上翻或侧翻）缝合于腹段食管前壁及左侧壁，通过加深 Hiss 角起到抗反流效果，通常为预防性抗反流的附加手术，如贲门失弛缓症、食管自发性破裂等（图 6-6-19）。

（2）Nissen 手术（贲门成形术）：胃底绕经食管后方达食管全周的抗反流手术，适用于食管运动功能正常而 LES 功能不全的反流病人（图 6-6-20）。该术式出现严重吞咽困难的概率大，故需慎重应用。

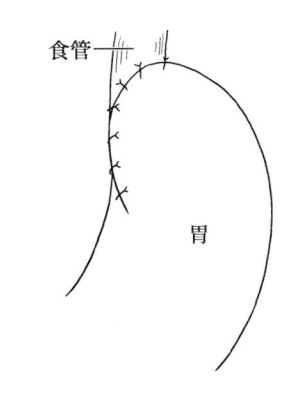

图 6-6-19　Dor 手术
胃底侧翻或上翻包埋食管下段的前壁

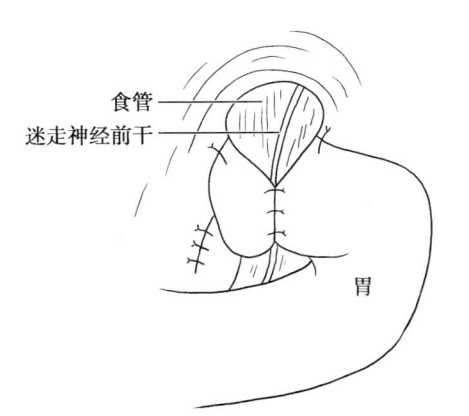

图 6-6-20　Nissen 手术
食管全周贲门成形抗反流手术适用
于食管运动功能正常，但 LES 功能
不全的反流；胃底与食管裂孔两侧
缘分别缝合固定 2 针

（3）Toupet 手术（贲门成形术）：胃底绕经食管后方达食管 3/4 周的抗反流手术，适用于食管运动功能低下的反流病人（图 6-6-21），尤其适用于食管蠕动情况不明确的病人，因该术式有吞咽困难及嗳气等副作用，通常可作为任何反流病人的首选术式。该术式容易损伤食管黏膜，造成食管穿孔的概率大。

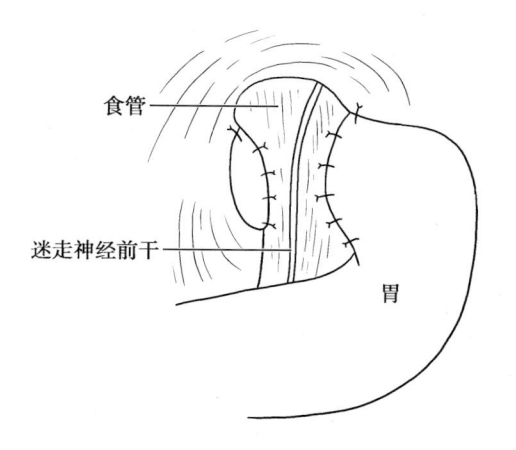

图 6-6-21　Toupet 手术
食管 3/4 周贲门成形抗反流手术适用于食管运动功能低下的反流；胃底与食管裂孔两侧缘分别缝合固定 2 针

食管
迷走神经前干
胃

　　Nissen 及 Toupet 贲门成形的手术过程（图 6-6-22 ~ 图 6-6-25）大致相同，不同的是 Nissen 手术为食管全周包埋，而 Toupet 手术为非食管全周包埋。

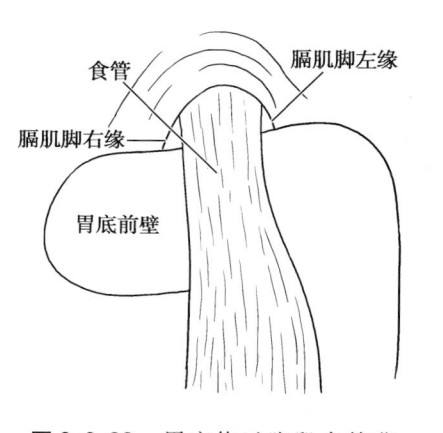

食管
膈肌脚左缘
膈肌脚右缘
胃底前壁

图 6-6-22　胃底绕过腹段食管背侧，保证胃底部充分的活动度

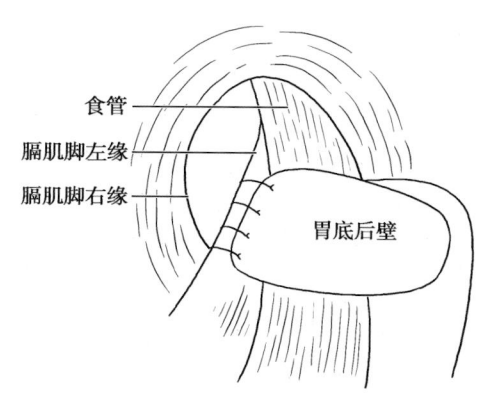

食管
膈肌脚左缘
膈肌脚右缘
胃底后壁

图 6-6-23　胃底后壁与膈肌脚的左缘缝合固定 3 针

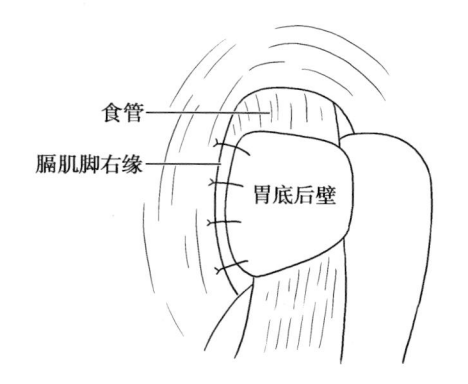

食管
膈肌脚右缘
胃底后壁

图 6-6-24　胃底后壁与膈肌脚右缘缝合固定 3 ~ 4 针

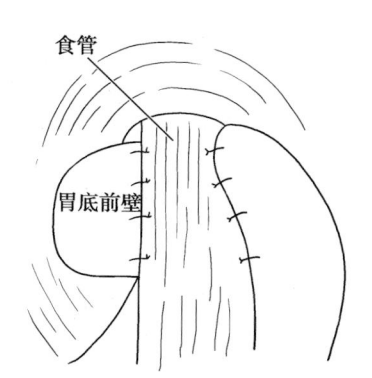

食管
胃底前壁

图 6-6-25　胃底前壁两侧分别与食管两侧缝合固定 3 ~ 4 针

（4）Belsey Mark Ⅳ手术：将食管胃交界的上下各 1.5cm 行食管前臂及侧壁约 2/3 周的套入缝合，再将膈裂孔缝合固定于第一排线结之上 1.5～2cm 处，最后缝缩两侧膈脚至宽松容纳 1 指为宜。该术式适用于食管收缩功能障碍者，且术后较少发生吞咽困难。

（5）Hill 手术：即经腹胃后固定术。经腹操作，首先缝合缩小膈脚至宽松容纳 1 指，在近胃小弯的胃前壁行浆肌层缝合，该缝针依次穿过膈食管膜束带、小网膜前层及后层、胃后壁的束带、最后缝合于内侧弓状韧带上。通常缝合 3～4cm 约 5 针即可，该手术最终形成一长的、略弯向右侧的腹段食管。内侧弓状韧带为主动脉裂孔前上方的韧性纤维组织。

第七节　先天性食管闭锁

先天性食管闭锁或先天性短食管时食管上 2/3 由甲状腺下动脉、肋间动脉、支气管动脉、主动脉供应；而食管下 1/3 由胃左动脉的食管支供应；故上 2/3 的食管不易缺血。

通常先天性短食管自主动脉弓下至膈上食管游离后不必担心血运问题。先天性短食管有不同的病理分型（图 6-7-1）。

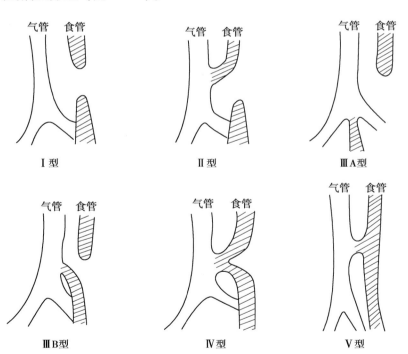

图 6-7-1　先天性短食管的病理分型

通常小儿的先天性短食管矫治手术采取右侧后外侧剖胸切口，游离食管的远近两端，行端端吻合即可，使用 5-0 或 6-0 缝线间断缝合。

第八节 Barrett 食管

▶ 一、概述

自门齿 30cm 至 35～40cm 的食管下段与胃连接处的鳞状上皮被柱状上皮替代，称 Barrett 食管。白种人多见，多伴有胃酸反流症状。Barrett 食管患食管腺癌的风险高 40 倍，即使行抗反流手术，其危险性依然存在。

▶ 二、治疗

Barrett 食管如伴有重度不典型增生或恶变（即使术前未诊断出恶变），其标准治疗是切除大部分食管，术后无需随访。

也可内镜下行黏膜切除、烧灼、激光、光动力消融等治疗，但须密切观察和随访。

Barrett 食管经过手术后无需放、化疗，因放化疗对远期生存率无贡献。

第九节 经左胸食管癌切除胸腔内食管胃吻合术

经左胸食管癌切除胸腔内或颈部食管胃吻合术较适合于食管贲门交界部的腺癌肿瘤切除；在气管分叉水平以下或近胸顶切断食管，行胸内或颈部食管胃吻合。病人一般状态中等以下，需要减小手术创伤；根据医师的熟练程度和习惯等因素选择手术方式。但对于胸腔内淋巴结清扫并非首选。

▶ 一、经左胸食管癌切除胸腔内食管胃吻合手术流程

全身麻醉成功后，病人取右侧卧位，经左胸切口探查游离食管及其病变，如为主动脉弓上吻合，则继续游离食管越过主动脉弓达主动脉弓上水平；同时清扫胸腔内淋巴结。主动脉弓下吻合在气管分叉水平以下切断食管；主动脉弓上吻合在近胸顶切断食管。切开膈肌游离胃并保护好胃网膜右动静脉，行胃大弯管形胃制作；于胸腔内主动脉弓上、下行食管胃吻合，完成手术。

▶ 二、手术关键点

（一）术前准确评估胸内吻合还是颈部吻合

1. 术前仔细复习检查报告，根据消化道造影、食管胃镜检查、胸部 CT 扫描所显示的肿瘤部位，准确评估食管上三角的高度即主动脉弓上缘至胸顶的距离。

2. 估测主动脉弓上食管三角高度的具体方法是根据胸部 CT 胸顶至主动脉弓上的层数×层厚度即食管上三角的高度。或根据胸部 X 线片检查直接测量主动脉弓距离胸顶的距离。

3. 胸腔内吻合、颈部吻合的选择

（1）颈部吻合：在保证彻底切除病变的前提下，如食管上三角的高度＜3cm（即

主动脉弓上缘至胸顶的距离 <3cm），则主动脉弓上吻合不如改为颈部吻合，其原因是操作空间太小，给吻合操作带来很大困难；如是器械吻合，其吻合口排钉不可避免地紧邻主动脉弓或左锁骨下动脉，存在长期磨蹭导致大动脉破裂的可能；胃食管包埋不充分导致反流；由于显露差很难发现吻合过程中的瑕疵，存在吻合口瘘的风险；一旦出现吻合口瘘，由于纵隔创面大或组织吸收能力强，可导致感染急剧扩散，给后续处理带来更大麻烦；一旦出现大血管损伤，给修补暴露带来很大不便；如非食管床径路吻合导致成角，反流后容易形成溃疡。

（2）主动脉弓上吻合：在保证彻底切除病变的前提下，如主动脉弓上缘至胸顶的距离 >5cm，则主动脉弓上吻合较为便捷。

（二）肋间切开选择

可选择左胸后外侧切口或左侧胸腹联合切口（图 6-9-1，图 6-9-2）。

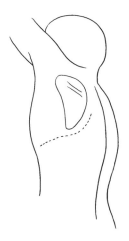

图 6-9-1　左胸部
后外侧切口

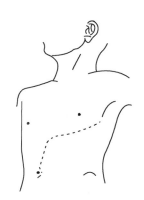

图 6-9-2　胸腹联合切口
第 6 或第 7 肋间切口与腹
部正中切口相延续

1. 术前一定要根据病人的体型、胸部 X 线检查、食管病变的部位、拟吻合部位（主动脉弓上、下）等综合判定肋间切口的选择。

2. 桶状胸或胸廓狭长病人采用左第 8 肋间；肥胖或胸廓宽短的病人采用左第 6 肋间。

3. 入胸后探查病变部位，根据切口距离胸顶或拟吻合部位、膈肌或腹腔操作空间距离等，再决定切断相应的后肋。

根据吻合部位弓上或弓下吻合，可切断切口相邻肋间的上、下后肋，必要时也可切断前肋，但尽可能不切断前肋。

（三）游离胸内食管

1. 食管上三角内有胸导管通过，游离主动脉弓后食管时勿损伤。于食管上三角的主动脉弓上缘向下游离食管较为便利（图 6-9-3）。

2. 食管下三角周围组织疏松，沿着左迷走神经前方（左迷走神经与心包之间）切开纵隔胸膜游离食管可避免出血，此处进行食管套带也较为容易；同时行淋巴结清扫（图 6-9-3，图 6-9-4）。

3. 左侧入胸游离切除食管，在肺门以下游离食管右侧及后侧时，易出现右侧纵隔胸膜破裂，因右侧纵隔胸膜在肺门以下区域常突向食管后方，可达中线甚至越过中线，形成食管后隐窝。

6

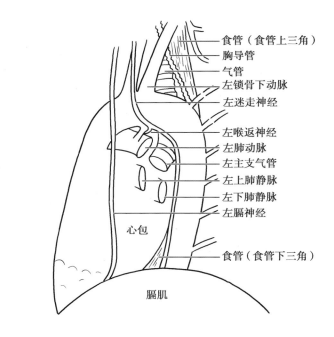

图 6-9-3 经左侧胸部行胸段食管手术

食管上三角内有胸导管通过，食管下三角周围组织疏松，沿着左迷走神经前方（左迷走神经与心包之间）切开纵隔胸膜游离食管可避免出血

食管（食管上三角）
胸导管
气管
左锁骨下动脉
左迷走神经

左喉返神经
左肺动脉
左主支气管
左上肺静脉
左下肺静脉
左膈神经

心包

食管（食管下三角）

膈肌

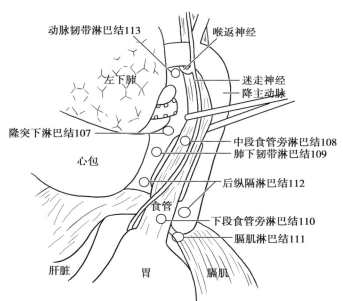

图 6-9-4 食管癌淋巴结清扫

经左胸行食管癌淋巴结清扫第 107～113 组淋巴结

动脉韧带淋巴结113
喉返神经
左下肺
迷走神经
降主动脉
隆突下淋巴结107
心包
中段食管旁淋巴结108
肺下韧带淋巴结109
后纵隔淋巴结112
食管
下段食管旁淋巴结110
膈肌淋巴结111
肝脏
胃
膈肌

故经过左胸入路切除食管病变手术过程中，一定要仔细检查右侧纵隔胸膜是否破裂，如破裂可于关闭胸腔之前吸出右侧胸腔内的积液或气体，行右侧纵隔胸膜修补。术后严密观察，如有必要可行右侧胸腔闭式引流术。

4. 如为胸腔镜处理食管，在切断食管埋入钉砧头的环节中，用可吸收线穿过钉砧尾杆的小孔，打结系紧，完全将钉砧头放入食管，在距拟吻合缘以远 3cm 处切断食管，在切缘近侧 3cm 处穿出钉砧尾杆并切断尾线。

也可将该可吸收线保留 3cm 长，翻转切缘，钉砧杆反向对抗，并切开该处食管，牵出尾杆剪断可吸收线，如此可保证食管切缘距中心尾杆穿出部位距离 3cm，可避免相距太近而影响血运，但此方法会浪费有限长度的食管。

（四）入腹探查

自皮肤切口在肝脾之间切开膈肌入腹探查（图 6-9-5），通常膈肌除直接侵犯外较少发生跨度转移。故食管贲门癌手术中，若膈肌受肿瘤侵及，距离肿瘤边缘1cm切除达正常膈肌，无需特殊处理，既可达到完全切除肿瘤的目的，又可避免膈肌缺损过大。

如膈肌切除范围较大，缺损直径>通过裂孔的代食管脏器直径时，则应该使用人工补片进行缺损修补。

图 6-9-5 虚线示膈肌切开路径对膈神经的影响，于肝脾之间直接向食管裂孔或转向背侧切开膈肌

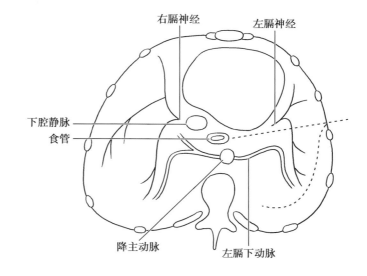

（五）制作管状胃

1. 游离胃大弯保留胃网膜右动脉，胃角对缘的大网膜一般无粘连，故游离胃结肠韧带宜从此部位开始，距离根部2cm切断胃网膜右动脉向大网膜发出的分支，保护好胃网膜右动脉。

逐渐向左侧切断游离，脾上极的胃脾韧带较短，且操作空间有限，故自脾下极游离切断胃脾韧带较为安全和方便（图6-9-6）。

图 6-9-6 胃角对缘的大网膜一般无粘连，故游离胃结肠韧带宜从此部位开始，距离根部2cm切断胃网膜右动脉向大网膜发出的分支

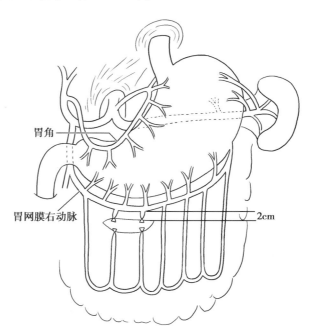

2. 游离胃小弯，将胃体向右上方翻转，显露并切断胃左动脉，同时清扫附近的淋

巴结；也可离断食管后向下翻转显露并切断胃左动脉。

　　幽门轮正上方的胃小弯为无血管区，此处可作为游离幽门轮后方及十二指肠后壁的起始部位，游离操作时注意幽门轮后方及十二指肠后壁有很多小血管，一旦出血不易自行止血，故要止血彻底，必要时可缝扎。

　　3. 胃切除可分为全胃、次全胃、半管形胃、细管形胃。胃大弯管状胃的制作，在胃小弯第一次闭合切割成形时宜垂直于胃小弯，以后则平展延伸（图6-9-7，图6-9-8）。

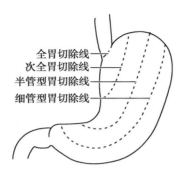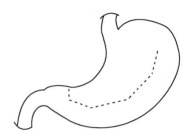

图6-9-7　不同的胃切除线的划分

图6-9-8　胃大弯管形胃的制作，在胃小弯第一次闭合切割成形时宜垂直于胃小弯，以后则平展延伸

　　（1）食管贲门癌胃代食管手术中制作管形胃，理论上可以防止残胃形成静脉池，还可以防止胃小弯多余胃组织的盗血现象。

　　（2）因管形胃只有一根供血管，即胃网膜右血管，胃右血管基本无功能，胃底血供主要由毛细血管网提供。

　　（3）尽管理论上，管形胃的吻合端尤其是胃底最佳宽度应为5cm，过窄容易胃底缺血坏死或吻合口狭窄，过宽不易适应纵隔。故还是建议最佳宽度6~7cm为宜，既不缺血也可通过纵隔，最主要的是可行食管胃套入缝合能有效地防止反流。

　　（六）腹腔内淋巴结清扫

　　自皮肤切口在肝脾之间切开膈肌，此入路较容易清扫第16组腹主动脉及下腔静脉旁淋巴结，同时也便于清扫第10组脾门淋巴结、第11组脾动脉旁淋巴结（图6-9-9）。

图6-9-9　向右翻转脾及胰尾可清扫第16组腹主动脉及下腔静脉旁淋巴结，同时清扫第10组脾门淋巴结、第11组脾动脉旁淋巴结

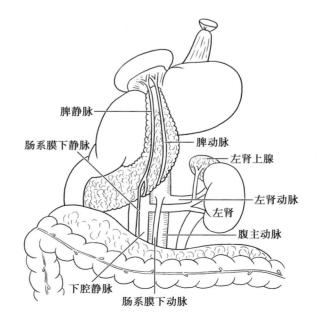

脾静脉
肠系膜下静脉
脾动脉
左肾上腺
左肾动脉
左肾
腹主动脉
下腔静脉
肠系膜下动脉

（七）食管胃吻合

1. 食管拟吻合切缘的黏膜层宜长于肌层 2～3mm，可防止吻合口瘘。

2. 胃的吻合处宜选择在胃网膜右动脉终端以远5cm 以内，如能观察到胃网膜左动脉搏动则更佳，以最大限度地保证吻合口血供（图6-9-10）。

3. 如胃远端闭合，行食管胃吻合时，选择胃的吻合部位最好距胃闭合缘 3～4cm 为宜，以免影响吻合口血供及胃闭合缘血供（图6-9-11，图6-9-12）。

4. 胃-食管吻合也可采取直线切割闭合器三角形吻合方法，此吻合方法不易出现吻合口狭窄，但可能会产生反流（图6-9-13）。

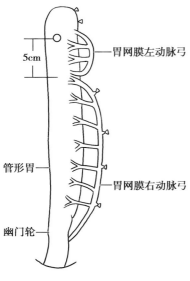

图6-9-10　胃网膜右动脉终端以远 5cm 以内作为吻合处为宜，如能观察到胃网膜左动脉搏动则更佳，以最大限度地保证吻合口血供

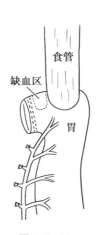

图 6-9-11 管形胃与食管吻合的缺血区域

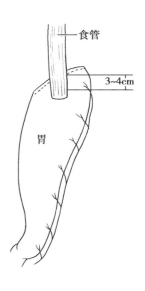

图 6-9-12　胃闭合缘距离食管-胃吻合口 3～4cm 为宜

图 6-9-13　胃食管吻合采取直线闭合切割器三角形吻合方法
后壁为内翻缝合，前侧壁为外翻缝合

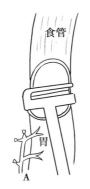

A

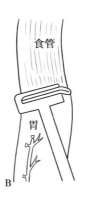

B

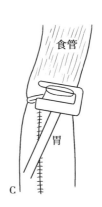

C

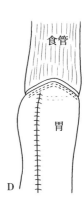

D

6

（八）抗反流吻合操作

传统方法是选择胃后壁与食管吻合，虽然简单方便，但术后发生反流的概率特别高（图6-9-14）。

胃食管吻合改良方法：胃食管吻合无论是在主动脉弓上还是在主动脉弓下，宜选择在胃前壁与食管吻合，如此胃后壁及切端顶部可自然放置于纵隔一侧或背侧，再将胃前壁吻合口下3cm处向上反折缝合并固定于食管周围的纵隔组织，使吻合口自然形成套入式活瓣，并且保持吻合口呈水平位，如此可有效地防止反流的发生（图6-9-15）。

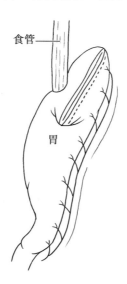

图 6-9-14 胃后壁与食管端侧吻合，在人体仰卧位时吻合口处于胃的相对低位易出现反流

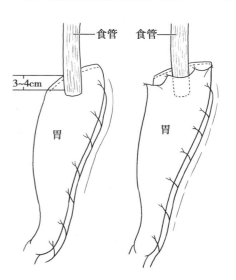

图 6-9-15 管状胃前壁与食管行端侧吻合，胃前壁吻合口远端3cm处上翻包盖吻合口，使得吻合口呈水平位以抗反流

（九）关闭腹腔及胸腔

缝合膈肌时，宜在膈肌处于足侧自然偏位时将膈肌缝合固定于胃壁。过度靠上则增加吻合口张力；过度靠下则在呼吸运动时，膈肌向上抬举胃壁，导致胃蠕动不良、甚至胃瘫。

如为胸腹联合切口，关胸时放射状切除切口上、下两肋之间的肋软骨弓以达关胸平整（图6-9-16）。

图 6-9-16 胸腹联合切口切断肋弓沿两肋之间切开肋间肌（虚线），关胸时放射状切除上下两肋之间的肋弓以达关胸平整

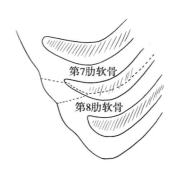

第7肋软骨

第8肋软骨

第十节　经左胸食管癌切除颈部食管胃吻合术

▷ **一、手术流程**

　　全身麻醉成功后，病人取健侧卧位，经胸切口探查游离食管及其病变，同时清扫胸腔内淋巴结，游离食管上下达胸顶及食管裂孔，于胸顶切断食管，断端缝扎；于胸顶食管近断端旁预置 1 个带尾线的纱布球，纱布球尾线与食管断端缝扎线连接在一起；切开膈肌游离胃并保护好胃网膜右动静脉，行胃大弯管形胃制作；管形胃顶端缝置牵引线并连接于食管断端缝线；颈部切口先找到纱布球并拉出切口、同时拉出食管的近断端；并通过牵引线自颈部切口轻柔拉出管形胃；行颈部食管胃吻合，缝合颈部切口，完成手术。

▷ **二、手术关键点**

（一）胸部及颈部切口选择及处理

　　1. 切口选择同经左胸食管胃吻合术，颈部切口选择在胸锁乳突肌内侧缘（图6-10-1）。

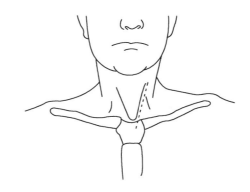

图 6-10-1　颈段食管吻合术
颈部切口选择在胸锁乳突肌内侧缘

　　2. 胸部及颈部同时消毒，左肩及左上肢皮肤消毒后无菌包扎，行颈部操作时将左上肢下垂放置胸侧，颈部切口选择胸锁乳头肌内侧缘，上达甲状软骨上缘，下至胸骨切迹。

（二）颈部食管处理的注意事项

　　1. 无论是何部位食管肿瘤（如颈部），无论何种方式切除，一定要保证环咽肌的解剖完整性及功能完整性，以减少反流及最小程度地影响生活质量，如不能保证此条件，宁可采取非手术治疗。基于此，目前食管癌切除胃口咽部吻合因严重影响生活质量，已很少使用。

　　2. 自颈部切口向下游离食管可达气管隆突及胸骨角水平以下。

　　3. 颈部胃食管吻合时为防止吻合口狭窄，通常不做套入缝合。因环咽肌保持完整，不至于引起口咽反流；将吻合口远侧附近胃壁尽可能吊悬缝合于吻合口上周围组织以减少吻合口张力，同时为可能的反流物提供空间以不至于反流入吻合口。

　　行食管颈部吻合术，在胸内操作大部分完成后，于胸顶尽可能向上游离近端食管周围组织并扩大空间，以方便向上牵拉食管近断端和管形胃。

6

4. 同理参照经右胸食管肿瘤切除在颈根部纱布球的置入方法（图 6-10-2）。关胸前缝制一个带 10cm 长尾线、直径约 1.5cm 大小的纱布球花生米，尾线与食管近端缝闭线打结，同时与上提胃或其他代食管器官近端缝闭线打结。

将纱布球花生米尽可能向胸顶食管旁间隙推送并留置，如此在颈部切开寻找食管时，很容易扪及花生米并直接从颈部拉出，随即将与其连接的食管近断端及代食管器官的顶部拉出颈部切口之外。此操作有利于游离颈段食管，也可便于向上牵拉管状胃，也可省却寻找食管断端所需要的时间。

图 6-10-2 经右胸食管肿瘤切除，拟于颈部行食管断端吻合时，切除胸段食管后，缝闭远近两断端并以缝线连接，以备上提管形胃；尽可能向上即颈胸交界部游离食管，自胸顶向上于食管旁置入带有 10cm 长尾线的纱布球，该尾线末端与食管远近断端连接缝线的头侧打结固定；于颈部切口寻找食管近断端时，很方便找到并拉出预置的纱布球，从而找到食管的近断端，此方法便捷省时；适当扩大食管裂孔以免管形胃打折

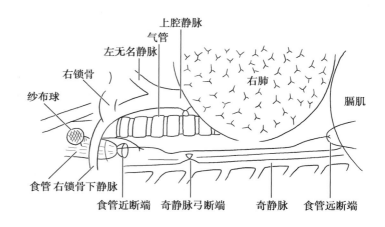

5. 尽可能上提胃，在胸腔内顶部行上拉胃壁组织与胸顶组织缝合固定，同时在颈根部将胃壁缝合固定于胸廓入口以减少吻合口张力，同时也防止颈部感染流注胸腔或纵隔。

（三）喉返神经损伤（详见气管手术注意事项中并发症处理）

紧贴颈段食管游离可避免损伤喉返神经。

1. 喉返神经损伤术后早期不能咳嗽，无法排净分泌物，易导致误吸。

2. 远期可导致声音嘶哑、气短、呼吸困难、慢性呼吸系统疾病等。

3. 大部分喉返神经功能都有望自主恢复或部分恢复。

4. 对麻痹的声带注射自体同源脂肪、聚四氟乙烯凝胶、胶原蛋白等进行成形术，可以缓解症状，其原理是该替代物形成的不弯曲结构在咳嗽时对抗，与对面正常的声带共同封闭气道。

6

第十一节　食管贲门肿瘤行全胃扩大切除空肠代食管手术

▶ 一、手术适应证和禁忌证

1. 食管癌行全胃切除空肠代食管手术适合于颈段食管癌、喉癌侵及食管，同时伴有既往胃切除、结肠切除或结肠广泛疾病。

2. 全胃切除空肠代食管手术适合于近端胃肿瘤、胃底贲门肿瘤切除、胃肿瘤侵及胃小弯的1/2以上，需要 D_2 淋巴结清扫的病人（图 6-11-1，图 6-11-2）。

3. 禁忌于曾做过空肠切除、因炎症或手术导致广泛腹腔粘连的病人。

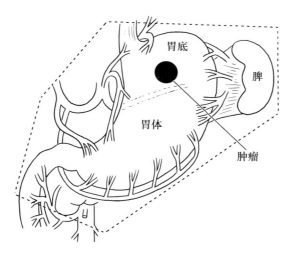

图 6-11-1　全胃切除术 + D$_2$ 淋巴结清扫的切
除范围（虚线）

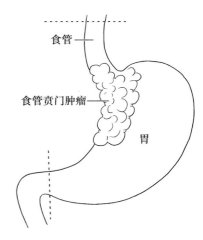

图 6-11-2　食管贲门肿瘤超过
胃小弯 1/2 时行全胃切除

二、食管贲门部肿瘤全胃切除、胰体尾切除、脾切除术

食管贲门部及胃底肿瘤已侵出浆膜面，或已侵及胰体尾，或脾门及脾动脉干有淋巴结转移，可行全胃切除、胰体尾切除、脾切除。

（一）手术流程

全身麻醉成功后取平卧位，上腹部正中切口入腹；纱布垫垫脾，切断脾结肠韧带，剥离结肠脾曲部；切断 Told 筋膜及脾肾韧带，切除胰腺体尾部及脾脏；游离十二指肠，同时清扫第 16 组淋巴结，距离幽门轮以远 2cm 切断十二指肠并包埋残端；清扫胰腺上缘第 8、9、11、12 组淋巴结；游离大网膜同时清扫第 5、6 组淋巴结，切断胃网膜右动静脉；切断肝胃韧带及肝十二指肠韧带，切断胃右动静脉；切断胃左动静脉同时清扫第 7 组淋巴结；切断食管置入吻合器钉砧并荷包线结扎固定；完整切除包括食管、胃、胰体尾、脾、大网膜的手术标本，行消化道重建，完成手术。

（二）手术关键点

1. 手术切口选择　可先行左胸部切口，切开膈肌入腹探查，决定行食管贲门肿瘤全胃切除、胰体尾切除、脾切除后，再向下延伸切口为胸腹联合切口或另行腹部正中切口；也可直接行腹部切口完成手术。采取从左到右的顺序完成手术。

（1）全胃切除、胰体尾切除、脾切除术可经腹部正中切口（图 6-11-3）；对于肥胖、上腹腔较深的病人，可采取人字形腹部切口（Mercedes 切口）（图 6-11-4）。

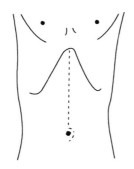

图 6-11-3　全胃切除术
腹部正中切口绕脐的左侧

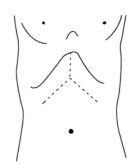

图 6-11-4　对于肥胖、上腹腔较深的病人，
进行上腹部手术操作可采取人字形腹部切口

6

（2）如肿瘤侵及食管达 3cm 以上，可采取胸腹联合切口、腹部切口＋胸部切口；病人采取右半卧位或右侧卧位，经胸游离处理脾、胰体尾、结肠脾曲、左肾较为便利（图 6-11-5～图 6-11-7）。

如采取胸腹联合切口，在关闭胸膜腔时宜放射状切除上下两肋之间的肋弓使得关胸平整（图 6-11-8）。

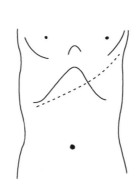

图 6-11-5　胸腹联合横斜切口
第 6 或第 7 肋间切口切断肋弓，向右下斜行达右肋弓下 1 横指

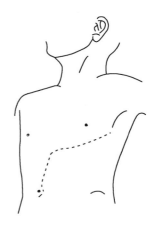

图 6-11-6　胸腹联合切口
第 6 或第 7 肋间切口与腹部正中切口相延续

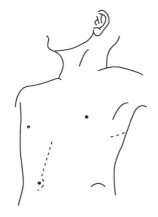

图 6-11-7　腹部正中切口＋胸部
后外侧第 6 或第 7 肋间切口

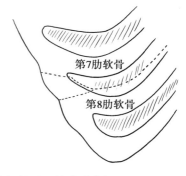

第7肋软骨

第8肋软骨

图 6-11-8　胸腹联合切口
切断肋弓沿两肋之间切开肋间肌，关胸时放射状切除上下两肋之间的肋弓以达关胸平整

2. 处理脾胃韧带及脾结肠韧带时使用纱布垫将脾垫起上提以免脾撕裂，如脾不慎撕裂，切勿慌张，可使用 4-0 无损伤缝线＋垫片褥式缝合，结扎时切勿用力，以免发生缝线切割，以达到止血为度，通常均可达到止血效果（图 6-11-9）。

切断脾结肠韧带之后，在大网膜、肾筋膜、结肠系膜的融合处开始分离，将大网膜和结肠系膜从肾筋膜上分离出来（图 6-11-10）。

3. 助手应用 Kocher 手法将十二指肠轻轻提起，沿游离间隙将十二指肠及胰头部向右牵拉，探查清扫第 16 组淋巴结（腹主动脉周围），游离十二指肠还有利于网膜囊的完整切除（图 6-11-11，图 6-11-12）。

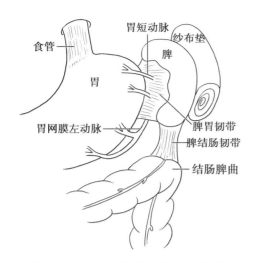

图 6-11-9 处理脾胃韧带及脾结肠韧带之前，在脾后方放入纱布垫将脾抬起，以免术中牵拉导致脾撕裂

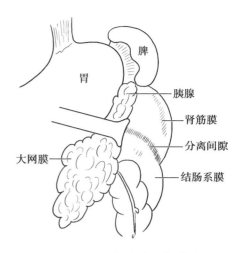

图 6-11-10 切断脾结肠韧带之后，在大网膜、肾筋膜、结肠系膜的融合处开始分离，将大网膜和结肠系膜从肾筋膜上分离出来

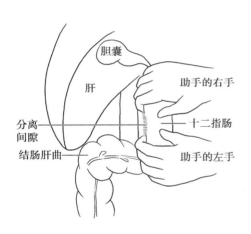

图 6-11-11 Kocher 手法将十二指肠提起，沿游离间隙将十二指肠与胰头向右牵拉，便于清扫第 16 组淋巴结

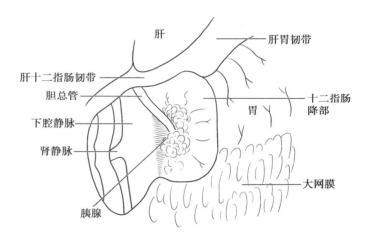

图 6-11-12 游离十二指肠降部的外侧腹膜，并向左游离将十二指肠降部及胰头部一同翻向左侧，即可显露下腔静脉、腹主动脉、十二指肠降部的后壁、胆总管，同时清扫第 16 组淋巴结

6

4. 在结肠系膜的前叶-后叶之间游离至胰腺下缘时，可自然地进入胰后间隙，与从脾左上方游离的间隙相接续。

脾及胰腺后方均为胚胎期胃背侧系膜与体壁之间形成的间隙，为疏松结缔组织。偶尔发现有左侧肾上腺发出的 1~2 支细小血管予以结扎切断，游离操作一定要找对解剖层面，在自然分界层面分离容易且可减少副损伤和减少出血（图 6-11-13 ~ 图 6-11-15）。

5. 自十二指肠的左侧游离胰前筋膜同时清扫第 17 组淋巴结（胰头前），切断胃网膜右静脉，切断胰体尾部实质内的胰横动脉向大网膜后叶发出的 4~5 支胰下动脉。游离胰前筋膜达胰腺上缘时可清楚显露肝总动脉及脾动脉（图 6-11-16）。

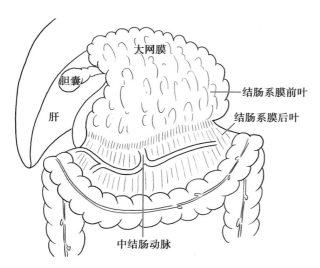

图 6-11-13 在结肠系膜的前叶-后叶之间游离以便完整切除网膜囊

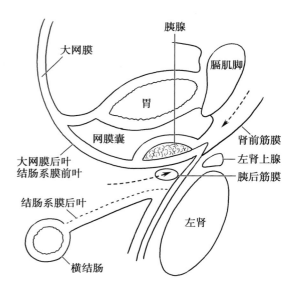

图 6-11-14 全胃切除术（右断面观）
在结肠系膜的前叶-后叶之间游离，可自然进入胰后筋膜进行胰脾后方的分离

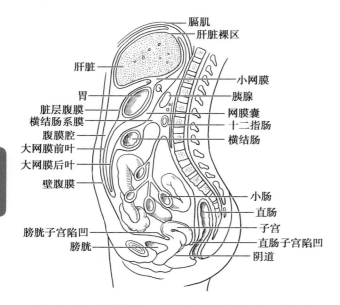

图 6-11-15 网膜囊由大网膜前叶与后叶构成，即大网膜被覆 4 层腹膜，前后叶通常粘连在一起，上端形成胃结肠韧带；全胃切除术需要完整切除全部的网膜囊

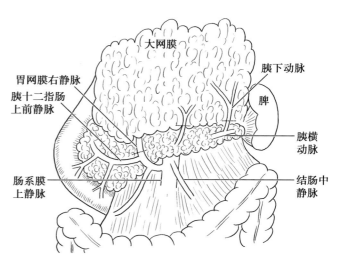

图 6-11-16 在胃网膜右静脉与胰十二指肠上前静脉汇合之前切断胃网膜右静脉；切断胰腺的体尾部下缘向大网膜后叶发出的胰下动脉；充分游离胰腺前方被膜达胰腺上缘显露肝总动脉及脾动脉

6. 向上翻转大网膜及胃，显露十二指肠后壁。分别在根部切断胃右动脉、十二指肠球后动脉、十二指肠上动脉、胃网膜右动脉。

十二指肠球后动脉与周围脂肪的颜色相近，切断处理时宜格外小心以免发生意外出血（图6-11-17）。

7. 也可以在切开小网膜及肝十二指肠韧带后处理切断相应血管。

通常在幽门轮的正上方胃小弯侧可见无血管区域，首先由此切开；在紧贴十二指肠上壁切断十二指肠上动脉，显露胃十二指肠动脉，逆向寻找肝总动脉、肝固有动脉及于其腹侧交叉走行的胃右静脉、胃右动脉；分别切断胃的血管。同时清扫幽门上淋巴结（图6-11-18）。

8. 仔细切断由胰腺实质上缘向第8组淋巴结及第11组淋巴结发出的小动脉，一旦这些小动脉断端回缩入胰腺实质内，止血非常困难；清扫第7～9、11、12组淋巴结，注意保护脾动脉深面的脾静脉。切断胃左静脉、胃左动脉（图6-11-19）。

也可向下切开膈肌右脚到达腹腔动脉根部，清扫第9组淋巴结（图6-11-20）。

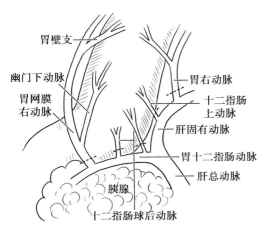

图 6-11-17　十二指肠后面观
全胃切除需要切断处理的血管（虚线）

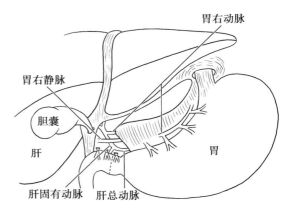

图 6-11-18 切开小网膜及肝十二指肠韧带，紧贴十二指肠上壁切断十二指肠上动脉显露胃十二指肠动脉，逆向寻找肝总动脉、肝固有动脉及在其腹侧交叉走行的胃右静脉、胃右动脉；切断胃的血管

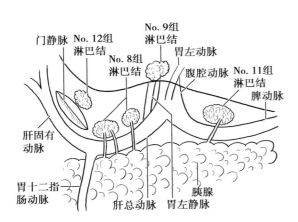

图 6-11-19 仔细切断由胰腺实质上缘向第8组淋巴结及第11组淋巴结发出的小动脉；清扫第7～9，11，12组淋巴结

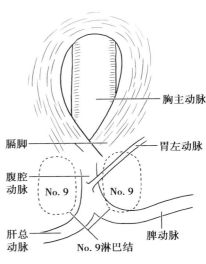

图 6-11-20 向下切开膈肌右脚到达腹腔动脉根部，清扫第9组淋巴结

9. 在脾外侧 2cm 处切开脾外侧腹膜、Told 筋膜及脾肾韧带，将脾脏和胰腺尾部向右上翻转，同时清扫相应部位的淋巴结。

如将左肾及肾上腺向右翻转可暴露腹主动脉、下腔静脉，并同时清扫相应部位的淋巴结，此操作注意保护左肾上腺，切勿损伤（图 6-11-21 ~ 图 6-11-24）。

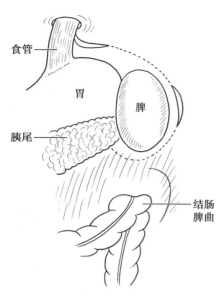

图 6-11-21 自食管左侧切开壁腹膜，向脾外缘 2cm 向下延伸（虚线），切开的壁腹膜与胰腺后方的分离层面延续，便于游离脾及胰尾

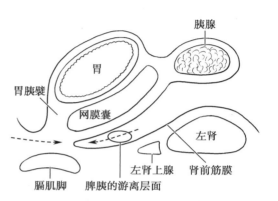

图 6-11-22 全胃切除术（左断面观）
在结肠系膜的前叶-后叶之间游离，经过胰脾后方的分离层面，与胃胰襞的分离层面汇合

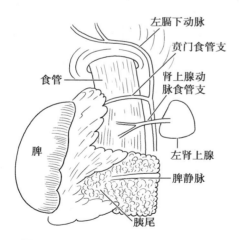

图 6-11-23 向右上翻转脾脏和胰腺，切断左膈下动脉的贲门食管支及肾上腺发出的食管支血管

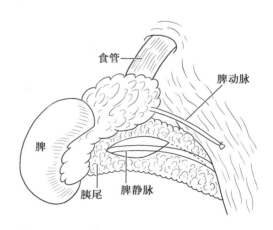

图 6-11-24 向右翻转脾胰尾，显露肾上腺发出支配食管后壁的食管支动脉及左膈下动脉发出的贲门食管支动脉，予以切断；切开胰腺的后被膜找到脾静脉；在预计切断胰腺部位分别切断脾动静脉

10. 在肠系膜下静脉汇入脾静脉处的左侧切断胰腺，此操作注意胰腺血管和胰管分别结扎处理，以免发生胰漏（图6-11-25，图6-11-26）。

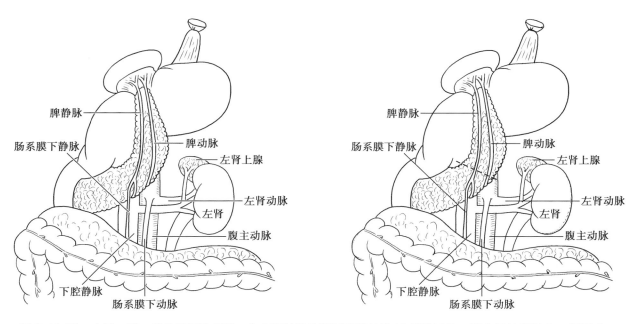

图 6-11-25 全胃、脾、胰体尾切除范围，向右翻转脾及胰尾可清扫第16组淋巴结，距幽门轮以远2cm切断十二指肠，在肠系膜下静脉汇入脾静脉根部的左侧切断胰腺，在根部切断脾动脉及脾静脉同时清扫第10、11组淋巴结

图 6-11-26 全胃联合脾胰体尾切除
肠钳轻夹胰腺拟切断的近端，切除胰腺的体尾部，结扎或缝扎主胰管及断面的小血管或小胰管

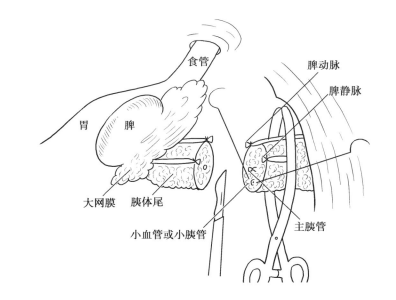

11. 清扫腹腔干周围淋巴结、找到脾动脉起始部并双重结扎切断，行脾切除，同时清扫相应部位淋巴结。

12. 距离幽门轮以远2cm切断十二指肠并包埋残端；游离食管贲门部并切断食管，腔内置入25mm吻合器钉砧头；完整切除包括部分食管、胃、胰体尾、脾、大网膜的手术标本（图6-11-27）。

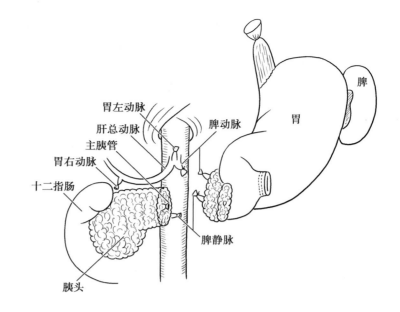

图 6-11-27 全胃联合脾胰体尾切除

距离幽门轮以远 2cm 切断十二指肠；清扫第 10 组及第 11 组淋巴结

13. 如肿瘤侵及食管下段，可于腹腔向上清扫食管周围下纵隔淋巴结（图 6-11-28）。

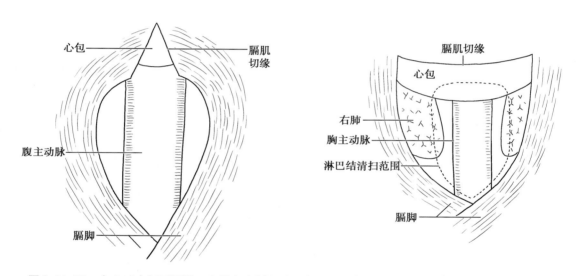

图 6-11-28 向上正中切开膈肌，上提左右膈肌及心包，显露食管周围及降主动脉附近的区域并清扫下纵隔淋巴结，第 110、111、112ao、112pul、19、20 组淋巴结

▶ 三、食管贲门部肿瘤全胃切除、胰体尾切除、脾切除、胆囊切除术

食管贲门部肿瘤全胃切除、胰体尾切除、脾切除、胆囊切除术由 Appleby 在 1953 年提出。

该术式为更彻底地清扫第 2 站淋巴结而切断腹腔动脉干的根部及切除周围淋巴结；或肿瘤侵及腹腔动脉干或肝总动脉；或适合于术中意外切断腹腔动脉干而无法修复者；禁忌于肝硬化或肝功能不全的病人。

Appleby 的手术解剖基础：胃十二指肠动脉从肝总动脉发出后，在幽门下方发出胃网膜右动脉；沿途发出胰十二指肠后上动脉，走行于幽门轮与胰腺之间；胃十二指肠动脉向下延伸为胰十二指肠前上动脉。胰十二指肠下动脉从肠系膜上动脉发出后，经肠系膜上静脉的后方行向右上，分为前、后两支，分别与胰十二指肠前上和后上动脉吻合（图 6-11-29）。

当切断腹腔动脉干后，肝脏的血供来源于肝固有动脉，肝固有动脉血由肠系膜上动脉通过胰十二指肠后上动脉-胰十二指肠下动脉之间吻合支的逆向血流供应。

图 6-11-29　胃十二指肠动脉由肝总动脉发出，经十二指肠上部，胃幽门后方到下缘分为胃网膜右动脉和胰十二指肠上动脉，胰十二指肠上动脉发出前上、后上两支，分布到胰头和十二指肠；肠系膜上动脉在脾静脉和胰头的后方下行，发出胰十二指肠下动脉，经肠系膜上静脉的后方行向右上，分为前、后两支，分别与胰十二指肠前上和后上动脉吻合

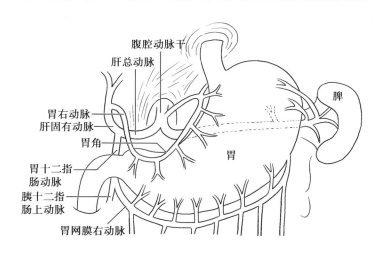

Appleby 手术的严格要求：切断腹腔动脉干根部后，必须在肝总动脉发出胃十二指肠动脉之前切断，保护好胃十二指肠动脉-肝固有动脉的连续性和完整性；必须切断肝固有动脉发出的分支，如胃右动脉，以免发生盗血；Appleby 手术的肝脏血流通常低于肝总动脉，术后很可能发生胆囊缺血坏死，故常规切除胆囊，且可避免胆囊盗血，但通常不会引起肝脏缺血坏死（正常情况下，肝脏有双重血液供应。肝动脉是肝脏的营养血管，其血流量约占肝全部血流量的 20%～30%，压力较门静脉高 30～40 倍；门静脉是肝的功能血管，其血量占肝血供的 70%～80%，其血液富含来自消化道及胰腺的营养物质。两者流经肝脏最后汇合为肝静脉进入下腔静脉）。

Appleby 的手术方法及流程基本与食管贲门部肿瘤全胃、胰体尾、脾切除相同，不再赘述。

▷ 四、食管贲门部肿瘤全胃切除、脾切除术

食管贲门部及胃底肿瘤未侵出浆膜面，未侵及胰腺，脾动脉干无明确淋巴结转移，施行预防性根治 Ⅱ 式手术（R_2），可行全胃、脾切除。

胰腺周围淋巴结分布在脾动静脉周围的结缔组织内，胰腺实质并无淋巴结转移，胰腺转移几乎均为直接浸润，是保留胰腺行全胃、脾切除的理论依据。

（一）手术流程

全身麻醉成功后取平卧位，上腹部正中切口入腹；纱布垫垫脾，切断脾结肠韧带，剥离结肠脾曲部；切断 Told 筋膜及脾肾韧带，于脾门部切断脾动静脉；游离十二指肠，同时探查清扫第 16 组淋巴结，距离幽门轮以远 2cm 切断十二指肠并包埋残端；清扫胰腺上缘第 8、9、11、12 组淋巴结；游离大网膜同时清扫第 5、6 组淋巴结，切断胃网膜右动静脉；切断肝胃韧带及肝十二指肠韧带，切断胃右动静脉；切断胃左动静脉同时清扫第 7 组淋巴结；切断食管置入吻合器钉砧并荷包线结扎固定；完整切除包括部分食管、胃、脾、大网膜的手术标本，重建消化道，完成手术。

（二）手术关键点

手术步骤及顺序同全胃切除、胰体尾切除、脾切除术，不同点为：

1. 在结肠系膜的前叶、后叶之间游离至胰腺下缘时，转向胰前筋膜进行游离，而非进入胰后间隙；切断胰腺下缘体尾部实质内的胰横动脉向大网膜后叶发出的 4～5 支胰

下动脉；游离胰前筋膜达胰腺上缘时可清楚显露肝总动脉及脾动脉。

该术式仅保留胰腺组织，完全切除胰腺周围的结缔组织、血管、神经、淋巴组织、被膜等。

2. 清除胰腺后组织，胰腺下缘结缔组织很薄，通常无淋巴结，将覆盖在脾静脉的被膜切开剥离即可，近胰尾部或脾门处切断脾静脉；因脾静脉-胰腺之间无淋巴结，故可保留较长的脾静脉，同时有利于胰腺的血运。

近胰尾部或脾门处切断脾动脉；也可在根部切断脾动脉；在胰腺上缘清扫脾动脉周围的第11淋巴结；操作过程中有必要切断胰大动脉及胰尾动脉以免出血（图6-11-30）。

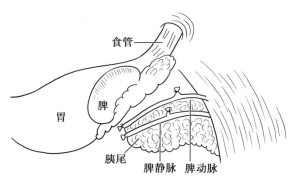

图 6-11-30　全胃脾切除手术
无明确淋巴结转移可行全胃脾切除，向前翻转脾胃，近脾门处切断脾动静脉；在胰腺上缘清扫脾动脉周围的第11淋巴结

▶ 五、食管贲门部肿瘤单纯全胃切除

单纯全胃切除适合于 Ⅰ A 期、Ⅰ B 期肿瘤（T_1N_{0-1}，T_2N_0），伴有胃内多发病灶，或侧向发育型肿瘤（laterally spreading tumor，LST）。

▶ 附：

侧向发育型肿瘤最先由东京医学院工藤进英提出，过去因其形态特殊曾称为匍匐样肿瘤和结节聚集型肿瘤，由于该肿瘤极少向胃肠壁深层垂直侵犯，主要沿黏膜表面呈侧向浅表扩散，故称之为侧向发育型肿瘤。

（一）手术流程

全身麻醉成功后取平卧位，上腹部正中切口入腹；纱布垫垫脾，切断胃脾韧带及胃结肠韧带，切断胃短动脉及大网膜；清扫胰腺上缘第8、9、11、12组淋巴结；游离大网膜同时清扫第5、6组淋巴结，切断胃网膜右动静脉；在幽门轮正上方无血管区切断肝胃韧带及肝十二指肠韧带，切断胃右动静脉；游离十二指肠，距离幽门轮以远2cm切断十二指肠并包埋残端；切断胃左动静脉同时清扫第7组淋巴结；切断食管置入吻合器钉砧并荷包线结扎固定；完整切除包括部分食管、胃的手术标本，重建消化道，完成全胃切除手术。

（二）手术关键点

手术步骤及顺序与全胃切除、脾切除术有共同之处：

1. 处理脾胃韧带及胃结肠韧带时使用纱布垫将脾垫起上提。

2. 胃角对缘的大网膜一般无粘连，故游离胃结肠韧带宜从此部位开始，距离根部2cm切断胃网膜右动脉向大网膜发出的分支，逐渐向左侧切断游离；因脾上极的胃脾韧带较短，且空间有限，故自脾下极游离切断胃脾韧带较为安全和方便（图6-11-31）。

胃结肠韧带实质是大网膜的前叶片，并非完整切除网膜囊，而是切除网膜囊的部分前壁。

3. 下拉食管显露食管下段或清扫下纵隔淋巴结时，结扎肝三角韧带防止胆漏并向右前牵拉，向腹侧切开食管裂孔便于手术操作（图6-11-32）。

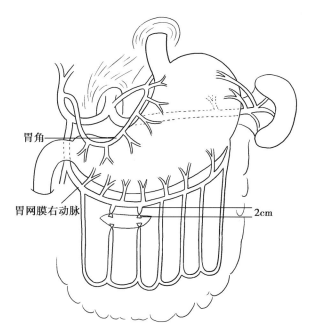

图 6-11-31　胃角对缘的大网膜一般无粘连，故游离胃结肠韧带宜从此部位开始，距离根部 2cm 切断胃网膜右动脉向大网膜发出的分支

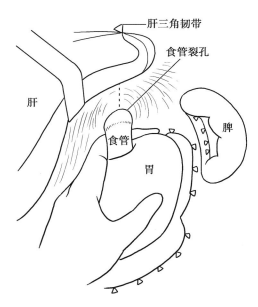

图 6-11-32　结扎肝三角韧带防止胆漏，向腹侧切开食管裂孔便于手术操作

▶ 六、进一步扩大全胃切除术

切除范围除全部胃、大网膜、胰体尾部、脾之外，依次扩大切除包括横结肠及其系膜、左侧半肝脏、左肾上腺及左肾、下段食管等。

▶ 七、全胃切除后行空肠消化道重建

（一）手术流程

全胃切除后，于中结肠动脉右侧切开横结肠系膜，由此上提空肠保持松紧适宜，切断空肠，行食管-空肠 Roux-en-Y 吻合，空肠-食管吻合口距空肠-空肠吻合口（Y 脚）的距离宜 >40cm；缝闭腹腔，完成手术。

（二）手术关键点

1. 空肠-食管腹腔吻合

（1）全胃切除后，于中结肠动脉的右侧切开结肠系膜，上提空肠并宽松适度；在拟吻合处的头侧 6cm 切断空肠及其系膜；两断端分别游离系膜 2cm 以便下一步手术操作（图 6-11-33）。

如此操作可最大限度地减少切除肠管的长度，也可保证空肠-食管吻合口与空肠-空肠吻合口（Y 脚）之间的距离宜 >40cm，以防止碱性消化液反流。

（2）食管-空肠端侧吻合时过度牵拉空肠可致术后吻合口狭窄（图 6-11-34 ~ 图 6-11-36）。

吻合口处的空肠两侧壁及后壁 1.5cm 距离向上翻转缝合包埋食管后壁可抗反流。

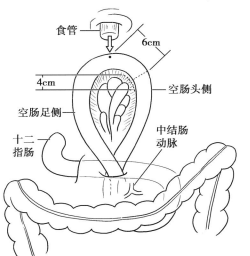

图 6-11-33　于中结肠动脉的右侧切开结肠系膜，上提空肠；在拟吻合处的头侧 6cm 切断空肠及其系膜；两断端分别游离系膜 2cm 以便下一步手术操作

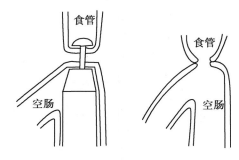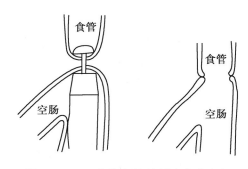

图 6-11-34　食管空肠端侧吻合时过度牵拉空肠可致术后吻合口狭窄

图 6-11-35　食管空肠端侧吻合在空肠松弛状态下吻合效果最佳

（3）食管-足侧空肠行端侧吻合后，空肠缝闭时对系膜缘切除 > 系膜侧约 20°～30°角，保证吻合口及缝闭端有最佳血供，残端包埋（图 6-11-37）。

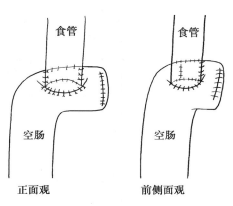

正面观　　　前侧面观

图 6-11-36　食管空肠端侧吻合，食管后壁 1.5cm 距离与空肠后壁缝合固定可防止反流

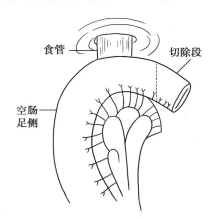

图 6-11-37　食管-足侧空肠行端侧吻合后，空肠缝闭时对系膜缘切除 > 系膜侧约 20°～30°角，以保证吻合口及缝闭端有最佳血供，残端包埋

（4）在距离食管-空肠吻合口 40cm 处行空肠-空肠端侧吻合，在上提空肠的对系膜缘切开 1～1.5cm 切口置入钉砧头并荷包缝合固定，断端空肠置入吻合器，与钉砧头结合完成空肠-空肠端侧吻合。最后闭合空肠断端（图 6-11-38）。

图 6-11-38　在空肠对系膜缘切开 1～1.5cm 切口置入钉砧头并荷包缝合固定，与吻合器对合完成吻合

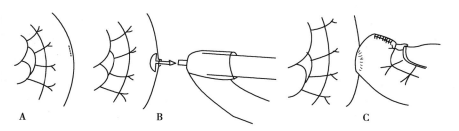

A　　　B　　　C

（5）全胃切除术中游离胃后壁，如疑有胰腺损伤，在胰尾附近可能发生胰漏处行持续冲洗引流（图 6-11-39）。

（6）逐层关闭腹腔，完成全部手术。

2. 空肠-食管胸腔吻合

（1）全胃切除及食管下段切除，在胸部进行消化道重建可采取 Roux-en-Y 吻合。距离 Treiz 韧带以远 20cm 切断空肠，近断端置入吻合器钉砧头，远断端闭合并包埋。

通常在肠系膜根部、肠系膜上动脉小肠侧切断第 2 支或切断第 2 ~ 3 支空肠动脉血管及其系膜；经膈肌食管裂孔路径上提至胸部食管吻合水平行食管-空肠吻合（图6-11-40）。

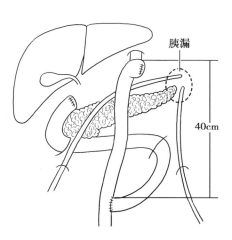

图 6-11-39　Roux-Y 吻合中两吻合口距离 40cm 防止反流，在可疑发生胰漏处行持续冲洗引流

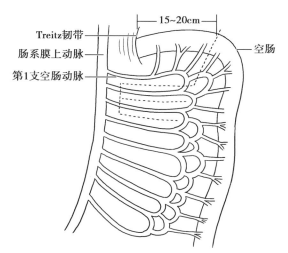

图 6-11-40　食管全胃切除及食管下段切除胸腔内空肠-食管吻合术
距离 Treitz 韧带 15 ~ 20cm 切断空肠；于肠系膜根部切断第 2 ~ 3 支空肠动静脉，将空肠上提至胸腔内食管拟吻合水平，行食管空肠吻合术

（2）距离远侧断端 25cm 处在系膜对侧纵向切开肠壁 2cm；向下送入吻合器与Treiz 韧带以远 20cm 空肠断端进行端侧吻合，退出吻合器；再从该切口向上送入吻合器中心杆，距离上提空肠闭合部 3 ~ 4cm 处的空肠系膜对侧肠壁穿出并与食管进行吻合，退出吻合器；缝合关闭该空肠切口，完成消化道重建（图 6-11-40）。

如此先行足侧空肠端侧吻合，后行头侧食管空肠的端侧吻合，使得操作便捷；如反过来，先行头侧食管空肠的端侧吻合，后行足侧空肠端侧吻合，向足侧空肠置入吻合器时由于肠壁切开处以上的手术空间有限，给操作带来不便，且操作过程中容易导致食管空肠端侧吻合口的撕裂（图 6-11-41）。

图 6-11-41　食管空肠 Roux-Y 吻合遵循 20cm 定律，距离 Treitz 韧带 20cm 处切断空肠，上提远断端；吻合器置入处距离上下吻合口均为 20cm，先行空肠空肠端侧吻合，再行食管空肠端侧吻合，最后缝闭吻合器置入处切口

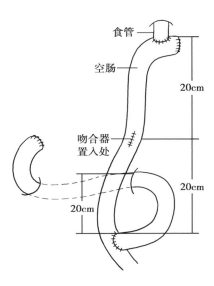

如腹腔镜下操作，为准确测量目标肠管的靶点与 Treitz 韧带之间的距离或肠管的长度，腹腔镜下可用 10cm 长的乳胶管测量并做标记。如全胃切除行空肠代食管 R-Y 吻合术，可在距 Treitz 韧带 20cm 处切断空肠，近端置入吻合器钉砧头，远端闭合并包埋；距远闭合端 20cm 以远切开空肠对系膜侧，向足侧置入吻合器至 20cm 与空肠行端侧吻合；再更换另一吻合器向头侧置入 20cm 与食管钉砧吻合；如此即可保证两个吻合口相距 40cm。如先吻合食管端，则由于操作空间有限，反向行空肠-空肠端侧吻合十分困难。

（3）如行食管-空肠 Roux-en-Y-ρ 吻合，从上提空肠的远断端插入吻合器 20cm 与食管行端侧吻合；该远断端置入吻合器钉砧并荷包线固定；距离食管-空肠吻合口以远 30cm 处切开 2cm 切口，并插入吻合器至上方 10cm 处与远断端空肠吻合；再重新插入吻合器向下至 10cm 处与空肠近断端吻合，最后缝闭空肠切口（图 6-11-42）。

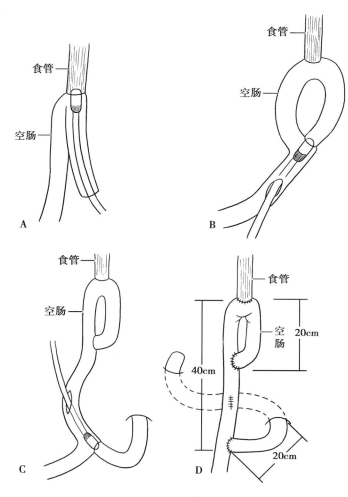

图 6-11-42 食管-空肠行 Roux-en-Y-ρ 重建顺序
从上提空肠插入吻合器 20cm 与食管行端侧吻合；距离食管-空肠吻合口 30cm 处切开 2cm 切口，并插入吻合器至上方 10cm 处与空肠远断端吻合；再插入吻合器向下至 10cm 处与空肠近断端吻合；最后缝闭空肠切口

3. 空肠-食管颈部吻合

（1）食管全胃切除行空肠食管在颈部吻合需要先期切断第 2～3 支小肠动脉静脉的主干，如必要可继续切断第 4 支小肠动脉静脉的主干，通常可轻松将空肠上提至颈部（图 6-11-43，图 6-11-44）。

（2）空肠自结肠后上提至颈部，为保证上提空肠的最短径路和适宜的松紧度，将膈肌脚向腹侧切开重建膈肌裂孔，确保空肠及其系膜通过重建膈肌裂孔时宽松适度，并将移植空肠固定于重建的膈食管裂孔（图 6-11-45）。

图 6-11-43 食管全胃切除、空肠带食管颈部吻合术

距离 Treitz 韧带 15 ~ 20cm 切断空肠；于肠系膜根部切断第 2 ~ 4 支空肠动静脉，将空肠上提至颈部

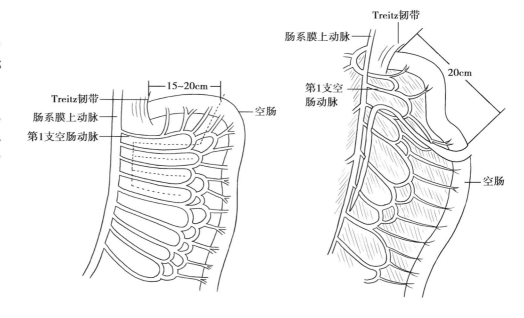

图 6-11-44 保留第 1 支空肠动脉，切断近肠系膜根部第 2 ~ 4 支空肠动脉（通常第 2 ~ 3 支足够），距离 Treitz 韧带 20cm 处切断空肠，远端上提至颈部与食管吻合

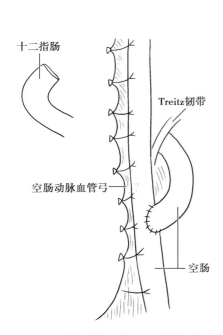

图 6-11-45 膈肌脚向腹侧切开重建膈肌裂孔，空肠自结肠后上提至颈部；空肠及其系膜通过重建膈肌裂孔时宽松适度，并固定于重建的膈食管裂孔

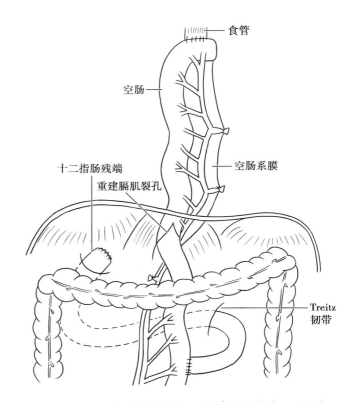

（3）游离的空肠通常可经结肠后、后纵隔或胸骨后路径，在上纵隔或颈部行食管-空肠吻合。游离肠管无论采取何种路径吻合，其路径一定要宽松，切勿扭转。

如对上提的空肠血运不确定，可在颈部行血管吻合；也可选择胸骨前皮下隧道，于颈部行空肠造口及食管造口，观察两周后再进行二期吻合手术（图 6-11-46）。

（4）切断上提空肠供血管的一级血管弓中央的系膜部分、保留二级血管弓，以利于空肠的伸直延长。如必要可通过切断主干的下一主干支来增加上提空肠的长度。

在切断空肠系膜血管之前，有必要夹闭阻断 15 分钟，观察靠近肠管游离端血管的搏动，再切断血管较为稳妥。

（三）其他消化道重建方法

可采取间置带血管蒂结肠分别与食管及空肠吻合（图 6-11-47）。

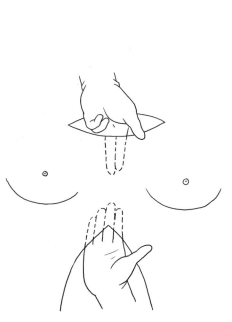

图 6-11-46 游离胸骨后皮下隧道，术者采取两手会师方法可顺利通过代食管器官

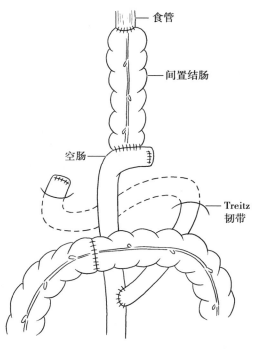

图 6-11-47 全胃切除术后间置结肠分别与食管及空肠吻合，完成食管-结肠-空肠 Roux-en-Y 吻合

第十二节 食管癌切除结肠代食管重建术

▶ 一、结肠代食管重建术适应证

适合于颈段食管癌、喉癌侵及食管，胃无法用食管替代或既往行胃大部切除、空肠粘连无法行食管重建的病人。

▶ 二、结肠代食管重建术前肠道准备

术前 3 天口服抗生素，予无渣饮食，每晚灌肠一次，术前晚清洁灌肠。

▶ 三、食管癌切除间置结肠代食管颈部吻合手术流程

全身麻醉成功后，病人取左侧卧位，经胸部后外侧切口探查游离并切除全部胸段食管，同时清扫胸腔内淋巴结，常规关闭胸腔。

平卧位，取左侧颈部至前胸壁反 S 切口，于左侧胸锁乳突肌前缘游离上提食管近

断端；游离打通前胸壁正中皮下隧道。

取上腹正中切口，游离切断近端胃；术中判定选取并切断间置结肠，游离整理间置肠管的血管弓；自前胸壁正中皮下隧道上提至颈部食管近断端水平，行食管结肠端端吻合；间置肠管足侧与胃行端侧吻合；结肠两断端行端端吻合，常规关闭腹腔。

四、手术关键点

（一）间置结肠及其血管的选择方法

1. 结肠血管走行多种多样，具体使用的血管往往在术中决定。

2. 选择间置结肠供血管时，术者两手展开拟间置的结肠及其系膜，嘱台下助手持移动光源从对侧照射结肠系膜，术者注意观察供结肠的血管弓互相吻合的情况，以决定利用哪一部位肠管进行间置手术。尽可能做顺蠕动以减少口腔粪便异味。

（二）选择肠管及其对应血管的原则

1. 在结肠无疾患的基础上，根据血管来选择肠管，供应血管弓的起始部要与间置肠管的足侧（顺蠕动）或头侧（逆蠕动）相对应，即供血管弓的起始部宜位于或偏向间置结肠的任意一端；切勿与间置肠管的中间部对应，以免供应血管弓张力过大或间置肠管头侧紧张而足侧松弛造成无谓的肠管浪费。

2. 既要确保吻合口无张力，又要避免间置结肠过长导致术后排空障碍。

3. 通常首选右半结肠＋回肠代食管，利用中结肠动静脉作为供血管，中结肠动脉起自肠系膜上动脉，为结肠供血管中最粗大、血流最丰富的血管，故在结肠代食管手术中最常使用且安全性最高，可以获得足够长度的回肠且血供良好，出现肠管坏死及吻合口瘘的概率低，也可利用回盲瓣进行抗反流，同时也是顺蠕动吻合（图 6-12-1）。

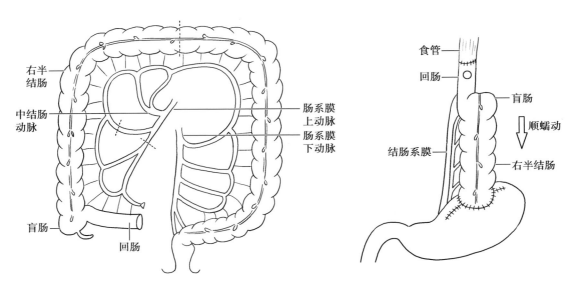

图 6-12-1　结肠代食管手术
第一选择是由中结肠动静脉供血的右半结肠及末段回肠，行食管-回肠端端顺蠕动吻合

4. 第二选择是利用中结肠动静脉作为供血管，左半结肠替代食管。因重建肠管的长度有限，重建结肠为逆蠕动，反流症状长期存在，故可应用于右半结肠不能使用的情况（图 6-12-2）。

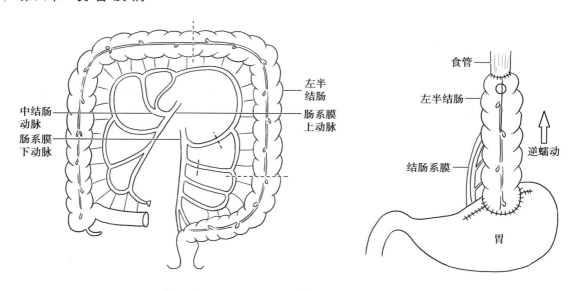

图 6-12-2 结肠代食管手术

第二选择是由中结肠动静脉供血的左半结肠，行食管-左半结肠端端逆蠕动吻合，但肠管的长度有限，食管反流长期存在且伴有口腔粪味

5. 第三选择是利用左结肠动静脉作为供血管的横结肠替代食管，因其供血管起自肠系膜下动脉，血流较弱，是结肠代食管手术中安全性最低的术式，主要适用于已经切除回盲部及右半结肠的病人（图 6-12-3）。

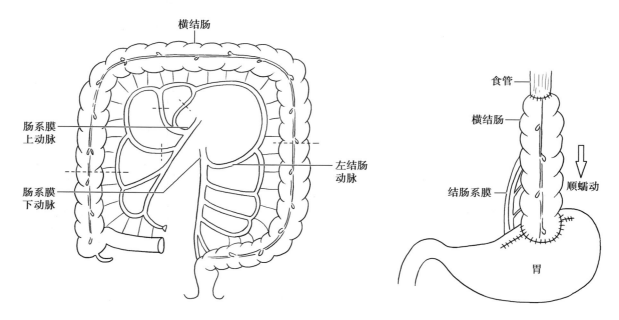

图 6-12-3 结肠代食管手术

第三选择是由左结肠动静脉供血的横结肠，因其血流差，重建肠管坏死及吻合口瘘的概率大

（三）根据血供测试评估间置肠管是否需要远端重建血管

1. 术中一定要仔细确认重建肠管的供血管粗细、走行及连续性，尤其是静脉血管的粗细及连续性更为重要。

2. 当重建肠管边缘血管细小时，用血管夹阻断拟切断血管 5~6 分钟以观察肠管血供。

3. 处理拟切断供血管时，尽可能在近心端切断动静脉，切勿在肠管边缘切断血管，以尽可能保留侧支循环的细小血管。

4. 如疑有间置肠管血供不佳，必须行动脉血管吻合；如肠管血供良好，一旦疑有静脉回流不佳，只进行静脉吻合很重要，也最为优先；但是通常临床上结肠代食管吻合不需要进行血管吻合。

（四）间置肠管的血运重建方法

1. 颈部血管吻合时，使用6-0或7-0血管缝线将处于同一水平的回结肠动-静脉与颈横动脉-颈外静脉进行端端吻合；或回结肠动-静脉与颈总动脉-颈内静脉进行端侧吻合（图6-12-4）。

2. 有时中结肠动静脉不能达到颈部，更无法进行血管吻合，故术中要仔细辨别，以正确选择切断理想的重建肠管。

3. 例如使用左半结肠代食管时，重建肠管为逆蠕动，供血管为中结肠动静脉，血管吻合为左结肠动静脉与颈部或胸壁动静脉吻合；右半结肠代食管时，重建肠管为顺蠕动，供血管为中结肠动静脉，血管吻合为回结肠动静脉与颈部或胸壁动静脉吻合。

4. 胸壁动静脉常采取胸廓内动静脉作为吻合血管。取右侧胸骨线旁2cm，上至第2肋骨下缘、下至第5肋骨上缘做切口；左侧颈部另行斜切口；或将以上两个切口合并成为一个反S切口。在肋软骨胸骨附着处切除第3及第4肋软骨3～4cm，暴露胸廓内动静脉，尽可能在足侧结扎切断，利用头侧断端作为供血管吻合，并尽可能多的结扎切断保留端的侧支血管以减少盗血现象发生（图6-12-5）。

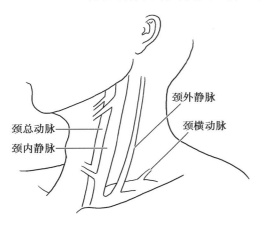

图6-12-4 食管替代器官（结肠）在颈部吻合的靶血管选择

颈外静脉-颈横动脉、颈内静脉-颈总动脉

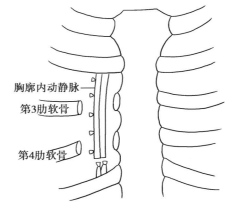

图6-12-5 结肠代食管前胸壁间断皮下隧道，切除第3、4肋软骨3～4cm左右，游离出胸廓内动静脉，其近端与间置结肠远端的血管断端吻合以保证最大限度的血供

5. 血管吻合长度要适宜，既无张力也无迂曲；最好将血管固定一段以疏通血流及防止打折。

（五）间置肠管的切取及吻合方法

不同的重建路径选取的间置结肠长度也不同，要根据不同的重建路径，评估间置结肠的长度并切断结肠及其系膜。

1. 间置结肠从胃后方小网膜切口上提至食管断端，评估间置结肠的长度并切断结肠及其系膜，切断结肠系膜要充分保证间置结肠的血供，如切断供血管时尽可能在近心端切断动静脉，勿在肠管边缘切断血管，尽可能保留间置肠管侧支循环的细小血管

（图6-12-6）。

2. 最佳的重建路径是胸骨前的皮下隧道进行结肠/回肠-食管的颈部吻合。无论哪一种重建路径，如不附加血管重建，即使重建的肠管血供良好，也会因为静脉压迫、回流受阻导致肠管坏死；选择胸骨前皮下隧道径路，即使出现间置肠管的坏死，也不会发生胸内和纵隔内肠管坏死导致的严重感染等危及生命的并发症。另外，采用胸骨前的皮下重建路径，也便于进行胸廓内动静脉的血管重建。

胸骨前的皮下进行肠管吻合径路时，宜在径路的两侧缝置纱布团以防止肠管受压（图6-12-7）。

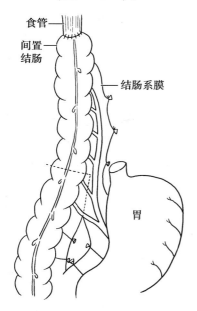

图6-12-6 间置结肠从胃后方小网膜切口上提至食管断端，评估间置结肠的长度并切断结肠及其系膜，切断结肠系膜充分保证间置结肠的血供

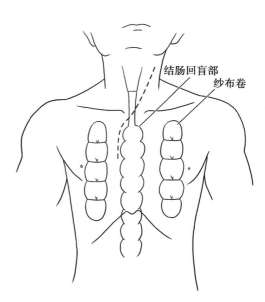

图6-12-7 结肠代食管术
结肠经胸骨前皮下径路行食管-结肠吻合后，于重建径路的两旁缝置纱布卷以免结肠受压

3. 食管-结肠端端吻合因口径相差较大，宜在两断端均匀缝置缝线，套入缝合可控制反流（图6-12-8）；具体吻合操作顺序为间置结肠从胃后方小网膜切口上提与食管吻合，再行结肠-胃前壁端侧吻合、结肠-结肠端端吻合，最后缝闭结肠系膜缺损；也可行间置结肠与食管的上、下切端进行吻合（图6-12-9，图6-12-10）。

图6-12-8 食管与结肠端端吻合时，两断端宜均匀缝置缝线，套入缝合可控制反流

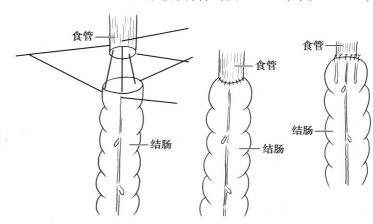

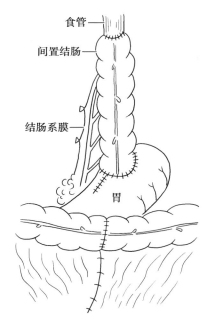

图6-12-9 间置结肠从胃后方小网膜切口上提与食管吻合，再行结肠-胃前壁端侧吻合、结肠-结肠端端吻合，最后缝闭结肠系膜缺损

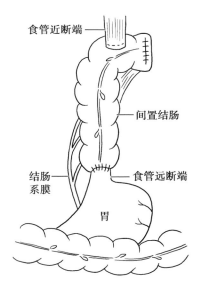

图6-12-10 间置结肠与食管的上、下切端吻合

（六）腹腔内操作的关键点

1. 胃有病变或曾经做过胃部切除手术者，再次手术要仔细操作分离原胃肠吻合口周围粘连，分离过程中即使发生浆膜层破损也要立即进行修补，以免术后可能由于胃肠腔内压力增加而导致胃肠穿孔。

2. 结肠-回肠吻合口、结肠-结肠吻合口切勿直接置于腰椎之上或紧邻腰椎，一旦出现吻合口瘘会导致严重的并发症。

3. 术中注意无菌操作，保护好创面及吻合口周围组织以免污染；吻合后用生理盐水冲洗创面。

（七）重建肠管（结肠）血运不佳的病理改变、判定及处理

1. 重建肠管-结肠如发生血运障碍可导致结肠坏死，首先从黏膜开始。即使黏膜已经坏死，肌层大多数也无变化；但在 3 ~ 4 天之后，肌层才可能出现变化。

2. 肠管内引流管可提供诊断帮助。

3. 如高度怀疑重建肠管血运不佳，可行内镜检查，血运障碍时黏膜呈黑红色，宜行坏死段肠管切除重建手术。

通常为结肠部分坏死，全部坏死罕见。

4. 术中应用前列腺素 E-1（PGE-1）360μg；术后 PGE-1 120μg/d×7 天；术后肝素 10 000μ/d×7 天，预防血栓形成。

第十三节 食管贲门癌胃大弯返折成形取代全胃切除手术

▶ 一、胃大弯返折成形术适应证

在可以完成淋巴结清扫的前提下，食管癌侵及胃小弯达50%、估计术后残胃容

积＜原胃容积的 1/2 的病例，传统方法是毫不犹豫地行全胃切除、空肠代胃消化道重建术（图 6-13-1），但会出现术后不适感、摄食量少等生活质量低下等症状。

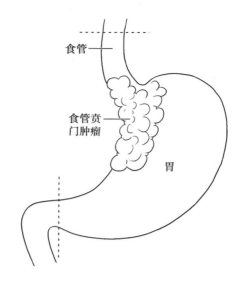

图 6-13-1 食管贲门肿瘤超过胃小弯 1/2 时行传统全胃切除，虚线示拟切除缘

　　故建议行改良部分胃切除，胃体胃大弯返折成形、胃顶部食管吻合术，即可轻松解决以上的困惑。

▶ 二、胃大弯返折成形术解剖基础

　　1. 胃小弯侧距离幽门轮以上 7～8cm，即胃小弯角切迹以上 2cm 处；胃大弯侧距离幽门轮 18～20cm，即胃网膜左右动脉交汇处；以上两处的连线即为等份分割胃容积的分界线，此分界线可切除约 1/2 的胃容积（图 6-13-2）。

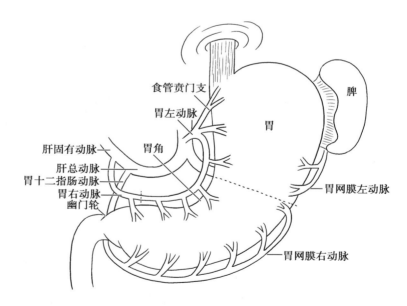

图 6-13-2 胃角上 2cm（相当于幽门轮上 7～8cm）处至胃网膜左右动脉交界（相当于幽门轮以远 18～20cm）处的连线切断胃，可保留胃容积的 1/2

　　2. 胃切除可分为全胃、次全胃、半管形胃、细管形胃切除术（图 6-13-3）。
　　3. 胃大弯返折成形术的胃切线介于半管形胃与细管形胃之间，胃大弯返折后的成形胃的容积约为术前的 1/2 左右（图 6-13-4）。

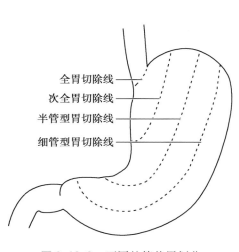

图 6-13-3　不同的管状胃划分

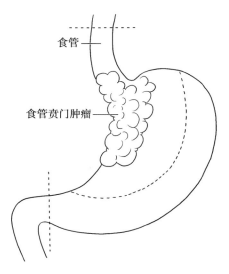

图 6-13-4　胃大弯返折成形术的胃
切线介于半管形胃与细管形胃之间

综上，胃大弯返折成形术具备了手术的解剖基础，又保留了成形胃的生理基础，同时也遵守了肿瘤切除的原则。

▶ 三、胃大弯返折成形术具体操作方法

1. 常规距离食管肿瘤 5cm 切断食管，在近切端内置入并包埋吻合器砧头；游离胃大弯并保护好胃网膜右动静脉；处理切断胃左动脉及胃短动脉；提起胃，距离食管下段、贲门及胃小弯肿瘤 5cm 使用电刀直视下切开胃壁以保证切端无癌残留，使之成为敞篷船形的半胃；船头为胃底，船体为保留胃网膜右动脉供血的胃大弯胃壁，船尾为近胃窦部的远端胃切缘；原则是多保留胃体与胃底及其胃大弯部分，多切除胃窦及胃小弯附带肿瘤的胃壁组织。可以理解为根部较窄、远端宽的带胃网膜右动脉血管蒂的胃大弯之胃壁组织瓣；将船头向右下返折与船尾对折缝合，缝合时留有 3cm 左右开口以通过吻合器主体，进行残胃再造成形；中心杆从再造残胃的顶部穿出，插入先前置入食管的钉砧头，行再造残胃与食管近端吻合；最后用残胃壁的浆肌层行吻合口包埋，也可使用大网膜缝合固定包绕吻合口，以利于吻合口愈合，避免吻合口瘘及防止反流。

2. 利用以上胃大弯返折成形的原理，游离全胃之前的手术操作同上；在游离全胃后，不切开胃腔，直接于胃大弯中点处反向折叠胃体，设计拟切除缘，在胃前壁拟切除缘对应部位使用闭合切割器切除包括病灶在内的胃前壁达胃小弯；同理处理胃后壁达胃小弯；形成前后壁两切缘呈 V 字形、并在胃小弯处会师，如此便可将远近端对折的胃壁闭合，并切除包括肿瘤在内的胃小弯；其余步骤与以上相同（图 6-13-5）。

如此成形胃的容积约为术前的 1/2 左右，在以后的生活中，随着进食量的不断增加，还可以一定程度地扩大，故对病人的术后生活质量影响较小。

6

图6-13-5 胃大弯返折替代
全胃切除术，胃大弯切缘终
点与胃小弯切缘终点会师缝
闭，再用带血管蒂大网膜瓣
包盖固定于会师处防止吻合
口瘘，如此可保留近 1/2 的
胃容积

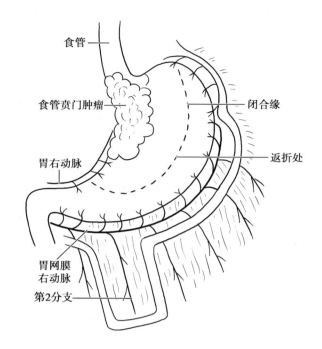

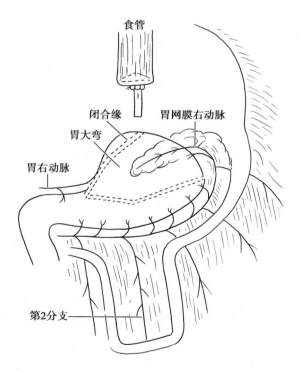

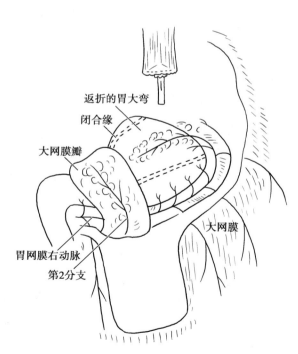

第十四节 经右胸食管癌切除食管胃吻合手术

一、经右胸食管癌切除颈部食管胃吻合手术

经右胸食管癌切除颈部食管胃吻合适合位于气管分叉水平以上的中上段食管癌，经左胸游离食管困难者，采用三切口手术（图6-14-1）。

取左侧倾斜卧位，右上肢消毒后无菌包扎，经右后外侧第4肋间切口进胸；上腹部正中切口；左颈胸锁乳突肌前缘斜切口。

（一）手术流程

全身麻醉成功后，经胸切口探查游离食管及其病变，同时清扫胸腔内淋巴结，尽可能向胸顶和食管裂孔进行上下游离，自胸顶和膈肌上方切断食管，两断端分别缝扎且两缝扎线连接在一起，于胸顶食管近断端旁预置1个带尾线的纱布球，纱布球尾线与食管断端缝扎线连接在一起，关闭胸腔（图6-14-2）。

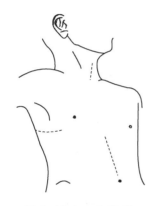

图6-14-1 左颈部、右胸后外侧、上腹正中的三切口

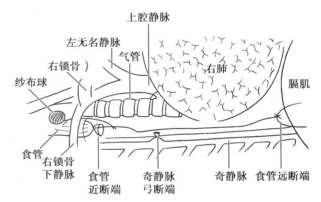

图6-14-2 拟于颈部行食管断端吻合时，切除胸段食管后，缝闭远近两断端并以缝线连接，以备上提管形胃；尽可能向上即颈胸交界部游离食管，自胸顶向上于食管旁置入带有10~15cm长尾线的纱布球，该尾线末端与食管远近断端连接缝线的头侧打结固定；于颈部切口寻找食管近断端时，很方便即可找到并拉出预置的纱布球，找到食管的近断端，此方法便捷省时

颈部与腹部同时切口操作，颈部探查游离颈段食管，先找到纱布球并拉出切口，可同时拉出食管的近断端；腹部游离胃并保护好胃网膜右动静脉，自食管裂孔向下拉出食管远断端，行胃大弯管形胃制作，管形胃顶端缝置牵引线并连接于食管断端缝线；适当扩大食管裂孔以免管形胃打折；关闭腹腔；通过牵引线自颈部切口轻柔拉出管形胃；行颈部食管胃吻合，缝合颈部切口，完成手术。

（二）手术关键点

1. **胸腔镜下手术操作** 胸腔镜下手术观察孔在下胸部可游离上2/3食管，在上胸部的观察口可游离食管下1/3较为方便。

2. **奇静脉弓处理**

（1）在奇静脉弓上或颈部吻合时须切断奇静脉弓，在奇静脉弓下吻合时无需切断

奇静脉弓。

（2）胸腔镜下手术处理奇静脉之前，由操作孔预置一纱布球，以利于奇静脉损伤后立即压迫止血，以免大量气体进入腔静脉引起气体栓塞。

（3）建议处理奇静脉弓时，最好用丝线结扎后切断，最好不用 Hemolok 血管夹夹闭血管，以免 Hemolok 血管夹慢性侵蚀气管膜部、经气管内咳出并且造成气管漏的并发症（图 6-14-3）。

图 6-14-3 经右侧胸部行胸段食管手术

首先在奇静脉弓下正常食管游离，沿着右迷走神经前方（右迷走神经与心包之间）切开纵隔胸膜游离食管可避免出血

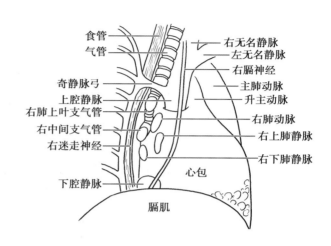

3. **切开纵隔胸膜游离食管的分离层面** 切开迷走神经和心包之间的纵隔胸膜，而非迷走神经-食管之间（图 6-14-4）。

图 6-14-4 经右胸食管癌切除

切断右下肺韧带及奇静脉弓；先切开迷走神经和心包之间的纵隔胸膜，而非迷走神经-食管之间；在奇静脉弓水平下方游离食管并套带，同时清扫淋巴结；进一步游离食管在迷走神经之外，如此可减少出血

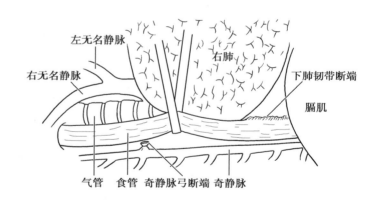

4. **经右胸游离食管**（图 6-14-5～图 6-14-7）

图 6-14-5 右喉返神经由右迷走神经发出，向后上翻绕右锁骨下动脉，向上行走

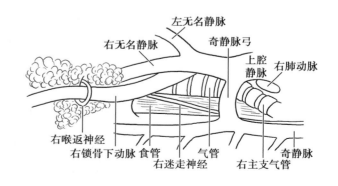

图 6-14-6 经右胸食管切除术

在右迷走神经之外游离食管，即于迷走神经和食管之间游离食管，该区域相对无血管，此间操作出血少；于奇静脉弓下牵开食管可显露主动脉弓、左主支气管、左下肺静脉、降主动脉、心包及左侧胸膜

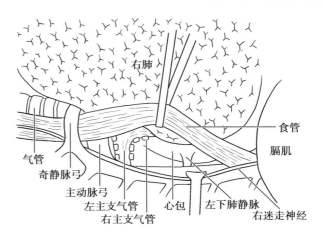

图 6-14-7 经右胸食管切除术

于奇静脉弓上方牵开食管，显露左侧喉返神经、胸导管、气管，同时清扫左侧喉返神经旁淋巴结

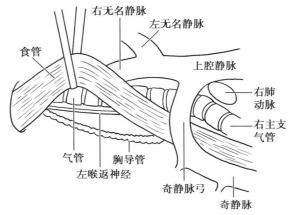

5. **经右胸淋巴结清扫** 经右胸入路，游离完食管后向侧方牵拉显露位于气管食管沟内的左喉返神经，清扫左喉返神经周围的淋巴结；在近胸廓入口处的无名动脉附近可见右喉返神经，颈根部食管周围为脂肪垫，组织疏松较易游离（图 6-14-8 ~图 6-14-14）。

图 6-14-8 食管癌手术胸腔操作右纵隔观

胸导管毗邻降主动脉，在降主动脉 - 奇静脉之间上行；右支气管动脉自主动脉或肋间动脉发出后行经胸导管 - 奇静脉之间，向前分支抵达右主支气管及食管；向前牵拉食管及胸导管显露降主动脉前方间隙，切断食管固有动脉

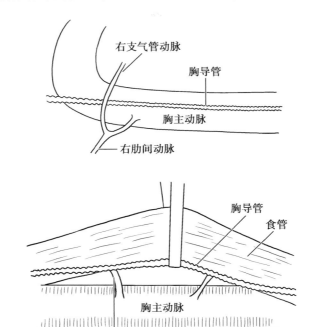

6

图 6-14-9 食管癌手术右胸腔操作

向前牵拉食管及胸导管显露降主动脉前方间隙，清扫降主动脉前面的第 112-ao 胸主动脉周淋巴结；因食管癌左下肺静脉根部的第 112-pul 肺韧带淋巴结转移概率大，向左侧分离显露左下肺静脉，清扫其根部的第 112-pul 肺韧带淋巴结；向下继续清扫第 111 膈顶淋巴结与腹腔操作相延续

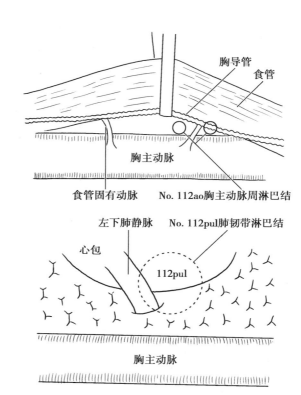

图 6-14-10 食管癌手术右胸腔操作

向前牵拉右肺，充分游离第 107、109 组淋巴结与心包之间直至气管或支气管壁，把第 107、109 组淋巴结留在食管壁；切断右支气管动脉；牵拉食管显露右迷走神经的食管支并切断

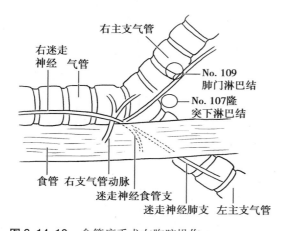

图 6-14-11 食管癌手术右胸腔操作

沿右胸腔内迷走神经向上分离达右锁骨下动脉，找到右喉返神经并套带保护，清扫第 106-recR 右喉返神经淋巴结

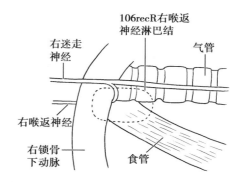

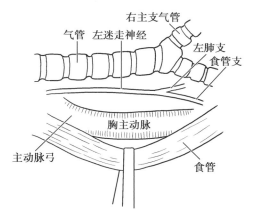

图 6-14-12 食管癌手术右胸腔操作
于隆突上方食管套带并上提，找到左迷走神经及左喉返神经，切断迷走神经食管支，保留左肺支；清扫第 106-recL 左喉返神经淋巴结

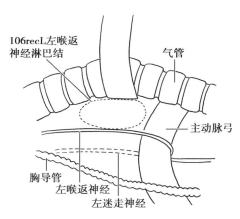

图 6-14-13 食管癌手术右胸腔操作
紧贴气管分离，向前牵拉气管（向后牵拉食管）显露左喉返神经，清扫第 106-recL 左喉返神经淋巴结

图 6-14-14 食管癌手术右胸腔操作
向前牵拉右肺，显露左肺动脉，保留左支气管动脉，清扫第 106-tbL 左侧气管支气管淋巴结

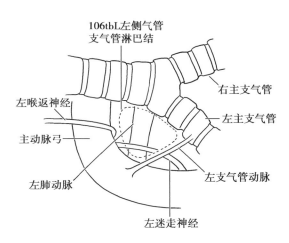

6. **扩大食管裂孔** 胃上提胸腔之前，用手钝性扩大食管裂孔达 4 指，无需修补食管裂孔，以免发生管形胃打折和排空障碍；切开膈肌者要缝合膈肌；如经肋弓下腹膜外将胃上提进入胸腔者，直接缝合腹膜即可。

▶ 二、经右胸食管癌切除胸部食管胃吻合手术

经右胸食管癌切除胸部食管胃吻合手术操作相对简单，具体关键点可参照经右胸食管游离及淋巴结清扫，食管胃吻合参照经左胸食管癌切除胸部食管胃吻合手术。

第十五节 颈部食管癌手术

▶ 一、颈部食管癌的手术适应证及治疗原则

根据病变上缘侵及咽部情况分为保留喉及切除喉的手术，尽可能保留喉，以最小程度地影响病人的生活质量。

如需要喉切除，一定要向病人及其家属交代清楚。全喉切除术＋气管造口、全食

管切除＋口底吻合术会大大降低病人的生活质量，往往该部分病人常伴有因生活质量的降低导致抑郁、焦躁、反流等严重的并发症。

随着人们生活水平的提高，对生活质量的追求不断提高，临床医师应把病人生活质量的提高放在首位，再考虑如何选择治疗办法。另外，颈部的食管、咽、喉部肿瘤大部都为鳞状细胞癌，对放疗都十分敏感，与手术治疗有大致相同的预后，又不改变生理结构，且对生活质量也不会有太大影响，故对于颈部食管癌侵及咽、喉者，选择放疗也是明智之举。具体如下：

1. 因放疗、化疗对 T1～2 期食管癌相对有效，故颈部食管癌的手术适用于在保喉的基础上又达到根治效果的 T1～2 期病例。

2. 因放疗、化疗对 T3～4 期食管癌的治疗效果相对较差，故 T3～4 期的病例无论保喉与否，宜手术治疗。另外，因病变本身严重影响生活质量，强烈要求手术的病人，也可行手术治疗。

3. 喉食管切除也可以作为针对 T3～4 期经过放疗、化疗后有癌残留及复发病例的补救手术。

4. 如病人拒绝手术，也可置入带放射粒子的覆膜食管支架，支架上缘距环咽肌下缘 >1cm，以免发生严重反流。覆膜食管支架适用于位于环咽肌下缘水平以下 2cm 的病变。

5. 保喉手术可在保证食管近端切缘无癌的基础上，于环咽肌以下 1cm 处切断食管；如有必要，可切开梨状窝扩大吻合口径，与重建肠管进行人工手法吻合。

6. 游离肠管消化道重建时，食管远端切断在主动脉弓上缘水平及以上时，可经颈部切口完成，但必须是吻合器进行重建肠管吻合。

如食管远端切断在主动脉弓上缘水平以下进行吻合时，可纵行劈开胸骨。

7. 如颈段食管近端术后切缘有癌残留，但是癌残留只是限于黏膜层，仍然采取保喉手术，术后辅以放疗即可杀灭癌残留（如胸段食管切缘有癌残留限于黏膜层，可采用内镜治疗）。以尽可能减小对术后生活质量的影响。

▷二、食管癌颈部淋巴结清扫的局部解剖

（一）切口

全身麻醉经口气管插管，病人颈伸仰卧位，取颈部胸骨上缘至两侧耳廓后方的弧形切口；也可采取颈静脉切迹下的弧形切口（图 6-15-1 ～ 图 6-15-3）。

注意保留两侧的颈外静脉作为受体血管。

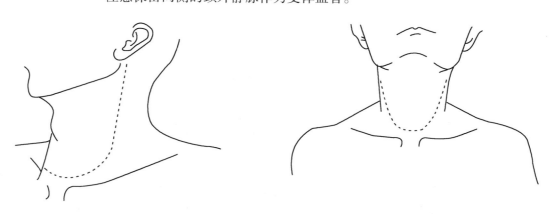

图 6-15-1　颈段食管切除行颈部淋巴结清扫术的皮肤切口（虚线），两侧位于胸锁乳突肌后缘

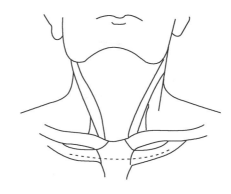

图 6-15-2 食管癌行颈部淋巴结清扫术的皮肤切口（虚线）

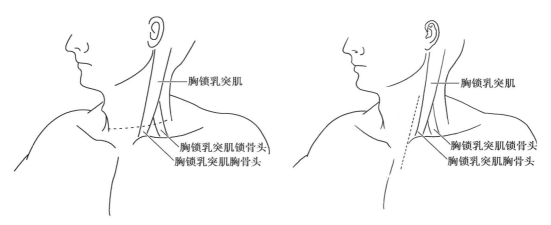

图 6-15-3 颈段食管手术切口（虚线）左锁骨上 1.5 横指的弧形切口及左胸锁乳突肌前缘的纵切口

（二）颈部淋巴结清扫的原则

颈部淋巴结清扫在颈筋膜鞘内即颈浅筋膜与颈深筋膜之间进行。

1. 颈段食管癌切除保喉手术中除保留喉、气管、甲状腺、喉返神经、颈总动脉、颈内静脉、迷走神经、颈横动脉、胸导管之外，切除其他全部组织。

2. 颈段食管癌＋喉切除的手术还需同时切除喉、气管、甲状腺、喉返神经。

3. 咽喉食管切除时，胸骨甲状肌与胸骨舌骨肌可一并切除，胸锁乳突肌尽可能保留。

（三）颈部的应用解剖

1. **颈深筋膜后方组织结构** 颈深筋膜后面由外向内依次为颈神经丛、膈神经、颈交感干。手术标志为颈神经丛与颈横动脉邻近、其间有颈深筋膜相隔；颈深筋膜后面的膈神经紧邻前斜角肌；颈交感干与迷走神经邻近，其间有颈深筋膜及颈动脉鞘相隔，前面观时颈交感干位于颈内动脉的内侧缘。

2. **颈动脉鞘周围组织结构** 颈动脉鞘内有位于前外侧的颈内静脉、内侧的颈动脉、迷走神经位于颈内静脉与颈动脉之间的后侧。

喉返神经位于气管食管间沟内。颈外静脉在胸锁乳突肌外后缘走行，胸锁乳突肌在胸骨及锁骨附着处以上的 1cm 处切断并向上外牵拉，切断内上向外下走行的肩胛舌骨肌，可见到沿胸锁乳突肌返折缘下走行的副神经，前缘为颈动脉鞘，后缘为颈外静脉，下缘为颈横动脉的四边形，四边形内有膈神经在前斜角肌表面由内上向下走行。游离颈动脉鞘并向外牵拉可见到颈交感干（图 6-15-4，图 6-15-5）。

6

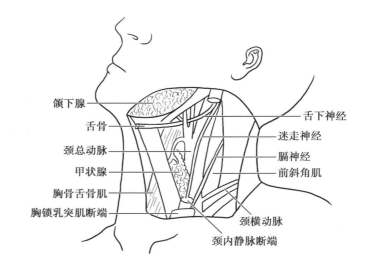

图 6-15-4 颈段食管手术的颈部应用解剖
舌下神经损伤可致同侧半舌萎缩，喉上神经损伤可致不能发出高音

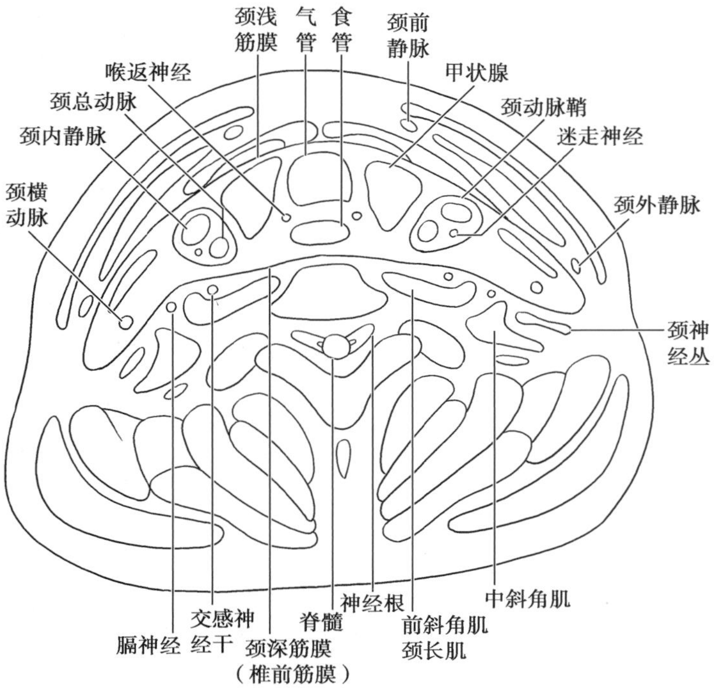

颌下腺
舌骨
颈总动脉
甲状腺
胸骨舌骨肌
胸锁乳突肌断端

舌下神经
迷走神经
膈神经
前斜角肌
颈横动脉
颈内静脉断端

颈浅筋膜
气管
食管
颈前静脉
甲状腺
颈动脉鞘
迷走神经
颈外静脉
颈神经丛

喉返神经
颈总动脉
颈内静脉
颈横动脉

膈神经
交感神经干
颈深筋膜（椎前筋膜）
脊髓
神经根
前斜角肌
颈长肌
中斜角肌

图 6-15-5 第 7 椎体横断面显示颈浅筋膜-颈深筋膜之间的组织器官

3. **胸导管** 胸导管在主动脉弓上缘水平从胸段食管左下后方向前上方走行进入颈根部，在左锁骨下动脉的后方，行经左锁骨下动脉与左颈总动脉之间的夹角、甲状颈干的内侧，绕左锁骨下动脉上方，弯向前下汇入颈静脉角。

膈神经在甲状颈干的外侧，颈横动脉的后方，于左锁骨下动脉与左锁骨下静脉之间向下走行（图 6-15-6）。

4. **颈部淋巴结清扫范围** 颈部淋巴结清扫范围的上界达颌下腺，下界为锁骨下静脉，外侧缘为颈外静脉。

清扫上界时暴露二腹肌、保留舌动脉、舌下神经、甲状腺上动静脉。

清扫下界时暴露并保留好颈横动脉。

清扫至锁骨上窝的外侧时宜充分暴露臂丛神经。

清扫过程中注意保护好副神经、膈神经、颈部交感神经。

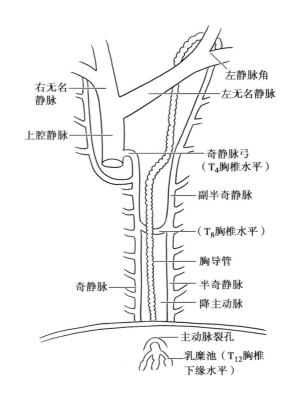

图 6-15-6　胸导管走
行和应用解剖

左静脉角
左无名静脉
右无名静脉
上腔静脉
奇静脉弓（T₄胸椎水平）
副半奇静脉
（T₈胸椎水平）
胸导管
奇静脉
半奇静脉
降主动脉
主动脉裂孔
乳糜池（T₁₂胸椎下缘水平）

在保留喉的食管切除术中，注意保护好喉返神经；在切除喉及食管的手术中，宜在右侧喉返神经返折处切断，左侧喉返神经尽可能在下方切断。

▶ 三、颈段食管癌需要清扫的颈部及胸部淋巴结分布

100　颈部浅表淋巴结

　　100-spf　颈浅淋巴结：胸锁乳突肌附近的浅表淋巴结

　　100-sm　下颌下淋巴结：下颌骨下缘与二腹肌之间

　　100-tr　颈部气管前淋巴结：颈部气管前及两侧方

　　100-ac　副神经淋巴结：胸锁乳突肌与斜方肌夹角，颈外静脉与副神经之间

101　颈段食管旁淋巴结：颈段气管后、食管旁淋巴结

102　颈深淋巴结

　　102-up　颈深上淋巴结：牵开胸锁乳突肌，于颈内静脉上份 1/3 处的淋巴结，即位于颈内静脉与副神经的夹角处淋巴结，或颈内动脉与颈外动脉分叉处淋巴结

　　102-mid　颈深中淋巴结：牵开胸锁乳突肌，于颈内静脉中份 1/3 处的淋巴结

103　咽周围淋巴结：距根部 1cm 切断甲状腺上动脉，切断食管、游离咽后壁，并向上牵拉食管断端，颈内动脉内侧缘或颈部交感神经内侧的淋巴结

104　锁骨上淋巴结：颈横动脉周围淋巴结，其下有臂丛神经

105　胸上段食管旁淋巴结：胸部气管后、胸上段食管旁偏后的淋巴结

106　胸部气管淋巴结

　　106-rec　喉返神经淋巴结：沿喉返神经走行分布的淋巴结

　　106-pre　气管前淋巴结：胸部气管前淋巴结（颈段食管癌可不清扫）

　　106-tb　气管支气管淋巴结：气管支气管夹角处淋巴结（颈段食管癌可不清扫）

6

▶ **四、颈部食管的游离**

游离颈部食管及食管吻合操作时如何避免喉返神经损伤，一直是困扰胸外科医师的难题。

1. 在接近环咽肌处切记要小心，因喉返神经在环咽肌下缘的侧下方入喉，该部位相对固定，故任何强行或粗暴的分离都可引起损伤。另外，器械吻合时，吻合部位应保持环咽肌下至少 2cm 正常的食管断端；手法吻合时，保证环咽肌下 0.5cm 切断食管；才能使得环咽肌完整及避免喉返神经损伤。

2. 在保证残端无癌残留的前提下，保证环咽肌的解剖及功能的完好，对防止术后发生反流具有重要意义。

3. 无法保证以上条件时，宁愿采取放疗也不主张勉强行切除手术。

▶ **五、空肠的应用解剖**

小肠长约 6m，小肠系膜根部长约 15cm。

空肠与回肠相比，空肠壁厚、血运丰富、环形劈丰富、直血管较长，空肠在左上腹，故用空肠代食管优点较回肠多。

肠系膜上动脉依次发出胰十二指肠下动脉、结肠中动脉、小肠动脉及回结肠动脉。其中小肠动脉为 10～20 支，一级血管弓长，其他血管弓短。

1. 保留支配 Treitz 韧带远端空肠的第 1 支空肠动脉、静脉。因该第 1 支空肠动脉静脉分支分别向近端发出一级血管弓供应十二指肠血供，同时向远端发出一级血管弓供应空肠的血供；也就是说，Treitz 韧带远端的第 1 支动脉静脉是十二指肠最后的一级血管弓与空肠第 1 个一级血管弓的共干。故手术时必须保证十二指肠血供，保留十二指肠最后一个一级血管弓，在其远端切断空肠第 1 个一级血管弓的近分支，将该共干的血管保留给十二指肠，这是初学者最为迷惑的知识点。

2. 空肠边缘动脉弓细小，利用空肠作为重建肠管时难以保持肠管呈直线，故切取空肠时要略长于重建两端的直线距离，使得重建肠管在尽可能呈直线的情况下保持松弛状态。

▶ **六、下咽、喉、颈段食管切除、游离的空肠消化道重建术**

（一）手术流程

1. **麻醉气管插管** 行咽喉食管切除时，经口气管内插管，全身麻醉下行气管切开，改行 J 管气管内插管。

2. **咽部切断** 电刀沿舌骨上缘切开咽前壁，夹持会厌并扩大切口，距离肿瘤上缘 2cm 切断咽部，术中冰冻病理检查残端有无癌残留，也可碘染色辨别咽内癌侵及情况（卢戈液染色-碘染色诊断食管病变机制：正常的鳞状上皮细胞内含有大量的糖原，遇碘后呈现棕色，而异常的鳞状上皮细胞内由于糖原含量减少或消失，遇碘后淡染或不染色。因而能清楚显示出正常染色的食管黏膜上皮与不染色或淡染的病变区域，有助于判断黏膜病变存在的部位和范围，还有助于定位活检，提高诊断率）（图 6-15-7）。

3. **切断气管及颈部食管** 距离肿瘤下 2cm 切断尾侧气管及颈部食管，取出标本；尾侧食管断端缝合荷包线并置入 25mm 吻合器钉砧，荷包线打结固定钉砧，如尾侧食管断端深达胸腔内，可纵行劈开胸骨达第 2 肋间，再行以上操作（图 6-15-8）。

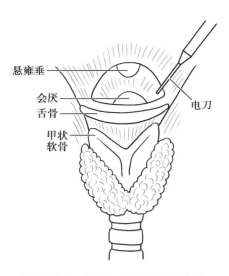

图 6-15-7 咽喉、颈段食管切除术
于舌骨上缘切开咽前壁，再顺序切
开咽侧壁及后壁；距离肿瘤 2 ~ 3cm
切断咽壁

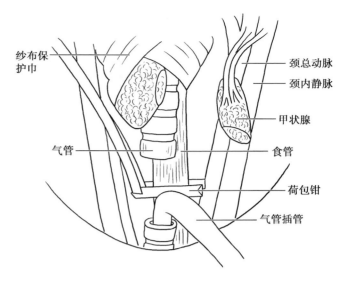

图 6-15-8 咽喉、颈段食管切除术
咽喉及颈段食管切断后纱布缠绕保护，切断甲状腺峡部保
留一侧甲状腺，切断气管及食管

4. 清扫颈部淋巴结 以上游离咽、食管、清扫颈部淋巴结等手术操作时，注意保
护好颈部交感神经；可在右侧喉返神经返折处切断，左侧喉返神经尽可能在下方切断
（图 6-15-9 ~ 图 6-15-16）。

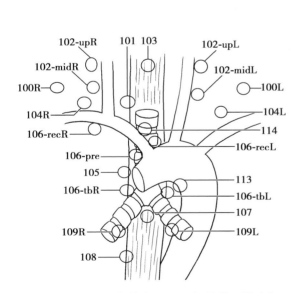

图 6-15-9 颈段食管癌累及咽部的淋巴结清扫
范围
第一站：101、102upR、102upL、102midR、
102midL；第二站：103、104R、104L、106recR、
106recL；第三站：100R、100L、105；第四站：
其余组淋巴结；标准清扫颈达到第二站，无必要
为清扫淋巴结行剖胸手术

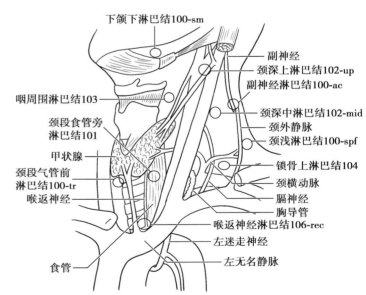

图 6-15-10 颈段食管癌
颈部淋巴结分布及清扫部位；在颈内静脉上端后方辨认副神经；
副神经与颈内静脉之间的夹角区域为颈深上淋巴结

6

图6-15-11 颈段食管癌
颈部淋巴结分布

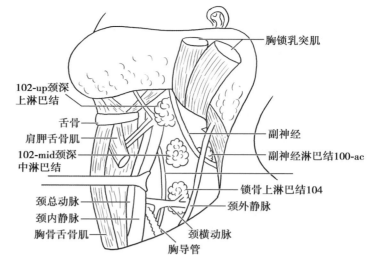

胸锁乳突肌
102-up颈深上淋巴结
舌骨
肩胛舌骨肌
102-mid颈深中淋巴结
颈总动脉
颈内静脉
胸骨舌骨肌
副神经
副神经淋巴结100-ac
锁骨上淋巴结104
颈外静脉
颈横动脉
胸导管

图6-15-12 颈段食管癌
颈深上淋巴结、颈深中淋巴结、锁骨上淋巴结融合,须整块清扫

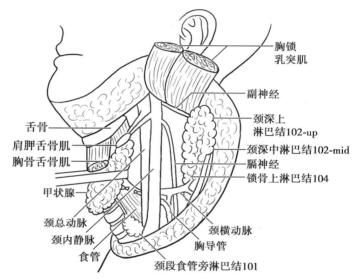

胸锁乳突肌
副神经
颈深上淋巴结102-up
颈深中淋巴结102-mid
膈神经
锁骨上淋巴结104
颈横动脉
胸导管
颈段食管旁淋巴结101
舌骨
肩胛舌骨肌
胸骨舌骨肌
甲状腺
颈总动脉
颈内静脉
食管

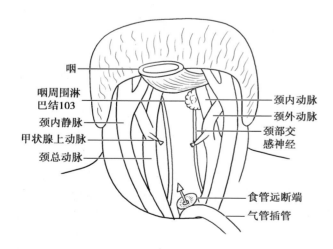

咽
咽周围淋巴结103
颈内静脉
甲状腺上动脉
颈总动脉
颈内动脉
颈外动脉
颈部交感神经
食管远断端
气管插管

图6-15-13 颈段食管癌
切除咽喉及食管后显露咽周围淋巴结,位于颈内动脉及颈部交感神经内侧

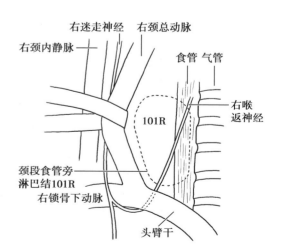

右迷走神经 右颈总动脉
右颈内静脉
食管 气管
101R
右喉返神经
颈段食管旁淋巴结101R
右锁骨下动脉
头臂干

图6-15-14 食管癌颈部淋巴结101R清扫范围(虚线)
向后牵拉颈动脉鞘显露颈段食管旁淋巴结101R

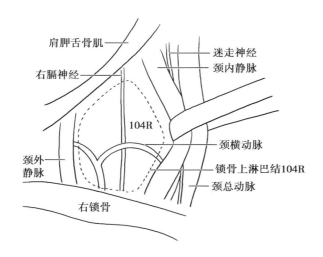

图 6-15-15 食管癌颈部淋巴结 104R 清扫范围（虚线）

向前牵拉肩胛舌骨肌及颈动脉鞘显露右锁骨上淋巴结 104R

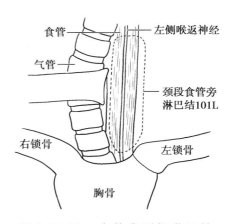

图 6-15-16 食管癌颈部淋巴结 101L 清扫范围（虚线）

向前牵拉气管显露颈段食管旁淋巴结 101L

5. 切取带血管蒂的游离空肠 腹部正中切口（图 6-15-17），采用透光法，以肠系膜上动脉发出的第 2 或（和）第 3 分支供血的空肠，用直线闭合切割器切取带血管蒂的游离空肠 20～40cm，以备食管两断端吻合及重建血管吻合（图 6-15-18）。

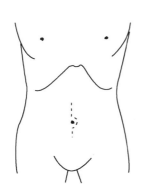

图 6-15-17 切取空肠代食管消化道重建时的腹部切口

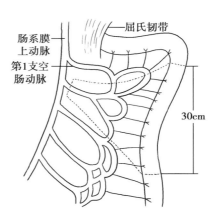

图 6-15-18 游离空肠代食管时，在根部截取第 2 支或（和）第 3 支空肠动脉支配的 30cm 空肠

6. 咽口成形及咽空肠吻合

（1）首先行咽口成形术，在咽部切口的左右两侧，分别全层内翻缝合 3 针，再行外肌层的包埋缝合，将咽部口径缩小至 2 横指（图 6-15-19）；将游离肠管顺蠕动置于颈部拟吻合部位，即肠管及血管吻合部位；3-0 可吸收线间断缝合咽部后壁外肌层与空肠浆肌层，空肠吻合处宜距离切端 3cm 左右以保证吻合口血供；距缝合缘 5mm 切开空肠，行咽部后壁全层与空肠全层间断缝合，完成咽部后壁缝合；同法缝合咽部前壁。完成咽部-空肠端侧吻合（图 6-15-20）。

图 6-15-19 咽喉、颈段食管切除术
咽口缝缩至 2 横指，先全层内翻缝合后包埋缝合；食管远断端缝置荷包线并置入吻合器钉砧

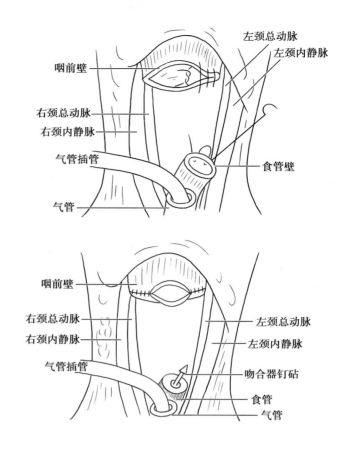

（2）头颈部置于自然功能位，将 25mm 吻合器插入游离空肠尾侧，在空肠稍有张力的位置与食管吻合，最后切除尾侧多余的空肠，其断端包埋缝合（图 6-15-20）。经鼻在胃内留置营养管，在移植空肠内留置引流管。

图 6-15-20 咽喉、颈段食管切除术
空肠摆放位置使得系膜侧对向拟行血管吻合的方向；先行咽口-空肠的全层＋包埋吻合；去头枕后再行空肠-食管断端吻合。去头枕使得空肠略微紧张，以免太紧导致吻合口张力大；太松导致血流不畅或血栓形成

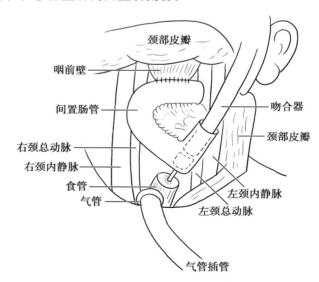

7. 游离空肠的血管吻合 将游离空肠轻轻拉向一侧，行游离空肠的血管吻合，可利用颈横动脉（端端吻合）-颈外静脉（端端吻合），或甲状腺上动脉（端端吻合）-颈内静脉（端侧吻合）（图 6-15-21，图 6-15-22），与游离空肠的动静脉进行吻合。

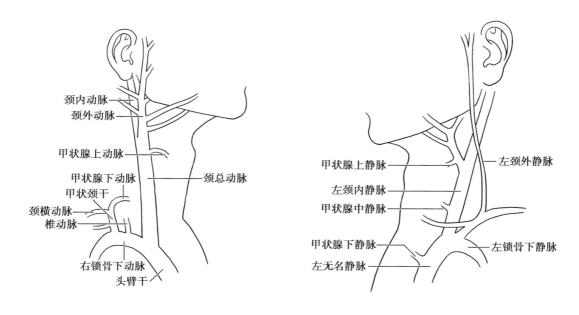

图 6-15-21 带血管蒂游离肠管在颈部吻合的靶血管选择
甲状腺上动脉-颈内静脉

8. **颈部气管造口** 最后行颈部气管造口；必要时可再行两侧第 4 肋间达腋前线的皮肤切口；向上翻转皮瓣，切断两侧锁骨的内侧 1/3 份、第 1 肋软骨中份、第 2 肋软骨近胸骨处、横断胸骨的第 3 肋软骨上缘水平，进行纵隔气管造口；将气管远侧断端自头臂动脉下方与左右无名静脉分叉之间拉出、与皮肤缝合造口。其间于两侧锁骨上窝、咽部空肠吻合口的前后、气管两侧放置负压引流管，引流管切勿接触血管吻合部位（图 6-15-23 ~ 图 6-15-25）。

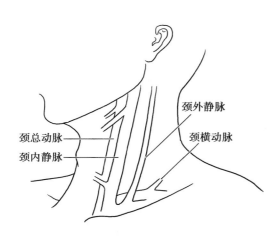

图 6-15-22 带血管蒂游离肠管在颈部吻合的靶血管选择
颈外静脉-颈横动脉、颈内静脉-颈总动脉

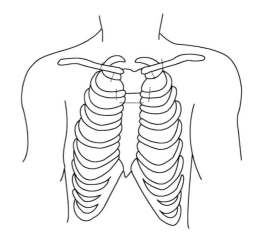

图 6-15-23 咽喉、颈段食管切除术
气管低位造口时可切除锁骨的中内 1/3、第 1 肋软骨和第 2 肋软骨的前份，平第 3 肋软骨上缘水平切除胸骨（虚线）

6

图 6-15-24 咽喉、颈段食管切除术
完成颈外静脉-空肠静脉及颈横动脉-空肠动脉的血管吻合；切除锁骨近 1/3 段，平第 3 肋软骨上缘水平横断胸骨，倒梯形切除第 1、2 肋软骨；自头臂干与左右无名静脉之间拉出气管远断端并行气管低位造口

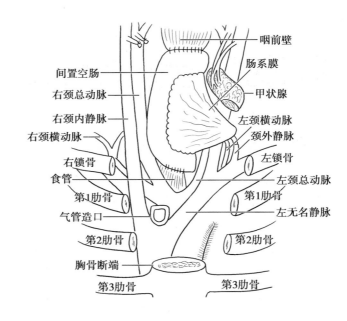

图 6-15-25 咽喉及颈段食管切除，游离空肠代食管 + 气管造口手术完成

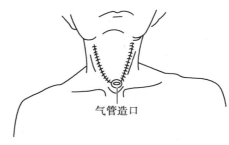

（二）手术关键点

1. 游离空肠移植术

（1）颈部移植血管床的分布（表 6-15-1）。

表 6-15-1 颈部移植血管床的分布

部位	动脉	静脉
颈上部	舌动脉、甲状腺上动脉、面动脉	颈外静脉、面静脉、甲状腺上静脉、颈内静脉
颈下部	颈横动脉	颈外静脉、颈横静脉、颈内静脉

注：原则上通常选择发自同一水平的动脉和静脉作为移植血管床，如甲状腺上动脉-面静脉；颈横动脉-颈外静脉

（2）游离供肠管的切取方法：通常以第 2 或者第 3 空肠血管作为血管蒂，可选取 30cm 左右的空肠，应比实际需要的空肠长度略长为好，如此在颈部重建时，可以根据肠管吻合及血管吻合的位置随意修剪肠管。

在拟定切断肠管的血管蒂根部及其血管弓部分支先行阻断以确定供肠管的准确度，并在供肠管的头侧缝置标志线，依次处理相应范围的肠系膜及切断肠管；最后靠近肠系膜根部切断游离供肠管的营养血管蒂，以保证供血管的长度和口径，尽可能减少供肠管的缺血时间。

推荐根据透光实验判断相应范围肠系膜及其内的供血管；游离肠管的血管蒂切端宜用血管夹夹闭以备血管吻合。最好在动脉端灌注生理盐水或（和）抗凝剂以改善供肠管的微循环。游离空肠的供血管尽可能保留长，以补足颈部移植血管床长度可能存

在的长度不足。

（3）肠管及供血管的吻合顺序：吻合肠管及供血管的顺序各有利弊，无论先吻合肠管还是血管、使用什么血管、左侧还是右侧，必须有整体观念，在肠管切取及消化道重建之前做到心中有数。

如先吻合肠管，可在无血的术野及无肠蠕动的状态下操作；如先吻合血管蒂，再吻合肠管，可能会因为出血而影响手术视野，但还是推荐先吻合血管蒂，再吻合肠管以减少供肠管缺血时间。

2. 咽空肠吻合

（1）在食管癌全喉切除、咽空肠吻合时，注意保护舌动脉及舌下神经。

（2）由于咽和空肠的口径相差很多，宜行手工端侧吻合，即首先缝闭重建空肠头侧的断端并浆肌层包埋残端。

3-0 缝线间断缝合咽后壁外膜肌层和空肠壁的浆肌层。切开肠系膜对侧缘，4-0 可吸收缝线全层缝合咽黏膜及肌层与空肠全层间断缝合，完成后壁吻合；用 4-0 可吸收缝线全层内翻缝合前壁的咽黏膜及肌层与空肠全层间断缝合；最后用 3-0 缝线间断缝合前壁的咽外膜肌层和空肠壁的浆肌层，完成前壁吻合（图 6-15-26）。

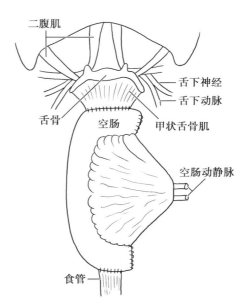

图 6-15-26 喉及颈段食管切除，游离空肠移植手术

也可先行空肠-食管吻合，再行咽-空肠吻合，最后行间置空肠动静脉-面静脉与甲状腺上动脉吻合；操作过程中注意保护舌下神经及舌下动脉

3. 游离空肠的动、静脉吻合

（1）行游离空肠的动静脉血管吻合之前，一定要确定血管床的位置，先选择动脉硬化轻的动脉血管，再根据该动脉血管拟吻合水平，选择与其对应的静脉血管。

（2）空肠动脉壁厚，内膜比中膜容易剥离，吻合时注意要将包括内膜在内的全层缝合，使用 8-0 或 9-0 缝线间断缝合；也可以将两动脉端分别剪成斜面缝合，可连续缝合以防止狭窄。

（3）静脉管腔大，吻合容易，但静脉不要捻挫且不宜过长（颈外静脉）以免发生淤血。

（4）动脉和静脉的吻合先后顺序宜从暴露差、操作困难的血管开始吻合。但还是建议先吻合静脉后吻合动脉，在吻合动脉时最后缝线打结要放松血管夹排气，检查血管是否漏血并可防止狭窄。

（5）血管吻合完成后放松血管夹，可以看到空肠色泽红润，肠蠕动自动恢复。

（6）对于有过化疗、尤其是放疗历史的病人，可能术野会存在粘连，游离血管床时注意不要损伤；可准备 2~3 根备用血管，但通常血管吻合不会出现困难。

（三）并发症及处理

1. 移植空肠坏死

（1）移植空肠坏死的诊断：移植空肠坏死是最严重的并发症。

宜术后每日应用多普勒监测动静脉血流，以便早期发现移植空肠病变；如怀疑空肠坏死，可使用内镜观察空肠。

移植空肠坏死多由于静脉回流不畅致空肠淤血，早期即出现切口肿胀，空肠呈黑褐色，如快速去除静脉血栓，再次吻合血管，有可能恢复；如为动脉闭塞，外观多无变化，在数日后才被发现。

（2）移植空肠坏死的处理：如明确移植空肠坏死，宜切除坏死的空肠，行原颈部弧形皮瓣上咽造瘘；在前上胸部弧形皮瓣或胸大肌皮瓣上行气管造口及食管造瘘，注意气管造口在下、食管造瘘在上，以免气管造口妨碍二期的咽食管连续性重建（图6-15-27，图6-15-28）。

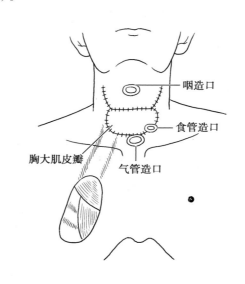

图 6-15-27　由上至下依次行咽造口、食管造口及气管造口，用胸大肌皮瓣（PMMC皮瓣）移植修补颈前皮肤缺损，胸大肌缺损处进行游离植皮

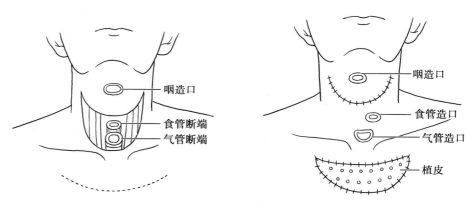

图 6-15-28　由上至下依次行咽造口、食管造口及气管造口，用前胸壁推移皮瓣（Bipedicle皮瓣）修补颈前皮肤，前胸壁缺损植皮

二期消化道重建时测量咽造口上缘及食管造口下缘之间的最远距离（L）、测量咽造口或食管造口的横径（D），切取（L+2cm）×（2D+1cm）区域大小的带血管蒂的胸大肌皮瓣，应用带血管蒂的胸大肌皮瓣翻转，皮肤侧朝向食管腔内，皮瓣缝合于咽造口及食管造口的上下两端行咽-食管消化道重建，皮瓣肌肉侧及皮瓣切取处分别

植皮（图 6-15-29）。

2. 吻合口瘘

（1）吻合口瘘的诊断：吻合口瘘最易发生在咽空肠吻合处，尤其是放疗化疗后的病人。临床表现为颈部切口发红，创面负压吸引有脓性物，行水溶性造影剂平卧位或半卧位造影可发现漏口，即可诊断为吻合口瘘；如水溶性造影剂造影未发现漏口，考虑为切口感染，脓肿形成。

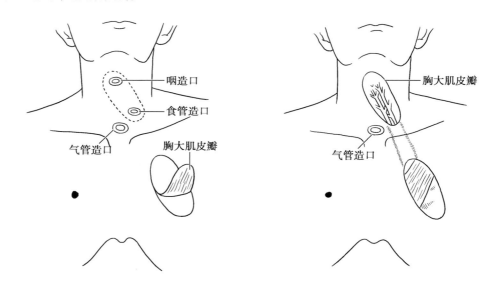

图 6-15-29 咽造口及颈段食管造口
二期行胸大肌皮瓣（PMMC 皮瓣）重建颈段食管，虚线示咽造口及食管造口周边皮肤拟切开缝合部位；胸大肌皮瓣翻转，皮肤面朝向食管腔内；皮肤缺损处植皮

（2）吻合口瘘的处理：予拆开皮肤缝线，充分暴露并引流漏口周围组织，或清除脓肿；切勿暴露血管及其吻合部位。

3. 颈部乳糜漏

（1）颈部乳糜漏的诊断：颈部创面肿胀，但无红热等炎症表现，乃至切口裂开后，裂口不断渗出清亮液体，即可诊断颈部乳糜漏。

（2）颈部乳糜漏的处理：通常为颈部胸导管损伤所致，寻及破口，于其近端结扎即可。

也可采取保守治疗，通常伴有胸导管瘘的病例因乳糜液呈碱性，内有丰富的淋巴细胞，具有较强的抗感染能力，只需注意饮食，在创面放置引流管进行充分引流即可，无需负压，2 周左右一般均可治愈。

4. 气管造口坏死

（1）气管坏死的诊断：气管坏死的并发症罕见，可发生于纵隔气管漏及喉食管切除的病例，气管坏死可导致纵隔炎和气管皮肤缝合处裂开；还有颈总动脉或头臂干动脉破裂的风险。

（2）气管坏死的处理：如气管坏死段较短，可切除坏死部分重新缝合；如气管坏死段较长，则切除坏死部分，可行胸大肌皮瓣或前上胸部双蒂推进皮瓣的低位纵隔气管造口。

5. 吻合口狭窄　术后放疗、器械吻合的病例容易发生吻合口狭窄，常发生于空肠食管吻合部位，恢复需要较长时间，可行球囊定期扩张治疗。

▷ 七、保留喉、颈段食管切除、游离空肠重建术

（一）手术流程

1. 全身麻醉气管插管　全身麻醉气管插管，采取仰卧位，颈部过伸。

2. 颈部切口及探查　采用颈部淋巴结清扫切口，切断胸锁乳突肌在胸骨及锁骨附

着处以上1cm，切断胸骨舌骨肌、胸骨甲状肌、肩胛舌骨肌；沿颈内静脉外缘切开颈浅筋膜，清扫颈深淋巴结及锁骨上淋巴结，到达颈深筋膜，在颈深筋膜下确认膈神经。

3. **颈部淋巴结清扫** 颈部淋巴结清扫范围的上界达颌下腺，下界为锁骨下静脉，外侧缘为颈外静脉。清扫上界时暴露二腹肌、保留舌动脉、舌下神经、甲状腺上动静脉。清扫下界时暴露并保留好颈横动脉；清扫至锁骨上窝的外侧时宜充分暴露臂丛神经。清扫过程中注意保护好副神经、膈神经、颈部交感神经；在保留喉的食管切除术中，注意保护好喉返神经。

游离结扎切断甲状腺下动脉；于颈动脉鞘和气管、甲状腺、食管之间游离；在气管食管沟确认喉返神经并保护好、清扫其周围淋巴结；将咽喉、气管、甲状腺、食管整束套带并向前牵拉；游离食管、咽后壁与椎体之间；尽可能向胸腔内清扫淋巴结，但没必要清扫气管前淋巴结，也没必要为了清扫胸腔内淋巴结而劈开胸骨或开胸（图6-15-30）。

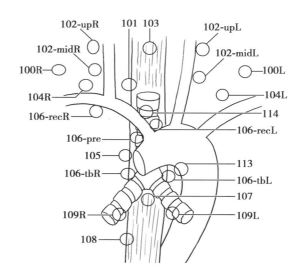

图6-15-30 颈段食管癌淋巴结清扫范围

第 一 站：101、106recR、106recL；第二站：102upR、102upL、102midR、102midL、104R、104L、105；第三站：100R、100L；第四站：其余组淋巴结；标准清扫须达到第二站，没必要为清扫淋巴结行剖胸手术

4. **游离颈段食管及气管** 在肿瘤的上方游离气管与食管之间的间隙，游离颈动脉鞘，将气管加喉返神经、食管、颈动脉鞘分别套带。游离食管上至环咽肌（环状软骨）水平、下至主动脉弓上缘水平。游离气管与食管之间时，使用剪刀锐性游离，注意勿损伤喉返神经及气管膜部；如术前检查发现食管肿瘤生长达前壁或位于食管前壁，术前必须行纤维支气管镜检查；如疑有气管膜部浸润，必须行气管膜部切除或气管节段性切除；因放疗及化疗对小范围的癌残留有效，术后如病理回报有癌残留，可行放化疗。

5. **切断颈段食管** 在食管肿瘤的尾侧3cm拟切断缘下方0.5cm处缝合2针牵引线以防止食管回缩，于拟切断缘水平切断食管；术中冰冻病理检查如有癌残留，必须向下重新切断食管直至残端无癌；缝置荷包线，置入吻合器钉砧后收紧荷包线并打结，尽可能远离主动脉弓，以防止吻合口处的排钉慢性磨损主动脉壁导致主动脉破裂大出血。

6. **近端食管-空肠吻合** 器械吻合宜距离环咽肌下缘（食管入口）1~1.5cm缝置荷包线，在荷包线以下0.5cm处切断食管，置入25mm吻合器砧头并结扎荷包线（图6-15-31）。

图6-15-31 颈段食管切除，游离空肠移植手术
距离环咽肌下缘（食管入口）1.5～2cm处切断食管，置入吻合器钉砧行吻合器吻合；先行食管近断端-空肠吻合，再行空肠-食管远断端吻合，最后行间置空肠动静脉与甲状腺上动脉-面静脉吻合

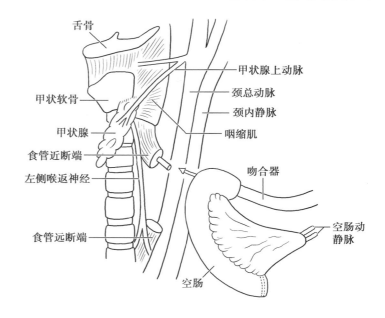

手工缝合时在环咽肌下缘0.5cm以远用3-0可吸收线缝置第一排食管后壁外膜-游离空肠对系膜侧浆肌层缝线，注意第一排缝线宜比食管横径宽0.5～1cm以避免吻合口狭窄；距离第一排缝线0.5cm处电刀切开食管后壁及空肠前壁，如食管侧口径太小，可向左侧纵向切开食管壁以增加吻合缘；再常规用4-0可吸收线间断缝合食管-空肠的全层后壁切口；内翻缝合食管-空肠全层的前壁切口，最后常规缝合空肠前壁的浆肌层至食管前壁、甲状腺及气管的后部。

7. 远端食管-空肠吻合及游离空肠的血流重建　先吻合食管近端-空肠对系膜缘，后进行食管远端-空肠对系膜缘，空肠摆放位置时注意空肠系膜宜对准拟血管吻合部位的方向，吻合方法同切除喉食管手术（图6-15-32）。消化道吻合完毕后置入胃管于游离空肠段，营养管置入胃内。

图6-15-32 颈段食管切除，游离空肠移植手术
游离空肠与食管端侧吻合完成后行血管吻合，即甲状腺上动脉-空肠动脉、面静脉-空肠静脉端端吻合

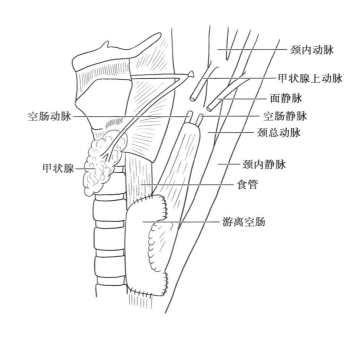

两侧锁骨上窝留置负压引流管，缝合固定胸锁乳突肌两断端，关闭切口。

（二）手术关键点

1. 保留喉的食管空肠吻合必须在咽下方切断食管，即环咽肌下方切断食管。

2. 保留喉处理食管操作时一定要保护好喉返神经。

3. 食管与游离肠管吻合宜先行暴露困难的一端进行吻合。一般在头侧食管断端 2-0 缝线荷包缝合，置入 25～26cm 的钉砧并结扎荷包线；如行食管空肠端端吻合，将吻合器自游离肠管的一端插入，自另一端出中心杆，并将该侧肠管结扎于其中心杆的根部（当然最好是在该侧肠管近游离缘缝合荷包线并在中心杆的根部结扎），将中心杆插入钉砧将食管肠管端端吻合；也可行端侧吻合。

另一侧可行食管空肠端侧吻合，多余的肠管使用闭合切割器切除。也可以采取手法吻合。

4. 如头侧食管断端较短，无法从气管左侧拉出；或气管与颈椎之间的间隙狭小，无法插入吻合器钉砧，此时可将气管绕带并向前方牵拉气管，也可行器械吻合。

如仍不奏效，可手工行食管空肠端端吻合，同理先吻合暴露不好的食管壁，可单层缝合也可双层缝合；在暴露困难的地方，可缝合完毕后一起结扎，也可边缝合边结扎；也可连续浆肌层缝合，间断缝合全层。

（三）并发症及处理

1. 喉返神经麻痹

（1）一侧喉返神经麻痹：多见于左侧喉返神经损伤，只要不切断则几个月内即可恢复。如一侧重度损伤麻痹、反复误吸，则需行声带内注射疗法，必要时可行声带内侧移动术。

（2）两侧喉返神经麻痹：当拔出气管插管出现两侧声带麻痹、呼吸困难乃至窒息时，宜再次插入气管插管，观察 2 周后再次拔出气管插管；如 2 周后仍然出现呼吸困难、窒息时，则改行气管切开。如气管切开过早（术后 <2 周），容易发生吻合口瘘，还容易发生胸骨骨髓炎及纵隔感染。

2. 误吸性肺炎

（1）如发生反复误吸，请耳鼻喉科医师检查、拍摄吞咽过程，以判断误吸类型及严重程度，喉上举期误吸者进行咽下训练（吞咽姿势等），喉下降期误吸者行探条扩张食管空肠吻合口。

（2）如反复误吸，不能经口进食确定为喉返神经麻痹所致，宜行气管切开、留置带套囊的气管插管；待肺炎恢复后即训练经口进食；如病情改善，可更换为带活瓣的气管导管，便可以经口进食和发声；如进一步恢复，即可拔出气管插管。

（3）以上所有治疗措施的实施过程中，为保证营养的供给，待术后肠鸣音恢复后即可经营养管注入营养液，以尽快康复。

3. 游离空肠坏死 如明确移植空肠坏死，宜切除坏死的空肠；因有喉及气管的阻碍，难以行近端食管造口，如缝闭近端食管或咽部断端，则再漏的风险极大，会有致死的可能及丧失二期修复的机会，此时宜果断地切除喉，行咽造口 + 气管造口 + 纵隔引流，待远端食管断端自然闭合，再二期行肌皮瓣或结肠重建食管。

（四）术后护理

与其他食管术式不同，保留喉、颈段食管切除、游离空肠重建术后切勿着急经口进食，一定要先行空肠内负压，引流管在平卧位或半卧位时注入造影剂以检查吻合口，一定要排除吻合口瘘，方可经口进食；开始时进食香蕉、布丁等具有促进胃肠蠕动、防止吻合口狭窄、快速补充能量的食物；再试验性进食半流质食物 1～2 周，乃至 3～6 个月，方可充分经口进食。

第十六节　食管贲门癌近端胃切除空肠间置重建术

▶ 一、手术关键点

1. 食管贲门癌近端胃切除带血管系膜蒂空肠间置重建术的操作要点是保证残胃容积 > 原胃容积的 1/2，即胃小弯侧距离幽门轮以上 7~8cm（即胃小弯角切迹以上 2cm处），胃大弯侧距离幽门轮 18~20cm（即胃网膜左右动脉交汇处），以上两处的连线即为切除分界，此分界可使得残胃保留大约 1/2 的原胃容积（图 6-16-1）。

2. 通常食管贲门部距离幽门轮约 20~25cm，切除近端胃后，食管断端与胃前壁吻合所需间置空肠的长度约 10~12cm，原则是要求间置空肠保持轻微拉伸状态即好，太长可致间置肠管迂曲或扭转，甚至梗阻，同时也要考虑反流因素；太短易导致吻合口张力大及吻合口瘘。

图 6-16-1　近端胃切除手术中，在胃右动脉发出第 1 分支后切断胃右动脉；在胃角上 2cm（相当于幽门轮上 7~8cm）处至胃网膜左右动脉交界（相当于幽门轮以远 18~20cm）处的连线切断胃，可保留胃容积的 1/2

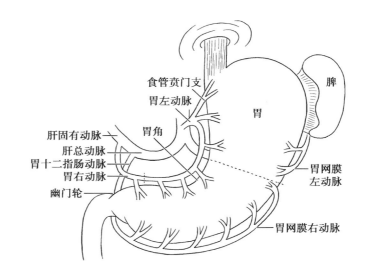

（1）间置空肠的切取上至 Treitz 韧带以远 20~25cm，向下延长至其尾侧 10~12cm 的空肠。

（2）有的作者为求间置肠管丰富的血运和神经支配，切除一段间置肠管以远 10cm 的空肠作为牺牲肠管，同时也间接地延长了间置空肠的血管系膜蒂的自然长度。切除牺牲肠管时宜距离系膜血管进入肠管的终末处切断系膜及血管（图 6-16-2）。

3. 重建消化道的顺序依次行空肠-胃前壁端侧吻合、食管-空肠端侧吻合、空肠-空肠端端吻合或端侧吻合。

（1）食管空肠端侧吻合时过度牵拉空肠可致术后吻合口狭窄（图 6-16-3，图 6-16-4）；吻合口上方食管后壁 1.5cm 处与空肠前壁缝合固定可防止反流（图 6-16-5）。

另外，空肠-食管吻合还可以采取空肠逆蠕动与食管吻合方法，或空肠顺蠕动与食管吻合方法（图 6-16-6，图 6-16-7）。

（2）空肠-空肠端侧吻合，在空肠对系膜缘切开 1~1.5cm 切口置入钉砧头并荷包缝合固定，开放端侧的空肠并置入吻合器，与钉砧头结合完成空肠-空肠端侧吻合（图 6-16-8）。最后缝闭开放的空肠断端。

6

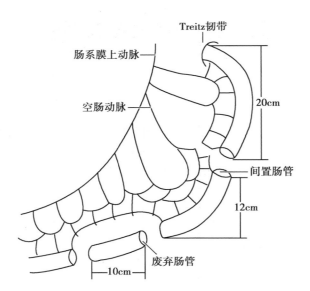

图 6-16-2　距 Treitz 韧带 20cm 处切取 12cm 长的间置空肠以连接食管胃，其远端切除 10cm 的空肠以利于间置肠管的充分血供和减少肠系膜张力及吻合张力

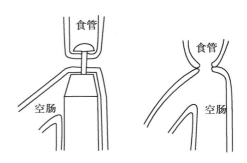

图 6-16-3　食管空肠端侧吻合时过度牵拉空肠可致术后吻合口狭窄

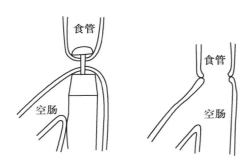

图 6-16-4　食管空肠端侧吻合在空肠松弛状态下吻合效果最佳

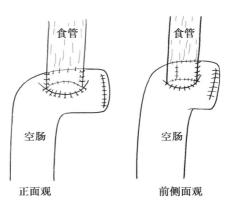

图 6-16-5　食管空肠端侧吻合，食管后壁 1.5cm 距离与空肠后壁缝合固定可防止反流

图 6-16-6　空肠逆蠕动与食管吻合方法

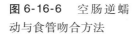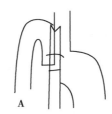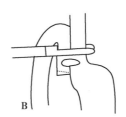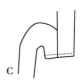

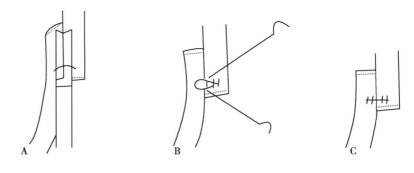

图 6-16-7 空肠顺蠕动与食管吻合方法

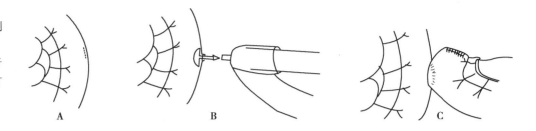

图 6-16-8 空肠端侧吻合方法
在空肠对系膜缘切开
1～1.5cm切口置入钉
砧头并荷包缝合固定

4. 将间置空肠与残胃的前壁进行吻合，吻合口周围的间置空肠后壁与残胃头侧的胃前壁缝合数针可防止反流；如套入缝合，即吻合口后侧 2～3cm 的胃壁-空肠壁缝合固定，则效果更佳。

5. 由于保留迷走神经、残胃容积 >50%，故一般无需行幽门成形术。

6. 间置空肠自结肠后结肠中动脉左侧的孔洞上提，与食管及胃前壁吻合；空肠-胃吻合口距离胃切缘宜 >3～4cm、食管-空肠吻合口距离间置空肠缝闭的残端 >2cm 可防止胃壁和空肠残端缺血，避免可能发生由于血运不佳导致的空肠残端瘘或食管空肠吻合口瘘；空肠系膜通过结肠系膜造口处容纳 2 指尖以防止间置空肠血管受压（图 6-16-9）。

图 6-16-9 间置空肠自结肠后、结肠中动脉的左侧上提；间置空肠与胃前壁吻合、其后壁与胃前壁缝合固定可抗反流；空肠胃吻合口距离胃切缘 3～4cm、食管空肠吻合口距离间置空肠残端 2cm 可防止胃壁和空肠残端缺血；空肠系膜通过结肠系膜造口处容纳 2 指尖以防止间置空肠血管受压

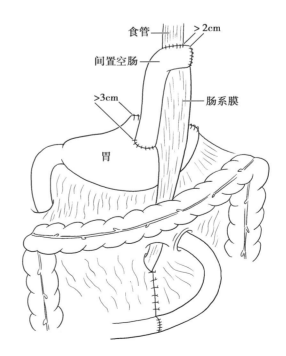

食管　>2cm
间置空肠
>3cm　肠系膜
胃

6

▶二、食管贲门癌切除间置空肠囊代胃术

间置空肠囊代胃术适合于食管贲门癌切除术后残胃小、残胃容积<原胃容积的1/2，需要补充食物储存功能时采用。间置空肠囊代胃术的关键是空肠囊的制作。

空肠囊制作的手术关键点：

1. 制作空肠囊的空肠切取 切取距离 Treitz 韧带 20cm 处及以远 35cm 处、长度为15cm 的一段带血管系膜蒂的空肠，经结肠后上提用来制作空肠囊（图 6-16-10）。

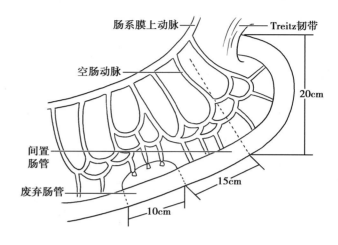

图 6-16-10 距 Treitz 韧带 20cm 处切取 15cm 长的间置空肠用来制作空肠囊以连接食管胃，其远端切除 10cm 的空肠以利于间置肠管的充分血供和减少肠系膜张力及吻合张力

2. 空肠囊的制作 将间置的空肠折叠、系膜对侧壁贴合，折叠处的根部留有 2～3cm 的非贴合空肠壁，用 55mm 的直线切割闭合器在两空肠游离缘为起始点进行系膜对侧肠壁的闭合切割，形成挂锁状、长约 5cm 的空肠囊，非贴合的弓状空肠袢有抗反流及保留血供的作用（图 6-16-11）。

该空肠囊的蠕动功能不佳，也正是迎合其食物储存之功能。

3. 食管-空肠囊端侧吻合 将 25mm 的吻合器插入空肠囊、其中心杆自一侧弓状肠袢的右前壁中份穿出，与先前埋入食管腔内的砧头结合，完成食管-空肠囊端侧吻合，固定空肠袢、食管于膈肌脚及正中弓状韧带上，以防止食管回缩至纵隔内（图6-16-12，图 6-16-13）。

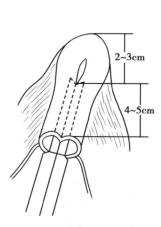

图 6-16-11 间置的空肠囊制作
空肠袢 2～3cm，囊袋状结构 4～5cm

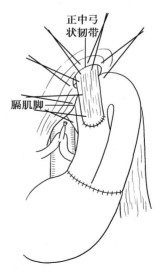

图 6-16-12 食管于空肠袢前壁行端侧吻合，食管后壁、空肠袢与正中弓状韧带或膈肌脚缝合在一起以防止反流

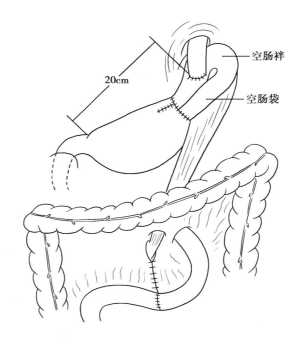

图 6-16-13 正常食管贲门部距离十二指肠 20cm，故食管空肠吻合口距离十二指肠宜 20cm；食管于空肠囊前壁吻合具有抗反流作用；空肠囊勿过长以免打折

4. **残胃-空肠囊端端吻合** 最后行残胃断端-空肠囊端端吻合，应用 Albert-Lembert 方法或直线闭合器三角吻合均可。

5. **空肠-空肠端端吻合** 最后行结肠下两空肠断端的端端吻合，或切除 10cm 长的牺牲肠管后予空肠-空肠端端吻合，完成全部消化道完整重建；一般无需行幽门成形术。

第十七节 食管癌减状手术

▶ **一、食管胃转流术**

对于中下段食管癌不能切除者，宜游离胃底及胃大弯部、保留胃网膜右血管，将胃底拉到主动脉弓上或弓下，食管肿瘤旷置和（或）将肿瘤近端 3cm 处的食管结扎，结扎线上方行食管胃侧侧吻合。

▶ **二、腹段及贲门癌食管胃转流术**

对于腹段食管癌及贲门癌不能切除者，食管肿瘤旷置，在肿瘤近端 3cm 处切断食管，远端缝扎并包埋；游离胃底及胃大弯部，将胃底提拉到主动脉弓下，与食管近断端行胃食管端侧吻合。

▶ **三、临时胃造瘘术**

Stamm 法，局部麻醉，上腹部正中切口 5cm，胃前臂 1cm 切口，置入胶管，于胶管周边胃壁行荷包缝合固定胶管，胃胶管与胃长轴一致或平行。将胶管朝向胃底，胃壁浆肌层包埋缝盖胶管 5cm，于左季肋部小切口处引出胶管，在胶管腹壁引流口的上下胃壁与腹膜贴近处各缝合固定一针，关闭各切口完成手术。

6

▶ 四、永久胃造瘘术

Beck-Jianu 法，游离胃大弯中份 1/3 至左右网膜血管分界处，以脾门部胃大弯作为基底，切开胃前后壁，制成顺行小管形胃，关闭胃侧壁切口，将小的管形胃从腹壁皮下隧道拉出并固定，关闭各切口完成手术。

第七章

纵隔疾病

7

第一节 纵隔气肿切开引流术

▶ **一、概述**

纵隔气肿除见于外伤外，绝大多数病人有基础疾病，如肺气肿、肺大疱等。

在剧烈咳嗽、深呼吸、因便秘屏气等动作时，小的肺泡或小的支气管破裂，气体沿支气管、气管的外纤维膜逐渐扩散所致。

支气管、气管的外纤维结缔组织相互交通，一旦有气腔存在，则不利于破口愈合，如此形成恶性循环、会逐渐加重，需急症处理。

一旦经颈部切开排气，积气排除后病人很快恢复。通常纵隔气肿都伴有严重的皮下气肿，可同时用 4~6 个带侧孔的套管针埋置于皮下即可排除皮下积气。

▶ **二、手术流程**

局麻下于胸骨静脉切迹（或胸骨上凹部）上方 1 横指行 4cm 切口；切开皮肤、皮下，钝性分离达气管前筋膜，分开气管前筋膜；全部切开处无需缝合，用干纱布疏松填塞即可，完成手术。

▶ **三、手术关键点**

1. 于胸骨上凹处皮下组织常有一横行静脉，应小心处理，该静脉一般较细，压迫片刻即可。

有的病人长期肺气肿，该静脉往往较粗，宜提前结扎切断处理；如切断后可能缩回，处理极其麻烦，如实在寻找不到断端，也无需慌乱，可暂时油纱压迫止血 10~30 分钟，一般皆可收效。

2. 切开气管前筋膜时，一定要在气管的正中线上切开，切勿偏离以免损伤支气管动脉；也切勿向气管前下方分离，更无需置管引流，因该操作可增加感染机会。

纵隔气肿切开排气，在颈部切口水平向深部分离至气管前筋膜与分离至隆突水平所收到的效果相同。

3. 通常纵隔气肿不会引发纵隔感染，如出现感染应考虑是否无菌操作，是否存在气管、食管破裂。

第二节 纵隔脓肿切开引流术

▶ **一、概述**

纵隔脓肿因颈部感染的下行感染较少，纵隔脓肿除外伤因素外，多因食管、气管破裂未及时发现而引发感染，故纵隔脓肿常在气管及食管周围，且多偏于一侧。

▶ **二、气管旁纵隔脓肿切开关键点**

头偏向健侧，于患侧锁骨上 1~2cm 胸锁乳突肌的锁骨头为中心做横行切口，并切断胸锁乳突肌的锁骨头；沿气管旁筋膜用示指钝性分离达脓肿壁，再用血管钳刺破脓肿壁，吸净脓液；生理盐水冲洗后，再用示指扩大脓腔及其分隔；最后置入引流管并固定，这种方法比较适合主动脉弓平面以上的中上纵隔脓肿处理。

▷ 三、食管周围纵隔脓肿切开关键点

部分病例是无意中吞服鱼刺、鸡骨等尖、硬物导致食管破裂，数日后出现感染症状而就诊才被发现。

食管周围纵隔脓肿位置一般较低，如尚未破入胸膜腔，可在纵隔脓肿低位水平的脊柱旁切除 1~2 根肋骨的后部，进行直接开窗引流；如已经破入胸腔可行或加行胸腔引流管引流。

随脓腔的缩小，宜分次逐渐拔除纵隔引流管，一般在 2 周后愈合。

第三节　前纵隔切开组织活检术

该手术适合纵隔或肺门淋巴结大、支气管肺癌、淋巴瘤、结核、尘肺、结节病等疾病的诊疗。

在靶区距离前胸壁最近的一侧前胸壁（即在胸骨旁）做一个横行或纵行切口约 10cm 左右，可切断第 2 肋软骨或第 3 肋骨软骨，或第 2、3 两根肋软骨，结扎或牵拉胸廓内动脉静脉，仔细切取标本送检。

第四节　纵隔肿瘤

▷ 一、概述

1. 儿童纵隔肿瘤多数为恶性，儿童胸腔容积相对较小，故儿童大多数纵隔肿瘤和纵隔囊肿有症状；成人纵隔肿瘤恶性者较少，约 1/3 的纵隔肿瘤有症状。

2. 来源于前纵隔及后纵隔的肿瘤通常需要外科干预。

如为胸腔镜下手术切除，观察孔选择在腋中线第 5、6 肋间；腋前线第 3、4 肋间及腋后线第 4、5 肋间作为观察孔。

3. 胸腺静脉靠中线处一般为 2 根且恒定，由胸腺的峡部上端发出，向上汇入左无名静脉的下缘，如损伤会导致无法控制的出血，如结扎左头臂静脉来控制出血，则会导致左上肢水肿，但随着静脉侧支循环的建立或动静脉短路的开放，水肿会逐渐缓解，无需特殊处理。

4. 胸内神经损伤

（1）左侧膈神经与胸腺关系密切，其伴行的左侧膈动脉为胸腺提供血运，游离时勿伤及膈神经。

膈神经损伤可引起膈肌麻痹，导致用力肺活量减少，约 2/3 左右的膈神经损伤可自行恢复膈神经功能，且大部分病人没有症状。

（2）一侧迷走神经损伤一般无症状，两侧损伤可导致胃排空障碍、顽固性腹泻等。

7

（3）切除靠近星状神经节的肿瘤时，手术操作宜轻柔，切勿粗暴牵拉，以免损伤星状神经节。胸内手术损伤星状神经节（或高位交感神经链）可导致 Horner 综合征，即上睑下垂、瞳孔缩小、同侧面部无汗。

既往用肋间神经及腓肠神经行自体移植治疗星状神经节损伤，但疗效有限，目前很少用于纠正 Horner 综合征治疗。

Horner 综合征病例为了美容可行眼睑整形术、眼药水扩瞳等治疗。

（4）如 T_1 或 T_2 水平脊神经损伤可导致同侧蚓状肌无力，引起第 4~5 手指屈曲障碍。

5. 无论来源于肺还是神经源性肿瘤，与主动脉关系密切时，因主动脉发出动脉供应肿瘤，故处理时需要格外小心，最好术前充分评估，术前增强 CT 观察主动脉外膜的完整性或连续性。

术中必要时行主动脉病变切除；但在食管肿瘤累及主动脉的手术中，尽可能不用假体材料，因有潜在被食管手术操作引起假体感染的可能。

6. 中、后纵隔肿瘤一般为良性，如果肿瘤呈现哑铃状，先平椎间孔水平结扎切除胸内部分肿瘤，椎管内部分肿瘤需另做相应椎板切除；也可先行椎板切除完成椎管内部分肿瘤后，再开胸切除胸内部分肿瘤；也可同期进行椎板切除入路及开胸入路切除肿瘤。

后纵隔神经源性肿瘤约 10% 突入椎间孔，如肿瘤深达椎间孔，可残留少许瘤组织，切忌盲目追求肿瘤根治，否则会出现止血困难而损伤脊髓。后纵隔神经源性肿瘤手术处理按照肺癌侵及脊柱的扩大切除手术方法处理，术中在椎间孔外于根部离断神经和血管，一定要结扎确切，以免出现脑脊液胸膜腔漏，术后胸腔引流管勿接负压。

▶ 二、前纵隔肿瘤

（一）生殖细胞肿瘤

生殖细胞肿瘤占纵隔肿瘤的 10%，辅助治疗后可手术。生殖细胞肿瘤诊治关键点见表 7-4-1。

表 7-4-1　生殖细胞肿瘤诊断及治疗关键点

生殖细胞瘤	恶性 90%		良性 10%
性别	绝大多数为男性		男、女
分类	精原细胞瘤 30%	非精原细胞瘤 70%	畸胎瘤、表皮样囊肿
肿瘤标志物	——	AFP、β-HCG >500ng/ml（年轻男性 >300ng/ml）；无需活检直接诊断	——
组织学分型	典型精原细胞瘤 未分化精原细胞瘤 精母细胞精原细胞瘤	畸胎癌、内胚窦瘤（卵黄囊瘤）、绒毛膜癌、胚胎性癌	畸胎瘤、表皮样囊肿
生长速度	快	迅速	慢
放化疗	放、化疗均敏感	只对化疗敏感	可化疗
手术	术前辅助治疗而后手术		肿瘤周围因广泛纤维化粘连、手术困难；必须术前准备充分

注：AFP 代表非精原细胞瘤成分；畸胎瘤也可转变为恶性；AFP 甲胎蛋白，β-HCG 人绒毛膜促性腺激素

（二）淋巴瘤

淋巴瘤占纵隔肿瘤的 15%，肿瘤只是外压，而非侵及周围组织器官，很少钙化及坏死。穿刺活检可获诊断。

1. **淋巴瘤分期**　仅有纵隔病变为Ⅰ、Ⅱ期，腹部及广泛累及的病变为Ⅲ、Ⅳ期。

2. **淋巴瘤治疗**　无需手术，化疗+／－放疗（即化疗＋放疗，或单纯化疗）完全缓解率 55%～85%，少有复发。淋巴瘤诊疗关键点见表7-4-2。

表 7-4-2　淋巴瘤诊疗关键点

淋巴瘤分类	霍奇金淋巴瘤	非霍奇金淋巴瘤
比例	1/3	2/3
肿瘤位于纵隔	60%	20%
病理分型	结节硬化型 淋巴细胞为主型 混合型 淋巴细胞减少型	B 细胞型 T 细胞型
病理相似度接近	淋巴细胞减少型	B 细胞型、T 细胞型
病因	分枝杆菌、爱泼斯坦-巴尔病毒感染	不明
发病年龄	30～40 岁（结节硬化型） ＞45 岁（混合型）	50 岁之前
临床症状	诊断明确之前无症状	B 细胞型症状（多见发热、盗汗、体重减轻）；可有酒后淋巴结瘙痒或疼痛
化疗	Ⅰ～Ⅳ期	B 细胞型、T 细胞型
放疗	局部压迫症状重者	B 细胞型
预后或无瘤生存期	长	短

（三）前纵隔肿瘤标志物

胸腺瘤：乙酰胆碱受体抗体升高（↑）

淋巴瘤：LDH、碱性磷酸酶升高（↑）

恶性生殖细胞瘤：AFP、β-HCG 升高（↑）

放射性镓-67（67Ga）可用于肿瘤和炎症的定位诊断和定性诊断

（四）前纵隔肿瘤手术关键点

1. 如肿瘤位于前纵隔居中，可采取正中劈胸切口及右侧入胸；否则从病变同侧入胸。

2. 前纵隔肿瘤 ＜3～5cm 时可使用胸腔镜下切除，腔镜观察孔可在第6、7肋间腋中、后线之间；锁中线4、5肋间及腋前线3、4肋间作为操作孔；即两个等腰三角形原理，两个顶点分别为肿瘤及观察孔；术者站在病人背侧。

第五节　纵隔囊肿

纵隔囊肿在婴儿和儿童患者，可压迫食管、气管及支气管出现临床症状，需要切除治疗；大多数成人的纵隔囊肿是在体检时发现，无需处理，除非囊肿巨大产生临床症状、诊断不明确、病人心理负担过重者可切除。

　　胸腔镜下切除囊肿受囊肿的大小影响很大，术前要充分评估，如有必要可行囊肿减压后再做切除处理较为容易。心包囊肿可切开心包以更加彻底地切除囊肿。

▷ 气管囊肿切除术

　　1. 多位于前、中纵隔的右侧，偶有纤维支气管镜检查发现囊肿与气管相通的瘘管，此时可伴有黏液脓性痰自瘘管排出。

　　2. 当有瘤体增大、气管受压、类似继发性感染、有其他明显症状、不典型囊肿者建议手术切除。尤其是新生儿的气管受压明显，乃至致命性的呼吸道症状。

　　3. 取后外侧切口，成人很多情况下囊肿与周围组织粘连较重，完整切除困难，手术风险极大，可切开或部分切除囊肿壁，使用电刀、氩气刀、激光等烧灼残留的囊肿壁即可。

第六节　胸骨后甲状腺切除术

　　颈部可耐受严重感染而不出现临床感染症状，但出现甲状旁腺功能减低及神经损伤将是永久伤害。

▷ 一、甲状腺应用解剖

　　1. 甲状腺被膜

　　（1）甲状腺本身的外膜为纤维囊即真被膜。

　　（2）气管前筋膜包绕甲状腺形成腺鞘，即甲状腺的假被膜，假被膜在侧叶内面及峡部后面与甲状软骨、环状软骨及气管软骨环的软骨膜愈着增厚，形成甲状腺悬韧带。即甲状腺与甲状软骨、环状软骨、气管软骨环接触的部位即为甲状腺悬韧带，将甲状腺固定于喉及气管壁上。

　　（3）真、假被膜之间为囊鞘间隙，内有疏松结缔组织、血管、神经及甲状旁腺。

　　2. 甲状腺动脉

　　（1）甲状腺上动脉起自颈外动脉起始部的前面，与喉上神经（分支于迷走神经）关系密切。

　　（2）甲状腺下动脉起自锁骨下动脉的甲状颈干，与喉返神经（分支于迷走神经）关系密切。

　　（3）甲状腺最下动脉出现率约10%，可起自头臂干、主动脉弓、右颈总动脉、胸廓内动脉，沿气管前上行达甲状腺峡部。

　　3. 甲状腺静脉　甲状腺的静脉分为上、中、下3对。上、中静脉汇入颈内静脉，下静脉汇入头臂静脉。此3对静脉术中宜结扎牢固，以免发生气栓及出血。

　　（1）只有甲状腺上静脉伴随同名动脉即甲状腺上动脉走行。

　　（2）甲状腺中静脉多为1支，少数为2、3支或缺如。

　　（3）甲状腺下静脉在气管前与峡部的属支吻合成甲状腺奇静脉丛。

　　4. 喉上神经　喉上神经起源于迷走神经，在舌骨大角处分为内外两支。

　　（1）内支伴随喉上动脉（分支于甲状腺上动脉）穿甲状舌骨膜入喉，分布于声门裂以上的喉黏膜，损伤后喝水呛咳。

　　（2）外支伴甲状腺上动脉行向前下方，在距离侧叶上极约1cm处与动脉分开、弯向内侧，支配环甲肌及咽下缩肌。

5. 环甲肌及咽下缩肌

（1）环甲肌起自环状软骨弓的前外侧面，向后上止于甲状软骨下缘及下角，收缩时使甲状软骨前倾，从而拉长并拉紧声带，故喉上神经的外支损伤后出现环甲肌功能不全，导致发声低钝及粗糙。

（2）如一侧喉上神经的外支损伤，可随着时间推移由健侧的代偿而逐渐减轻，但不会出现由于咽下缩肌功能不全引起的吞咽障碍。虽然咽下缩肌功能不全，但还有咽上缩肌、咽中缩肌完全能够代偿，并完成吞咽动作。

6. 喉返神经

（1）左侧喉返神经：左侧喉返神经勾绕主动脉弓，行程较长，位置较深，多行于左甲状腺下动脉后方，较靠近气管食管沟间。

（2）右侧喉返神经：右侧喉返神经勾绕右锁下动脉，行程短，位置较浅，多行于右甲状腺下动脉的前方，距离右侧气管食管沟相对较远。

（3）喉返神经的解剖标志：两侧喉返神经都经环甲关节后方入喉。故甲状软骨下角通常可作为寻找喉返神经的标志。

双侧喉返神经通常行经甲状腺鞘之外。多在甲状腺下极水平发出分支，并以2支或更多的分支入喉，而食管支在甲状腺下极水平向后方走行。在甲状腺侧叶下极的后方与甲状腺下动脉有复杂的交叉关系，故手术时宜远离下极处理切断甲状腺下动脉，以免损伤喉返神经。

（4）喉下神经：喉返神经起源于迷走神经，走行于气管食管沟内，至咽下缩肌下缘、环甲关节后方进入喉内称为喉下神经。即喉返神经走行于甲状腺与喉之间，在环咽肌下缘入喉内称为喉下神经。

喉下神经是喉返神经在进入喉内的延续，其感觉分支分布于声门裂以下的喉黏膜；运动支支配除环甲肌外的所有喉肌。一侧损伤可导致声带麻痹、声音嘶哑及发音困难；两侧损伤可导致窒息。

7. 甲状旁腺
甲状旁腺分左右两对，多位于甲状腺真假被膜之间，与甲状腺共享同一血液供应，主要由甲状腺下动脉供血。少数位于甲状腺实质内，或假被膜之外气管周围的结缔组织内。

上对甲状旁腺位于甲状腺侧叶的上中部1/3~2/3后方；下对甲状旁腺位置多变，多位于甲状腺侧叶的中下部1/3的后方，也常位于甲状腺下动脉的尾侧，在甲状腺下动脉分支进入甲状腺的附近将其切断，以利于保护甲状旁腺的血供，但是也不要太近以免损伤喉返神经，要把握好度。

铊-锝扫描对诊断甲状旁腺腺瘤有特异性。

▷ 二、胸骨后甲状腺切除术前准备

1. 为了便于手术操作，也可术前给予碘剂（卢戈液）使甲状腺变硬，第一日3滴/次、3次/日，依次每日每次增加1滴，约1~2周再行手术。

但对于已经出现压迫症状的胸骨后甲状腺肿病人，切忌使用碘剂，以免甲状腺变硬导致压迫症状更加严重，出现严重的呼吸困难，给手术麻醉插管及术中操作带来更多的麻烦和风险。

2. 甲状腺增大伴有甲亢的病人，可按照甲状腺功能亢进术前处理方法进行术前准备，以确保手术过程及围术期的安全。

▷ 三、胸骨后甲状腺肿切除的麻醉选择

1. 目前甲状腺手术常规行全身麻醉气管插管较为安全；但对于巨大甲状腺肿造成

气管受压或移位时，麻醉诱导期较为危险，一者插管困难，二者诱导期可造成气道进一步狭窄，甚至气道闭塞，故须清醒时气管插管，待气管插管完成后方可给予适当的肌松药物。

因为生理情况下，胸内负压对于抬起甲状腺保持气道通畅十分重要；一旦胸内负压消失，即可使原本负压的气管更加狭窄或闭塞，给气管插管造成更大困难。

2. 对于明显或严重的气道狭窄病例可依次采取较细的气管插管、纤维支气管镜引导下气管插管、气道切开造口。

▶ 四、胸骨后甲状腺肿切除手术关键点

胸骨后甲状腺肿多为结节性甲状腺肿，多引起压迫症状，需要手术切除。

1. 经颈部切除法

（1）适用于肿大的甲状腺下极未达到主动脉弓水平的病例，靠近胸骨上凹的低位切口利于手术操作，大部分胸骨后甲状腺能够经此切口完成切除手术。

（2）游离甲状腺时，在术野深部甲状腺足侧缝 1 针牵引线，轻柔均力向上牵拉便于游离，如有必要，可在第 1 针牵引线之下再缝另外一针牵引线，乃至第 3 针牵引线，按甲状腺次全切除手术步骤完成操作。

2. 劈胸骨切除法

（1）适用于甲状腺下极延伸至主动脉弓水平以下，甚至超过主动脉弓、经颈部切除困难者，需劈开胸骨显露前纵隔切除甲状腺。颈部前胸 T 形切口，颈部切口利于处理甲状腺上动脉及上、中静脉；纵形切口达第 3 肋间。再根据术前 CT 显示甲状腺偏离方位（左或右），撑断或切割患侧半胸骨。

（2）前胸纵行切口切至胸骨前骨膜层面时，术者左手示指、拇指分别扣及两侧对应肋间，在两指中间电灼标记，以保证正中位劈开胸骨或刻意偏离中线。一般胸骨劈开达第 3 肋间就已经足够了；如肿大的甲状腺下极即使未达到第 3 肋间，也应在第 3 肋间离断半侧胸骨；最好不要切到第 2 肋间，如在第 2 肋间离断，缝合胸骨时，因胸骨角的存在，关闭胸骨纵行穿缝胸骨的钢丝内侧面的钢丝会悬空不牢，导致钢丝松动，造成术后疼痛、切割胸骨、感染等一系列并发症。

（3）横断半侧胸骨后缓慢撑开，每次撑开手柄旋转 1～2 周以暴露甲状腺，仅够操作即可。切勿快速、过大撑开胸骨，以免造成第 1 肋骨后段骨折损伤臂丛神经，另外，锁骨与第 1 肋骨之间过度靠近也会压迫臂丛神经。

（4）横断撑开半侧胸骨后，随即切断结扎患侧乳内动脉，以免乳内动脉牵拉损伤或扯断，导致乳内动脉离断回缩，止血困难。

（5）劈胸骨甲状腺切除时在胸骨上凹处有 1 横行静脉，如该血管较细，损伤可电凝止血或结扎后切断；如较粗大，损伤或离断回缩不易止血，可暂时不处理，待劈开胸骨后再处理则很方便。

3. 游离甲状腺

（1）游离甲状腺时宜在甲状腺被膜内、外层之间轻柔钝性分离，喉返神经通常行经腺鞘之外，切勿过度分离以免损伤喉返神经。

（2）游离至甲状腺下极时，勿伤及无名静脉等大血管。将已经游离的下极向上翻转按照次全切除方法操作。

（3）胸骨后巨大的甲状腺切除时，需切断甲状腺下动脉的分支，以便向上游离。与非胸骨后甲状腺切除区别之处是在切断下极血管时宜紧贴甲状腺操作即可，因甲状腺下动脉随着向下增大的甲状腺而下移；但喉返神经的行径往往并不随着甲状腺的增大而改变。然而，非胸骨后甲状腺肿大时，其下极部分甲状腺下动脉与喉返神经

关系复杂，宜远离下极处理甲状腺下动脉较为安全，才不会伤及喉返神经。

▶ 附1：非胸骨后甲状腺次全切除手术关键点

（1）一般先从右侧叶开始处理，首先处理甲状腺上动脉静脉，再处理甲状腺中静脉，下静脉。

（2）如甲状腺明显增大或粘连较重时，先处理甲状腺中静脉；再处理甲状腺上动脉较为方便，可通过解剖环甲肌与甲状腺侧面及后面的间隙以暴露甲状腺上动脉、静脉。

（3）在甲状腺游离完成后将甲状腺楔形切除，切至甲状腺下极时，宜连带甲状腺被膜保留一层很薄的腺体而无需结扎切断甲状腺下动脉主干，如此既可切除足够的腺体，又可防止损伤喉返神经及误切甲状旁腺。

（4）切除甲状腺后彻底止血，可吸收线连续缝合切面的被膜及部分腺体，注意缝线宜穿过创底腺体的浅面，勿留死腔，又避免副损伤。

▶ 附2：甲状腺切除术关键点

（1）甲状腺次全切除术或大部切除术需保留多少甲状腺组织应根据具体情况而定。

伴甲亢者宜残留拇指大小；结节性甲状腺肿及甲状腺肿瘤者可增加一倍；单纯弥漫性甲状腺肿者可保留需再多；老年人、青年人、孕妇可保留更多。

（2）甲状腺次全切除无需暴露喉返神经及甲状旁腺；而甲状腺全部切除需仔细游离，以明确喉返神经及甲状旁腺并加以保护。

（3）从颈动脉内侧面向椎体前筋膜进行游离，甲状腺下动脉在颈动脉深侧向甲状腺下极走行。

（4）将峡部切断后游离甲状腺内侧时切勿游离过深，一般游离到气管外侧面即可，因喉返神经行于气管食管沟内，切勿拉伤；甲状腺手术切忌刻意探查或寻找喉返神经，往往在刻意游离寻找喉返神经的过程中就很有可能伤及喉返神经，但有的术者还是主张解剖出喉返神经。

（5）有的术者主张识别甲状腺动脉的周围组织，仔细解剖识别喉返神经。

1）喉返神经在甲状腺下动脉的下面走行，少数在甲状腺下动脉前面走行；如仍然看不到喉返神经，是因其沿气管食管沟内上行，可以在尾侧开始向上寻找；但由于肿瘤及组织挛缩导致的结构紊乱，在甲状腺下极一段距离的正常结构找到喉返神经后，如需切断则切断之，如无需切断则估测其走行的大致方向予以保护。

2）具体操作是在其走行路径中宁可多保留甲状腺组织，尤其在环咽肌部位及甲状软骨下角部位，该部位也是喉返神经最容易损伤的地方。一定要完整保留喉返神经在接近环甲肌入喉处的分支，右侧喉返神经较左侧在颈胸部起源更靠外，因此右侧喉返神经更加倾斜，由外下向内上方向走行。

3）游离甲状腺下极接近甲状腺下动脉时不宜分离过多，也无需结扎切断甲状腺下动脉主干，因甲状腺下动脉的分支与喉返神经往往交错，易损伤喉返神经；如此也可保护好甲状旁腺的血供；如有必要可远离甲状旁腺的分支而切断甲状腺下动脉分支。可采取边钳夹边切除的楔形切除法，既可很好的控制出血，又可避免喉返神经损伤及甲状旁腺缺血。

但胸骨后巨大的甲状腺切除时，需切断甲状腺下动脉的分支，以便向上游离。

（6）一定要将甲状腺外侧面游离清楚后，方可靠近腺体处结扎切断甲状腺中静脉；处理甲状腺下静脉及甲状腺最下动脉时也要靠近腺体，以避免喉返神经损伤。

7

▶五、甲状腺手术并发症及其预防

（一）甲状旁腺损伤

1. 甲状旁腺损伤的原因 甲状腺切除时如怀疑可能伤及甲状旁腺，一定检查切除的甲状腺组织标本有无甲状旁腺；如甲状旁腺已被切除，则将甲状旁腺切成碎片，植入胸锁乳突肌内，几周内即可存活下来。

如系甲状旁腺供血不足引起者，可渐渐恢复；如系甲状旁腺切除本身造成，可予钙剂、维生素 D、甲状旁腺素及新鲜同种异体甲状旁腺移植可得到缓解。

2. 甲状旁腺损伤的症状 甲状旁腺损伤多在术后 3 ~ 4 天出现症状，开始为四肢及口唇发紧发麻，手足刺痛，舌部麻木及麻刺感，继而出现四肢及躯干抽搐或手足抽搐，每日数次，每次可持续数分钟。

甲状旁腺功能减低的病人常伴有焦虑症状，由此引起的过度呼吸会加重这些症状，呼吸性碱中毒使更多的钙离子转移到细胞内，又进一步加重了低钙的程度，又加重了上述症状，病人出现肌肉痉挛以手及前臂最为严重，常需要静脉推注钙剂来缓解。

3. 低钙血症的典型体征

（1）Chvostek 征（为神经兴奋性增加所致）：在面颊部轻叩面神经，即可引导出面肌收缩或面肌痉挛，因其在少数正常人群中也会出现，故该体征并非特异。

（2）Trousseau 征：指在上臂放置血压计袖带并加压至收缩压，持续几分钟，即可出现严重的腕部抽搐，伴腕关节及 2 ~ 5 手指（除拇指以外的手指）屈曲及拇指的外展，因该检查致病人极为痛苦，故目前临床较少采用。

4. 低钙血症的治疗 由于血钙水平与症状的相关性差异很大，一般以症状指导治疗。如有麻刺感，服药钙片即可，但如每日口服钙剂量超过 3g 时就超过了胃肠的吸收能力，故此时需加服维生素 D（骨化三醇）以增加胃肠吸收，但维生素 D 起效需48 ~ 72 小时，故此期间需要静脉补钙。如预期需补钙量大，且须加维生素 D 方可达到效果，最好早期应用。

5. 低钙血症的预后 甲状腺次全切除术后约 10% 发生一过性低钙血症；但只有1% 发生永久性低钙血症，该类人群即为甲状旁腺功能减退，在长期的治疗过程中，骨骼形态会有异常，但骨量可以保持或增加，骨折风险并没有增加，但可能会有类似骨软化症的骨病，还会因补钙及维生素 D 导致每日尿钙的排量增加，从而增加肾结石的风险。但皮下注射甲状旁腺激素（PTH）会减少尿钙增多及尿结石的风险。

（二）喉返神经损伤

1. 单侧喉返神经损伤 单侧喉返神经损伤的病人嗓音的音调经历从低而柔和到正常的变化过程，却一直不能提高音调大叫。如果声带不能闭合，嗓音就会低而柔和；如声带能闭合则音色会变得正常，但受累的声带下垂会增加气道压力而不能大声呼叫。

吞咽功能受累的表现为饮水呛咳，为严重损伤的标志，随着时间推移及吞咽功能锻炼会有所改善。

2. 两侧喉返神经损伤 如两侧喉返神经损伤会导致两侧声带麻痹，会出现声带水平的气管腔较为狭窄，该人群讲话音调可以正常，因讲话时是在呼气过程中完成，但病人吸入气体的速度严重受限（大气道狭窄为吸气性呼吸困难），故需要气管插管以维持正常通气。如恢复困难，则需永久性气管切开或喉重建术。

3. 如怀疑声带麻痹时 宜请耳鼻喉科医师会诊，在局麻下声带注射 Gelfoam，使得麻痹的声带居中固定 4 ~ 12 周；注射 Teflon 可使声带长期居中固定，但可形成肉芽肿；还可注射脂肪、硅胶、牛胶质等。

（三）颈部血肿

甲状腺术后颈部血肿一般在术后 6 小时内出现，在抗凝的病例中可在术后几周内发生，最可能出现出血的部位为颈阔肌瓣下的颈前静脉、甲状腺上极的血管蒂、靠近喉返神经入喉处的 Berry 韧带内的血管。

（四）甲状腺功能低下

甲状腺切除术后出现甲状腺功能低下，可以应用甲状腺素替代治疗。因甲状腺素半衰期长，每日用药一次即足够，漏服及改变服药时间通常不会引起症状。也正是因为其半衰期长，使得调节合适药量需 1 个月的时间；又因其发挥重要生理作用，其治疗窗较窄；甲状腺素大部分与蛋白质结合，故与蛋白质结合的药物或蛋白质本身发生变化都会影响其给药剂量的疗效，故最好使用同一品牌、同一剂型的甲状腺素替代品，一旦更换，1 个月后重新调整。

第七节 胸骨后甲状旁腺切除术

▶ 一、概述

1. **甲状旁腺起源** 在胚胎学，上甲状旁腺起自第 4 咽囊，位于甲状腺的侧后方；下甲状旁腺起自第 3 咽囊，可移行于胸腺，异位甲状旁腺多位于前纵隔，少数可位于中纵隔或后纵隔。

2. **高钙血症** 导致高钙血症的疾病 90% 是原发于甲状旁腺功能亢进的实体瘤或多发内分泌肿瘤；其他恶性肿瘤还包括乳腺癌、肺癌、肾癌、淋巴瘤、白血病、骨髓瘤等；其他少见疾病如维生素 D 中毒、维生素 A 中毒、婴儿期特发性高钙血症、甲状腺功能亢进、噻嗪类利尿剂；合并肾衰竭的病例中还包括继发性甲状旁腺功能亢进、铅中毒、乳-碱综合征。

3. **甲状旁腺的定位检测**

（1）锝-99m（^{99m}Tc）-甲氧异腈在甲状旁腺聚集，用 γ 照相机检查甲状旁腺腺瘤高代谢（高浓度 ATP）的浓聚点，可以定位甲状旁腺，尤其是鉴别异位甲状旁腺组织。

对于甲状旁腺周围组织代谢旺盛的淋巴结炎、甲状腺瘤、甲状腺癌、弥漫性甲状腺增生的病例也可出现假阳性。

（2）胸骨后甲状旁腺应用锝-99m-甲氧异腈 + 胸部 CT 扫描可明确病变部位。

▶ 二、胸骨后甲状旁腺切除手术关键点

1. 可采取正中劈胸切口或右侧开胸切口切除。

2. 如预计肿瘤定位困难时，术前静脉注射 20 ~ 25ml 的锝-99m-甲氧异腈，术中用 γ 探头定位病变，病变切除后再用 γ 探头评估切除效果。

3. 术前检测血清甲状旁腺激素、钙磷水平，术中、肿瘤切除即刻、术后 5 分钟检测以上水平，直至甲状旁腺激素水平正常为止，可评估肿瘤切除效果。

4. 术中注意肿瘤碎片脱落导致种植的可能。

5. 术后注意血钙水平的控制直至稳定状态。

7

第八节　胸腺瘤伴重症肌无力

▶ 一、胸腺的应用解剖

　　胸腺一般右叶大于左叶，上下可达舌骨及膈肌；胸腺上极通过悬韧带与甲状腺下极相连接，内有血管相连。胸腺动脉来源于胸廓内动脉及甲状腺上、下动脉，胸腺动脉的分支通常较细小，无外科临床意义；胸腺静脉汇入左无名静脉，可与甲状腺静脉相通，少则1支，最多可达4支，通常为2支且恒定，手术暴露左无名静脉便可更清晰暴露胸腺静脉（图7-8-1）；胸腺的淋巴液可汇入内乳动脉旁淋巴结、前纵隔淋巴结及肺门淋巴结。

图7-8-1　胸腺位于左无名静脉前方，向上可达颈根部，并有甲状腺胸腺韧带固定；由乳内动脉发出的心包支动脉供血，细小不恒定；经位于左右无名静脉损交汇处下方的1~2支胸腺静脉回流入无名静脉，较为恒定，还有部分细小静脉分支回流入左无名静脉的前方

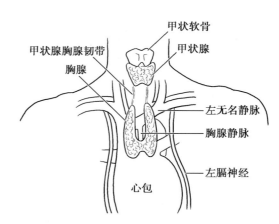

甲状软骨
甲状腺胸腺韧带
甲状腺
胸腺
左无名静脉
胸腺静脉
左膈神经
心包

▶ 二、胸腺肿瘤切除顺序

　　右侧开胸，顺序完成右下极—左下极—右上极—左上极的游离。
　　胸腺上极与甲状腺下极有悬韧带相连，内有血管相连，电刀切断游离即可；2~3支胸腺静脉汇入左无名静脉，术中尤其注意，损伤后止血困难。

▶ 三、胸腺瘤分期及治疗策略（表7-8-1）

表7-8-1　胸腺瘤分期及治疗策略

分期	侵及范围	治疗方法
I	包膜完整　无外侵	手术
II	胸膜、膈神经、心包	手术 + 放疗
III	肺、主动脉	手术 + 放疗
IV		
IV A	胸腔内扩散	化疗
IV B	胸腔外转移	化疗

7

▶ 四、重症肌无力的两种危象

1. **重症肌无力危象** 因胆碱酯酶抑制剂不足，出现口渴、痰少、心慌、腹胀等症状。

2. **胆碱能危象** 即新斯的明作用，瞳孔小、心率慢、痰多、唾液多、腹痛、肠鸣音亢进等症状。

3. **依酚氯铵实验** 可用来鉴别以上 2 种危象，依酚氯铵为一种作用迅速的抗胆碱酯酶药物，反应时间为 45～60 秒，依酚氯铵 10mg 加入 10ml 生理盐水，每隔 1 分钟静脉注射 2ml，同时观察病人变化，如肌无力症状好转则为重症肌无力危象，提示抗胆碱酯酶药物用量不足，宜增加剂量；如注射后出现流涎、出汗、恶心、呕吐等病情恶化症状，则为胆碱能危象。

▶ 五、胸腺瘤伴重症肌无力

（一）概述

1. 胸腺瘤 30%～50% 合并有重症肌无力；重症肌无力 15% 伴发胸腺瘤。胸腺瘤男女发病相当，而重症肌无力发病女性为男性的 2 倍。

2. 胸腺瘤会出现乙酰胆碱受体的自身抗体阳性；神经肌肉终板的乙酰胆碱受体浓度减少。

乙酰胆碱受体抗体水平正常，不能排除重症肌无力的诊断，重复性神经刺激和肌电图检查可协助重症肌无力的诊断。

（二）手术麻醉

1. 如术前检查发现肿瘤巨大或有压迫气管可能的胸腺瘤伴重症肌无力的病人，在该部分重症肌无力病人行胸腺瘤切除术麻醉时，最好在清醒时插管，防止使用肌松药物后气管萎陷，导致插管困难及严重缺氧。

2. 在重症肌无力病人手术麻醉过程中，使用肌松药时一定要小心慎重。

3. 全身麻醉诱导期及麻醉过程中禁忌用箭毒类肌松药。

4. 胸腺瘤伴肌无力手术当日晨常规服用溴吡斯的明。

5. 若术前已使用激素治疗时，于麻醉诱导前即给予氢化可的松或甲泼尼龙替代以增加诱导安全。

（三）术前检查

1. **肺功能** 胸腺瘤伴重症肌无力宜术前用药物控制肌无力，最好肺活量 ＞2L，否则予血浆置换 4～8 次后再行手术，可大大提高手术安全性。

2. **胸部 CT** 因左膈神经行走偏前，右膈神经行走偏后。胸腺瘤伴重症肌无力的病人，术前 CT 显示肿瘤偏左侧时，术前一定要做肺功能检查，因为偏左侧的前纵隔肿瘤往往容易侵及左侧膈神经，手术时如为恶性很可能需要切断左侧膈神经；正常情况下，两侧膈肌运动占肺功能的 70%，切断一侧膈神经后膈肌麻痹会造成同侧肺功能有一定的减损。

（四）围术期处理关键点

1. 胸腺瘤伴有重症肌无力者，切除胸腺瘤后 50% 的肌无力症状会逐渐缓解，尤其对于年轻的女性症状改善更加明显，且无需类固醇治疗。

切除胸腺瘤后肌无力症状立即缓解者少，也可能术后反而加重，与术中解剖、挤压胸腺瘤组织导致抗乙酰胆碱受体抗体及 T 淋巴细胞大量入血有关；相反，也有术前无肌无力症状，反而切除胸腺瘤后出现了肌无力症状，为术前预致敏 T 淋巴细胞在外周器官处于休眠状态，因手术或应激状态而激活有关。

7

2. 建议胸腺瘤手术的病人，最好采用劈胸骨正中切口，彻底切除所有的胸腺组织、尽可能切除所有的前方和侧方的纵隔脂肪组织、心包外脂肪组织，如肿瘤侵及一侧膈神经则一并切除。

恶性胸腺瘤切除范围上到胸廓入口，下达膈肌，双侧达膈神经。胸腺瘤伴重症肌无力手术至少保留一侧膈神经，两侧膈神经损伤可导致呼吸麻痹。

部分胸腺囊肿可能合并胸腺瘤，如疑为该病可按胸腺肿瘤手术处理，尽可能多地切除胸腺组织，必要时行全胸腺切除。

3. 围术期肌无力危象好发于术前有延髓症状、既往有肌无力危象病史、术前抗乙酰胆碱酯酶抗体 > 100nmol/ml 及术中出血 > 1000ml 者。

肌无力危象发生前，会出现进行性加重的无力感、口咽症状、抗胆碱能药物无效且易继发性感染。

4. 术后 1~4 天易发生肌无力危象，有的术者提倡术后 48 小时先不使用抗胆碱酯酶抑制剂，以提高这些药物受体的敏感性。

建议术后即给予术前口服抗胆碱酯酶抑制剂药物用量的 1/60，作为静脉剂量缓慢静注，或维持不超过术前新斯的明的口服量进行口服。

术后必须慎用神经肌肉阻滞剂、氨基糖苷类抗生素、钙离子通道阻滞剂、抗心律失常药物（如奎尼丁、普鲁卡因）。

第九节　胸　腺　癌

▶ 一、概述

胸腺癌非常罕见，可为新发生或起源于先前存在的胸腺瘤，约 1/3 为低度恶性，2/3 为高度恶性。低度恶性及分化良好的肿瘤多局限在原发部位，也可有局部侵袭，坏死较少；高度恶性及分化较差的胸腺癌局部侵袭性强，可有转移，多扩散至前纵隔淋巴结和侵及胸膜、肺组织、心包等。

鳞状细胞癌为胸腺癌中最常见的类型，男性多见，50~60 岁多见。有部分包膜包裹及侵袭性胸腺瘤的特点。

▶ 二、胸腺癌诊疗关键点

1. 如怀疑有膈神经侵及可在透视下观察膈肌运动，如存在膈肌受累会出现患侧膈肌麻痹，可在术中切除受累的膈神经；如为双侧膈神经受累，则切勿切除任何一侧的膈神经，术后采取局部放疗。

2. 体积较大的胸腺癌病人的临床症状及体格检查均有气管支气管阻塞症状及右心室压迫阻塞症状，如体位性呼吸困难、快速心律失常、晕厥、颈静脉及肝静脉压升高。

仰卧位时右心室是最表面的心腔结构，右心室压力低、对外界压迫也敏感，故前纵隔肿瘤导致的右心室流出道和主肺动脉受压迫也容易出现血流动力学恶化。

3. 手术麻醉时病人通常取仰卧位，麻醉诱导期、正压辅助通气后，由于瘤体压迫心脏及大血管、麻醉药物、有效血容量减少、心室收缩力下降均可以使得血流动力学进一步恶化；另外，由于瘤体压迫气道导致呼出气流受阻，正压通气引起动力性过度充气、呼气末正压，随着胸腔内压升高，静脉回流受阻，右心室压力也降低，也是血流动力学恶化的重要因素。

综上，麻醉诱导期前将病人体位及手术床正确摆位，如肿瘤偏于左侧前纵隔，则将手术床最大程度地向左侧倾斜，以最大程度地减少瘤体对心脏大血管的压迫；备好α-或β-肾上腺素能药物，如肾上腺素及去甲肾上腺素，维持血流动力学稳定。

4. 胸腺癌治疗目前尚无定论，可手术、放疗、以铂类为基础的化疗。

第十节　交感神经链切断术

交感神经链行走于脊柱旁的肋骨小头附近；胸腔顶部可看到的最高位肋骨为第2肋骨，通常其上方可见较粗大的最上肋间静脉；星状神经节位于第1肋间。

左侧交感神经链为优势心脏支配，可降低室颤阈值，在切断左侧交感神经链的同时可能出现心脏骤停；右侧交感神经链为次要心脏支配，可提高室颤阈值，故宜首先切断右侧而后切断左侧交感神经链（图7-10-1）。

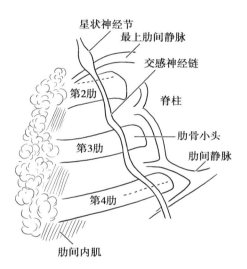

图7-10-1　治疗头面多汗症宜在双侧第2肋骨上缘夹闭交感神经链后用剪刀切断，最好不用电刀以免损伤星状神经节；治疗手汗症宜在双侧第4肋骨的内侧面用电刀切断交感神经链，并贴肋骨向外侧延伸2cm切断侧支的神经纤维；治疗长QT综合征宜在左侧星状神经节的下缘（第2肋骨上缘水平）至第4或第5肋间水平切除该段的交感神经链，只切除左侧的交感神经链即可

7

普胸外科手术精解

Fine Solution of General Thoracic Surgery

第八章

膈肌手术

第一节　膈肌应用解剖

▶ 一、膈肌体表投影

膈肌穹窿右高左低，最高点位于右第 4 肋间和左侧第 5 肋间；主动脉裂孔位于 T_{12} 水平，食管裂孔位于 T_{10} 水平，腔静脉裂孔位于 T_8 水平。

▶ 二、膈肌局部解剖

膈肌胸骨部起自剑突后面；肋骨部起自下 6 对肋骨和肋软骨；腰部由起自上 2 ~ 3 个腰椎的左右 2 个膈肌脚、起自 L_2 椎体侧面及内侧弓状韧带的肌束构成。内侧弓状韧带张于 L_1、L_2 椎体侧面和 L_1 横突之间；外侧弓状韧带张于 L_1 横突和第 12 肋骨之间。腰肋三角为膈肌的腰部和肋部起点之间、底为外侧弓状韧带的三角形，与肾脏的后面相邻；胸肋三角为膈肌的胸骨部和肋部起点之间的三角形，内有胸廓内血管和来自腹壁、肝脏上面的淋巴管通过。

▶ 三、支配膈肌的膈神经

膈神经自前斜肌前面向下，至胸腔后，左膈神经偏前走行于前纵隔，经肺门前向下达至心脏右室前下进入膈肌；右侧膈神经略偏后走行于中纵隔，行走于上腔静脉的前外侧壁，向下经肺门前向下达至下腔静脉外侧进入膈肌。

双侧膈神经支配膈肌，分为前支、外侧支、后支（图 8-1-1，图 8-1-2）。

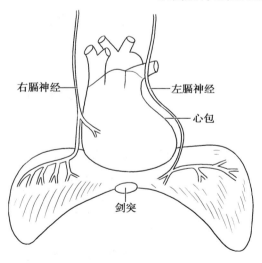

图 8-1-1　胸侧观
左膈神经在心尖部进入膈肌，右膈神经在下腔静脉外侧进入膈肌

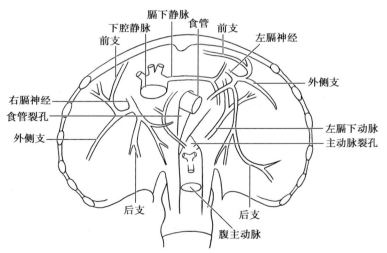

图 8-1-2　腹侧观
双侧膈神经的分支

▶ 四、膈肌运动

正常成年人平静呼吸时膈肌上下移动 1 ~ 2.5cm，用力深呼吸时移动可达 6 ~ 10cm。膈肌面积为 250 ~ 270cm^2，每下降 1cm 可增加胸廓容积 250 ~ 270ml。两侧膈肌运动占肺功能的 70%。女性以胸式呼吸为主，故女性膈肌运动幅度较男性小。

▶ 五、膈肌手术切口

常用的膈肌手术切口有中心腱斜切口、正中直切口、周边环切口、放射状切口（图 8-1-3）。

图 8-1-3 虚线示膈肌切开路径对膈神经的影响，于肝脾之间直向食管裂孔或转向背侧切开

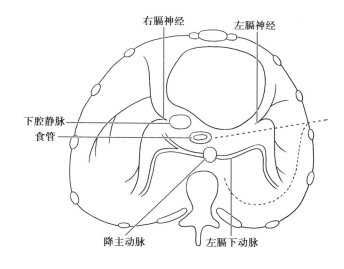

右膈神经　左膈神经

下腔静脉
食管

降主动脉　　左膈下动脉

第二节　膈　疝

▶ 一、概述

膈疝有 3 种：先天性膈疝（Morgagni 疝、Bochdalek 疝）、食管裂孔疝、创伤性膈疝。所有的膈疝术后注意防止咳嗽及哭闹。

▶ 二、先天性膈疝

先天性膈疝在新生儿可伴有肺发育不全、肺动脉高压，最终可能使用膜性人工肺维系生命。

（一）胸骨后裂孔疝（Morgagni 疝）

占先天性膈疝的 15%，临床上约 1%～6%。常见于成年肥胖女性，儿童少见。右侧多见（因左侧有心包膜封闭，出现薄弱点的概率较少），疝内容物多从右侧前部的胸腹膜突入（莫氏孔），也有出现在左侧或双侧的病例，可造成不全肠梗阻，完全性肠梗阻罕见。Morgagni 疝多为真性疝囊，肝圆韧带可将 Morgagni 疝从中间分为两部分。

手术关键点

1. 采取肋下缘切口、腹直肌旁切口、正中劈胸切口，可根据每个主刀医师的习惯而定。

2. 无缺损者直接缝合，缺损小者将膈肌移缝至肋软骨上，缺损大者用人工材料补片修补。

如采取经胸手术可将膈肌移缝至胸骨及肋软骨上。

3. 缝合人工补片使用非可吸收线，人工补片包括聚丙烯补片、聚四氟乙烯补片，但临床上多使用聚四氟乙烯补片，因其可防止补片与肠管发生粘连。

（二）后外侧膈疝（Bochdalek 疝）

占先天性膈疝的 85%。见于儿童和成人，常见于左侧，疝内容物多从左侧胸腹膜的后外侧处突入（Boch 孔），可伴有染色体异常、先天性心脏病、肠扭转。

8

手术关键点

1. 采取经腹手术，经腹腔寻找到缺损边缘后，从该缺损处向胸腔内置入导尿管并注入空气，使得疝入胸腔的腹腔脏器还纳。如回纳腹腔器官困难，则可适当剪开扩大疝入口，以便还纳。

2. 于左肾及肾上腺的上方找到缺损后缘，可直接缝合。如缺损大则用人工补片修补，术毕放置胸腔引流管。

胸腔闭式引流切勿接负压，以防止疝复发及肺损伤。

3. 重症先天性新生儿膈疝手术后，使用呼吸机辅助呼吸时须防止肺气压伤，如新生儿生命体征骤然恶化，宜警惕张力性气胸的发生。

4. 防止术后 48 小时内发生全身毛细血管渗漏综合征。

▶ 三、食管裂孔疝

（一）分类

1. 90% 为滑动疝。

2. 食管裂孔旁疝的贲门部多位于膈下。

3. 混合型食管裂孔疝的贲门部多移位于膈上，疝囊为腹膜，疝内容物为胃底及大弯部。

4. 巨大型疝为多腹腔脏器疝入胸腔。

（二）切口选择

1. 经胸食管裂孔疝修补者适合肥胖者、巨大疝、短食管、食管狭窄、严重食管炎、曾有腹部手术史者。

2. 经腹食管裂孔疝修补者适合高龄、体质弱及食管炎症状较轻者。

（三）手术关键点

1. 通常取左后外侧第 7 肋间切口，采用胃底折叠术。

2. 左右膈肌脚预置 3 针缝线，缝合膈脚切勿过深，以免损伤下腔静脉及双侧膈神经后支。

3. 在食管的左侧壁，左右迷走神经之间，间断食管胃套入方法间断缝合 3～4 针，折叠部分占食管的 2/3 周长，完成第一排折叠缝合并打结。

4. 距第 1 排套入缝合打结约 2cm 的间距进行第 2 排套入缝合；第 2 排套入缝合在裂孔附近，将食管、胃、膈肌间断缝合固定并打结，如此食管胃结合部可自然无张力降至膈下。

术中发现短食管者，行第 2 排缝合于膈肌困难时，也可在食管胃套入缝合后将胃缝合固定于膈肌裂孔周边。

5. 最后结扎膈脚预缝线，其间隙允许很容易插入示指尖为宜，过紧易狭窄，过松易复发。

6. 对初学者如术中寻找膈食管膜困难或担心将胃食管损伤，也可距膈食管膜 1～2cm 处切开正常膈肌，向靶病变区分离则变得很容易，再按上述方法操作。

▶ 四、创伤性巨大膈疝

手术关键点

1. 创伤性巨大膈疝术前诊断显得非常重要，创伤性巨大膈疝多为钝性闭合性创伤，破裂口通常较大，大量的腹腔脏器填充大部分胸腔，因其破裂口的位置决定开胸切口的选择，如破裂口位于前胸部可行前外侧切口，破裂口位于后胸部可选择后外侧切口。

2. 巨大膈疝务必行侧位消化道造影，关键是观察造影剂的头部或起始部开始进入胸腔的位置，即是破裂口的部位；如错过造影剂头部或起始部的初始显示，当造影剂已经填充的消化道进入胸腔后则很难判断破裂口的位置。

3. 如多种检查无从发现破裂口的位置，建议采取患侧后外侧切口探查手术。

52检